東醫病理學圖表解

주편저

최 훈, 최 전

편집위원

우혜숙

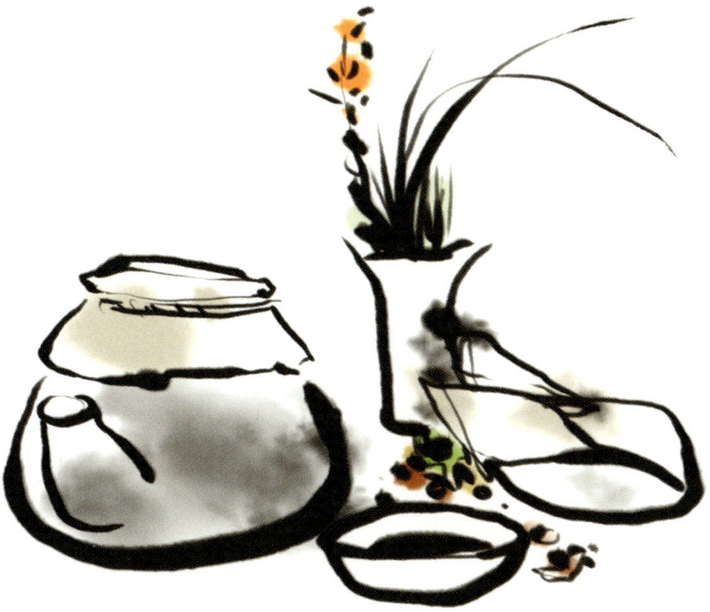

집문당

序 言

대학 강단에서 東醫學의 基礎 과목을 가르쳐 온 지도 벌써 10年이란 세월이 흘렀다. 시간을 돌이켜 보니 그간 많은 우수한 학생들이 함께하였고 지금은 각자 자신의 분야에서 中心的인 役割을 하는 것을 보며 큰 보람과 즐거움을 느낀다. 그러나 강단에서 강의를 하며 학생들이 東醫學의 기초 이론을 배우는 데 있어, 理論書들이 생소한 漢字로 가득하여 내용의 核心과 要點을 이해하는 데 힘들어하는 모습을 보며 안타까운 마음을 금치 못했다. 무엇보다 生理學·病理學은 東醫學 基礎理論의 根幹이 되기 때문에 어떻게 하면 基本내용을 조금이라도 쉽고 體系的으로 학생들에게 내용을 전달할 수 있을까 하는 많은 고민을 하고 연구를 하게 되었다.

그리하여 10年間의 강의 경험과 研究 結果를 정리하고 편집하여 좀더 쉽고 體系的인 病理學으로 구성하고자 圖表解 형식의 病理學을 出刊하게 되었다. 그간의 자료를 收集하고 分類, 정리하는 데 있어서 연구실의 우수한 학생들이 학기 중은 물론 방학기간에도 밤낮 없이 강의실과 연구실을 종횡무진하며 공동으로 초안을 마련하였다. 그 결과 많은 사람들의 땀과 노력의 '결정체'로 새로운 형태의 東醫病理學 참고서를 完成하게 되었다.

이 책의 特徵은 크게 두 가지로 말할 수 있다.

첫째, 형식적인 면에 있어서, 東醫學의 基礎 理論을 바탕으로 病因, 發病과 發病機理(病機)에 대해 그림과 圖表 형식으로 풀이·解析함으로써 서술적 형식을 최소화하였고, 核心 내용을 중심으로 간단명료하게 이해할 수 있도록 하였다.

둘째, 내용적인 면에 있어서는, 編著者의 다년간 경험과 연구를 통하여 腎과 腎精의 관계를 명확히 하고, 正과 邪와의 관계, 風邪의 명확한 致病機理를 밝힌 것에 그 의의가 있다.

수천 년의 역사를 가진 東醫學의 傳統理論을 완벽히 깨닫고 완벽한 理論書를 만든다는 것은 불가능한 일이라고 생각한다. 그리하여 본 編著者 역시 한의학을 접한 지 30여 년이 되지만 知識과 깨달음의 限界로 인하여 이 책의 內容에 부족한 부분이 많음을 잘 알고 있다. 이는 앞으로 지속적인 修正·補完을 통하여 完成시켜 나갈 것을 약속하며 東醫學을 전공하는 동료, 선후배님들의 많은 조언과 충고를 부탁드리는 바이다. 한편으로 편저자의 작은 소망은 이 책이 東醫病理學을 공부하는 후학들에게 微力하나마 도움이 된다면 감사할 따름이다.

끝으로 이 책을 출판하기까지 함께 고생한 편집위원들과 도움을 준 박성훈을 비롯한 연구실 출신 제자들에게 진심으로 감사를 표하는 바이다.

2010년 2월 8일
編著者 代表
최 훈

일러두기

1. 本書는 病理學의 중요한 사항과 필수적으로 파악해야 할 내용을 간략하고 정리된 표현과 다양한 圖解 및 도표를 이용하여 독자들이 한눈에 쉽게 이해 할 수 있도록 하였다.
2. 本書는 서술적 방식의 이론 설명보다는 핵심적인 내용을 圖解와 도표를 통하여 이해도를 높이는 방식을 취하였기 때문에 용어사용에 있어서 간략한 東醫學의 전문용어를 위주로 사용하였다. 때에 따라서 한자식 표현을 할 수밖에 없는 어려움이 있으므로 이를 양해해 주기 바란다.
3. 각 장에서 추가적으로 꼭 알고 넘어가야하는 중요한 生理・病理의 내용은 '참고'란을 통해서 별도 설명하였다.
4. 전체적으로 색상을 사용하는 데 있어서 다음과 같이 臟腑別로 구분하여 사용하였다.

心과 心의 系統	脾와 脾의 系統	腎과 腎의 系統
肺와 肺의 系統	肝과 肝의 系統	

5. 本書 전체에 걸쳐 主要症狀은 보라색 및 빨강 글씨로 통일하여 사용하였다.
6. 第4章 第3節. 臟腑 病機에서 人體圖解를 통해 臟腑間의 영향 및 代表症狀을 설명하고, 각 臟腑의 系統에 따른 症狀을 圖解化하였으며, 또한 도표를 통하여 生理, 病理, 代表症狀 간의 연관성을 재정리함으로써 이해도를 한층 더 높이려 하였다.

목 차

第1章 東醫病理學 연구의 기초이론

1. 東醫病理學의 정의 3
2. 藏象學說(臟腑學說)의 형성 3
3. 東醫學理論體系의 主要特徵 4
4. 陰陽五行학설 7
5. 五臟六腑의 生理 14
6. 人體 氣·血·津液 新陳代謝過程 28

第2章 病 因

제1절 總 論 31
1. 東醫病因學의 개념 31
2. 病因과 發病의 관계 32
제2절 外感性 病因 32
1. 六氣와 六淫 32
2. 外感六淫 36
제3절 內傷性 發病因子 48
1. 七情 48
2. 飮食所傷 54
3. 房室 勞逸 57
제4절 不內外因 58
1. 痰飮 58
2. 瘀血 60
제5절 病因 總結 63

第3章 發 病

1. 發病의 기본개념 67
2. 發病의 기본원리 67
3. 發病에 영향을 주는 因子 69

第4章 病 機

제1절 基本病機 75

1. 正邪勝敗 76
2. 陰陽盛衰 78
3. 氣失調 88
4. 血失調 100
5. 津液代謝 失調 108

제2절 內生五邪 病機 109

1. 內生五邪의 개념 109
2. 內生五邪 病機 110

제3절 臟腑病機 127

1. 心系 病機 127
2. 肺系 病機 143
3. 脾系 病機 155
4. 肝系 病機 167
5. 腎系 病機 197

제4절 病機 十九條 210

1. 病機 十九條의 특징 210
2. 病機 二十條 212

■ 찾아보기 / 223

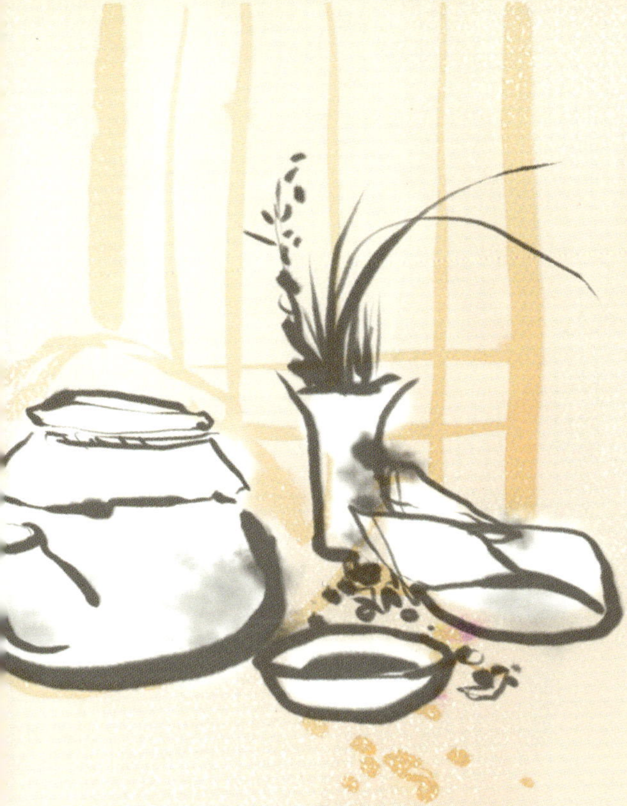

第1章

東醫病理學 연구의 기초이론

第1章 東醫病理學 연구의 기초이론

1. 東醫病理學의 정의

東醫病理學은 東方傳統醫學[1](이하 東醫學)의 理論的 解釋 체계와 방법론에 의하여 生體에 발생한 모든 異常상태의 원인과 經過, 轉歸 및 그 機轉 등을 연구함으로써 診斷과 治療 및 豫後 판단에 기초적인 자료를 제공하는 학문이다.

2. 藏象學說(臟腑學說)의 형성

東醫學에 있어 藏象[2]학설 형성의 역사적 과정을 살펴보면, 古代의 초보적 解剖지식, 象의 추리를 통한 人體 內 臟腑기관의 활동 추측, 장기간에 걸친 生活觀察을 통한 覺悟 및 古代 철학사상, 즉 五行學說을 통한 比類取象 등이 영향을 주었다.

1) 直觀 理解

解剖 ⇨ 內臟의 位置, 構造 및 初步的 역할 파악

예 食道 : 腸道 = 1:35 ≪黃帝內經≫ ; 1:37 (현대解剖學)
'心主血脈' – 血液이 血脈 內에서 순환하는 것과 정맥·동맥에 대한 인식이 있었음

---

1) 東方傳統醫學 : 東方傳統醫學이란 韓國·中國·日本의 세 나라에서 統一하여 사용하는 용어로, 각 나라에서 東醫學, 東洋醫學, 韓醫學, 中醫學 등 다양한 용어를 쓰고 있으나 本 책에서는 東方傳統醫學을 줄여 東醫學으로 표기하기로 한다.

2) 藏象 : '臟'字를 古代에는 '藏'으로 썼다.

2) 象의 推理

外部 環境
情志 刺戟
人體의 外在的 현상 관찰
人體 臟腑器官의 활동변화 추측

예 肺가 呼吸을 주관한다는 지식을 기초로, 感冒 시 皮膚汗孔 開合의 失調로 인한 無汗과 鼻塞, 咽喉疼痛, 咳嗽, 呼吸通暢失調 등의 증상을 관찰하여 皮毛, 鼻咽, 肺는 밀접한 관계가 있는 것으로 推理하여 '肺主皮毛' '肺開竅于鼻' 등의 이론이 형성됨

3) 直觀 覺悟

頓悟[3]
漸悟
東醫學 이론이나 개념에 대해 오랫동안 고민하다 갑자기 또는 점차적으로 어떤 自然現象을 통해서 그 理論 및 概念을 깨달음

예 思惟를 통해 음식물의 消化 · 吸收 過程을 파악

4) 比類取象

陰陽五行 및 自然과 社會에 대한 이해를 바탕으로 인체의 生理 · 病理를 파악

예 風性 輕淸上揚 故肝志舒暢 → 肝主疏泄

3. 東醫學理論體系의 主要特徵

東醫學의 이론체계는 整體觀念과 辨證論治라는 두 가지의 기본적인 특징을 가진다.

1) 整體觀念

整體[4]觀念이란 사물과 현상에 관하여 完整性과 統一性을 중시한 것으로, 孤立的이지 않은 統一的 有機體[5]를 말하는 것이다. 東醫學에서 整體觀念은 인체자체의 整體性과 인간과 자연사이의 整體性을 함께 일컫는 개념이다.

3) 頓悟 : 갑자기 깨달음, 漸悟 : 차츰차츰 깨달음
4) 整體 : 局部와 相對되는 개념
5) 有機體 : 많은 부분이 일정한 목적 아래 統一組織되어 그 각 부분과 전체가 관계를 가지는 組織體를 말한다.

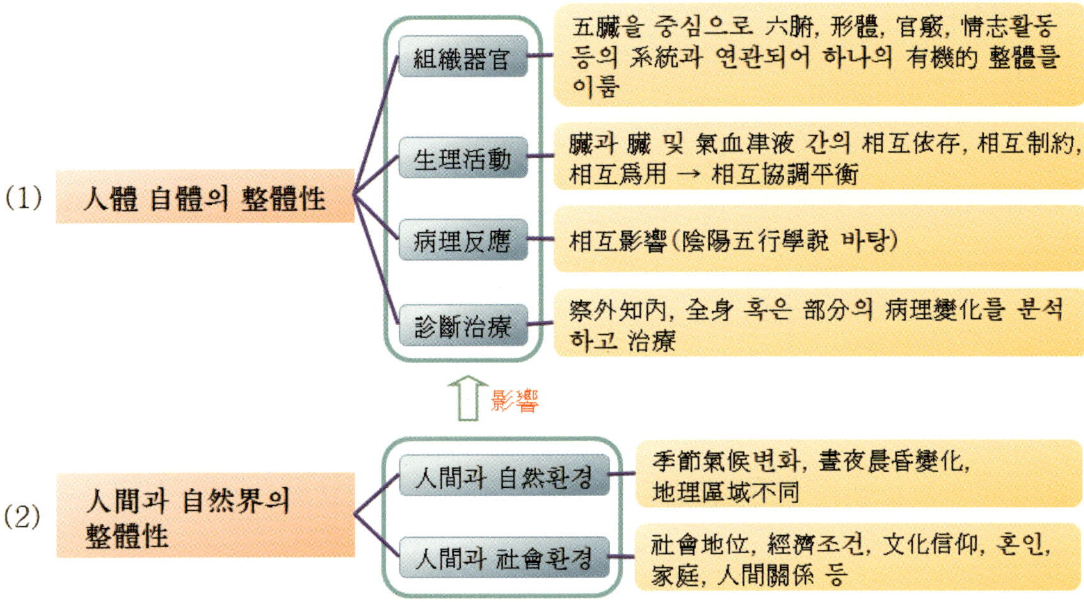

예 1 人體自體의 整體性의 예

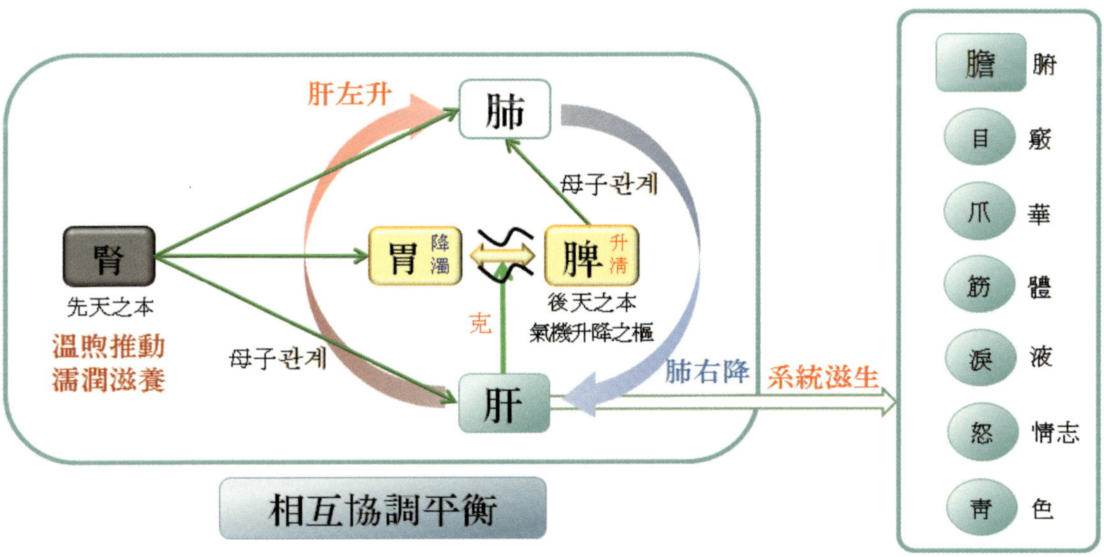

[2] 人間과 自然界의 整體性의 예(自然환경과의 生理的 관계)

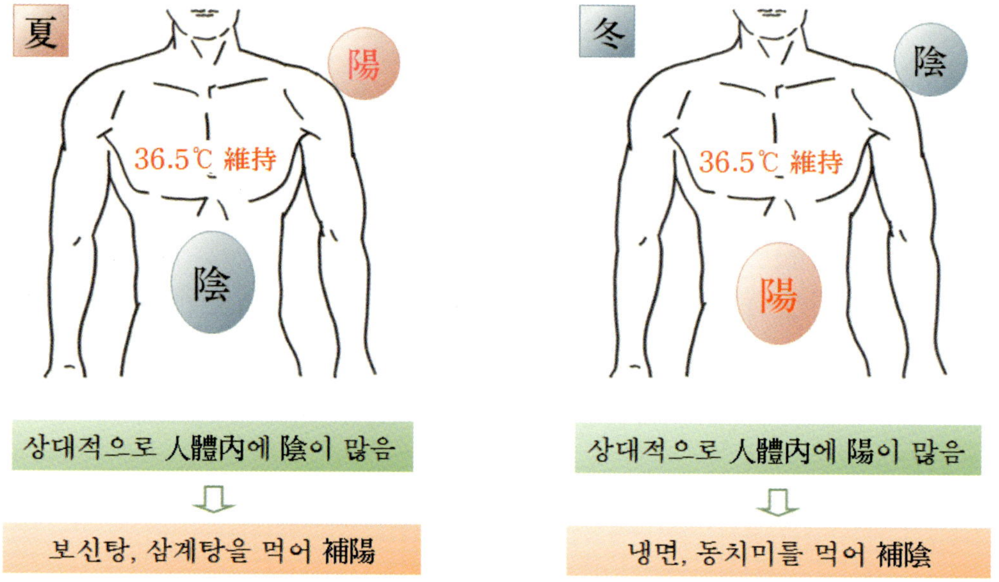

[3] 人間과 自然界의 整體性의 예(社會환경과의 病理的 관계)

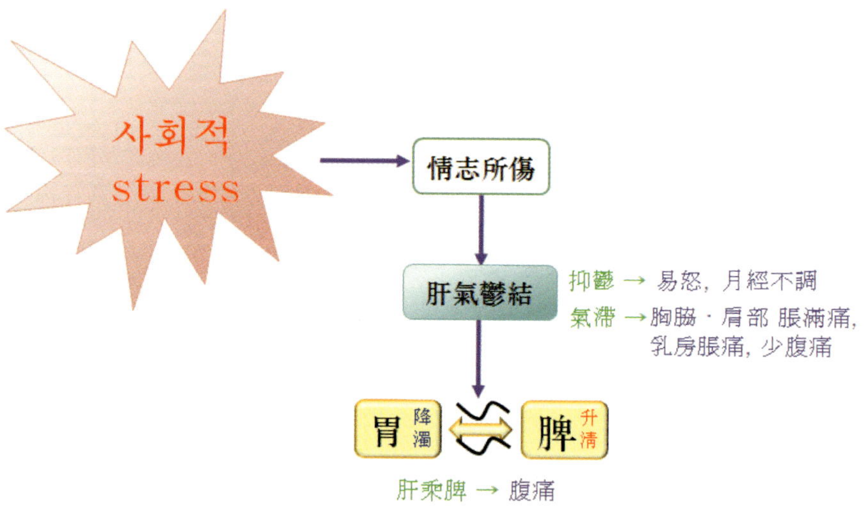

2) 辨證論治

辨證論治는 질병을 診斷하여 治療하는 방법으로서, 辨證[6]을 통해 治法을 확정하는 것을 말한다. 辨證은 疾病의 本質을 명확하게 究明하는 과정으로 四診을 통하여 얻은 症狀[7]과 體徵 등의 임상

6) 證 : 病證이라고도 하며 疾病이 발전되어 가는 과정 중의 어떤 단계에서 疾病의 原因, 性質, 部位, 그리고 邪正關係 등 病理상태에 관한 概括을 의미한다. 症狀에 비해 전체적이고 본질적이며 정확하게 疾病의 本質을 언급한다.

자료들을 東醫學理論에 根據하여 分析·歸納함으로써 복잡한 病證의 發病機轉을 파악하는 과정을 말하고, 論治는 辨證한 결과에 근거하여 相應하는 治療原則 및 방법을 확정하는 것을 말한다. 따라서 辨證論治는 辨證을 통해 治法을 확정하고 치료하는 東醫學만의 독특한 방법이라 할 수 있다.

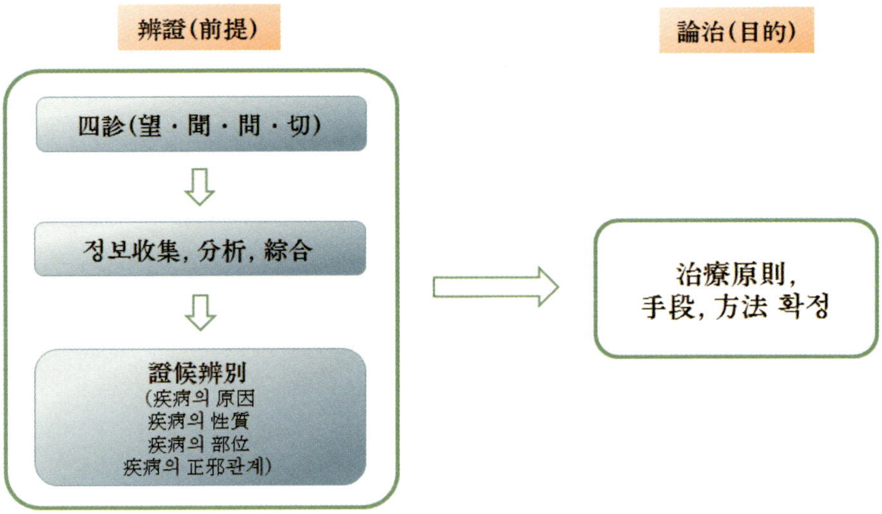

4. 陰陽五行학설

陰陽五行학설은 자연을 인식하고, 자연 현상을 해석하고 자연 規律을 탐구하는 학설로서 中國古代철학의 主流이다. 사람도 自然界 事物의 하나이므로 東醫學에서는 自然界에 있는 여러 가지 현상을 人體에 유사하게 비교하여, 陰陽五行理論을 東醫學 영역에 응용하고 醫學理論과 결합함으로써 陰陽五行學說은 東醫學이론체계의 중요한 구성부분이 되었다.

1) 陰陽學說

陰陽學說은 相互 관련된 사물들의 相對 屬性과 한 사물 내의 대립된 雙方의 相互關係를 분석하여 自然界의 복잡한 變化 原因과 基本規律을 인식하고 파악하려는 일종의 宇宙觀이자 方法論이다.

(1) 陰陽

陰陽이란 自然界에서 相互 關聯된 事物 또는 現象을 對立하는 雙方으로 하여 그 屬性을 概括한 것이다.

≪素問·陰陽應象大論≫ "陰陽者, 天地之道也, 萬物之綱紀, 變化之父母, 生殺之本始,

---

7) 症狀: 症이라고도 하며, 疾病이 발전되어 가는 과정 중에 표현되고 나타나는 個別的 표면현상을 말한다. 病과 證의 기초요소가 된다. 예를 들어, 咳嗽, 惡寒, 發熱 등이 이에 속한다.

神明之府也"
≪類經・陰陽類一≫ "陰陽者, 一分爲二也"
≪靈樞・陰陽系日月≫ "陰陽者, 有名而無形"

(2) 陰陽의 특성

① **普遍性**

자연계에 대부분 존재한다

→ 남자와 여자, 태양과 달 등 …

普遍性을 前提로

② **相關性**

相互 關聯性이 있어야 한다

→ 남자와 여자(O), 태양과 남자(X)

普遍性, 相關性을 前提로

③ **相對性**

獨立的이지 않고 서로 依存的이다

→ "陽根于陰 陰根于陽 無陽則陰無以生 無陰則陽無以化"
물과 불 : 물은 불에 相對的으로 陰이고, 불은 물에 相對的으로 陽
물은 單獨으로 陰이 될 수 없다

普遍性, 相關性, 相對性을 前提로

④ **規定性**

陰陽의 屬性을 정할 수 있다

→ 事物 또는 現象의 性質, 位置, 趨勢 등의 因素로 陰陽의 屬性 規定
≪素問・陰陽應象大論≫ "天地者, 萬物之上下也; 陰陽者, 氣血之男女也; 左右者, 陰陽之道路也; 水火者, 陰陽之徵兆也; 陰陽者, 萬物之能始也."

屬性	空間				시간	계절	온도	습도	質能	운동상태			기능상태		
陽	上	外	左	南	晝	春夏	溫暖	乾燥	機能	升	動	快	興奮	亢進	氣化
陰	下	內	右	北	夜	秋冬	寒冷	濕潤	物質	降	靜	慢	抑制	衰退	成形

<陰陽屬性 歸屬表>

(3) 陰陽의 기본내용

① 相互對立統一

相互對立統一은 陰과 陽이 서로 상반된 속성을 갖고 있기에 相互 制約, 相互 排斥함으로써 相對平衡을 유지함을 말한다.

예 조정경기

相互對立

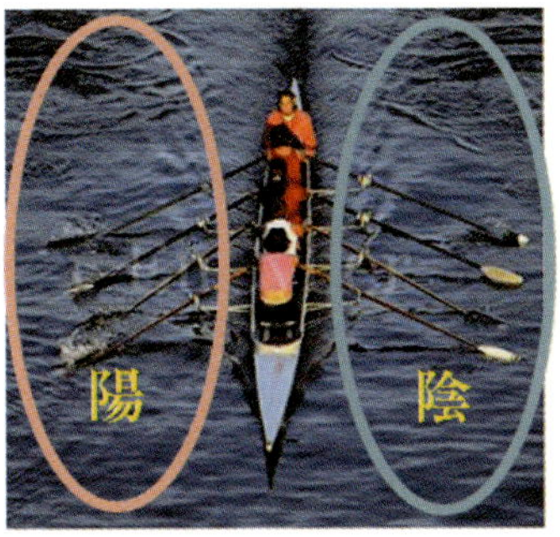

統一

左右 相互對立하며 균형 잡힌 노젓기

⇩

힘이 統一되어 정해진 라인을 벗어나지 않고 앞으로 나아가 목표점에 도달

② 互根互用

陰과 陽은 相對性을 지니고 있는 동시에 互根의 관계를 이루고 있는데, 互根은 相互依存함을 뜻한다. 또한 陰陽의 互用은 陰과 陽이 서로 제약할 뿐만 아니라, 서로 쓰이는 바가 됨을 의미한다. 따라서 陰陽은 양쪽의 屬性이 相反되지만, 서로가 서로의 存在의 前提가 되며 서로를 위해 쓰임이 되어 量的으로 相對動態平衡을 유지한다.

예

陽 운동 ⟺ 飮食섭취 陰

운동 ⇨ 食慾 生成 ⇨ 飮食 섭취

飮食 섭취 ⇨ 에너지 生成 ⇨ 운동

⇩

量的으로 相對動態平衡 상태 유지

음식을 섭취한 만큼 운동할 수 있다.
만약 음식을 적게 섭취하고 운동을 많이 하면 病의 原因이 될 수 있으며, 음식을 많이 섭취하고 운동을 적게 해도 肥滿 등 病의 原因이 될 수 있다.
따라서 量的으로 相對動態平衡이 유지되어야 한다.

③ 消長平衡

陰陽의 消長平衡이란 陰陽이 부단한 消長運動을 통하여 相對的 平衡상태를 유지하는 것을 말한다. 즉 陰陽이 일정 범위 내에서 量的으로 變化하면서 動態的으로 平衡을 유지하는 것이다.

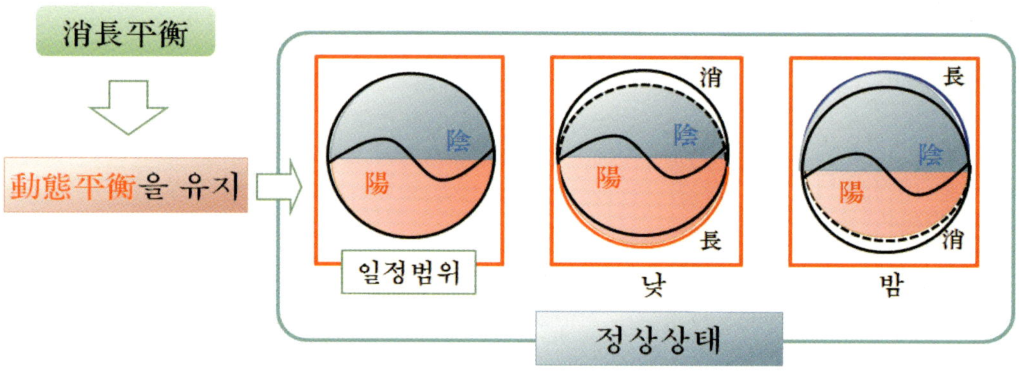

④ 相互轉化

陰陽의 轉化는 陰陽이 일정한 조건에서 相互轉化할 수 있음을 의미한다. 陰은 轉化해서 陽이 될 수 있고, 陽은 轉化해서 陰이 될 수 있다.

예 낮은 태양이 盛하여 陽이다. 태양은 달에 대해 相對的으로 陽이다. 陽이 消하면 相對的으로 陰이 된다. 質的변화 즉 屬性의 변화이다. 태양과 달은 相對的으로 陰陽의 屬性을 나타내며, 태양이 달로, 달이 태양으로 변하는 物質的 변화가 아니라 단지 음양의 속성만 변하는 것이다.

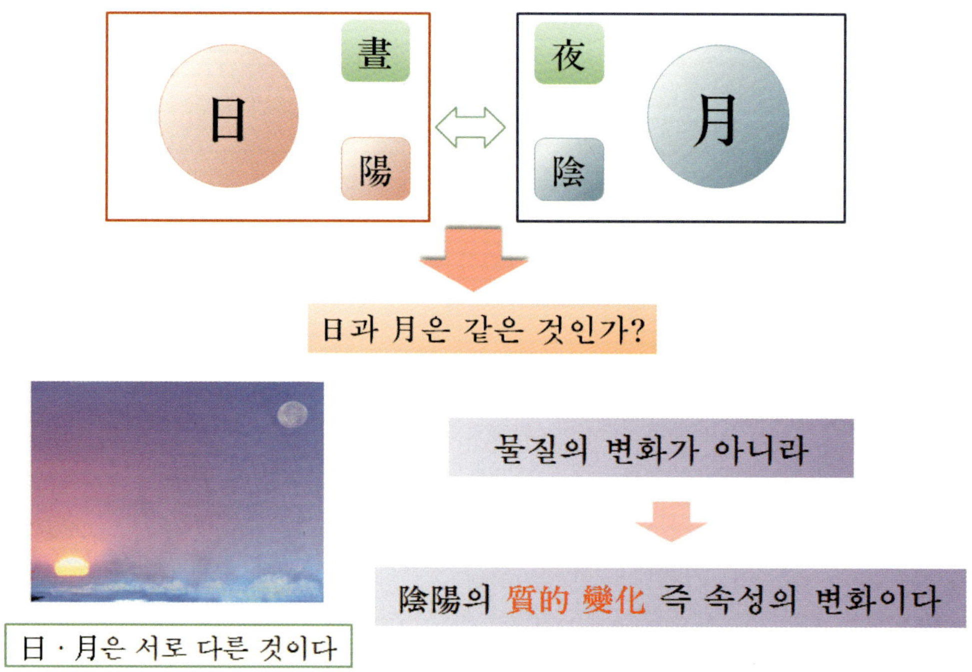

(4) 陰陽의 人體 內 相對動態平衡

① 臟 기능의 陰陽平衡

㈎ 肺 자체의 陰陽平衡

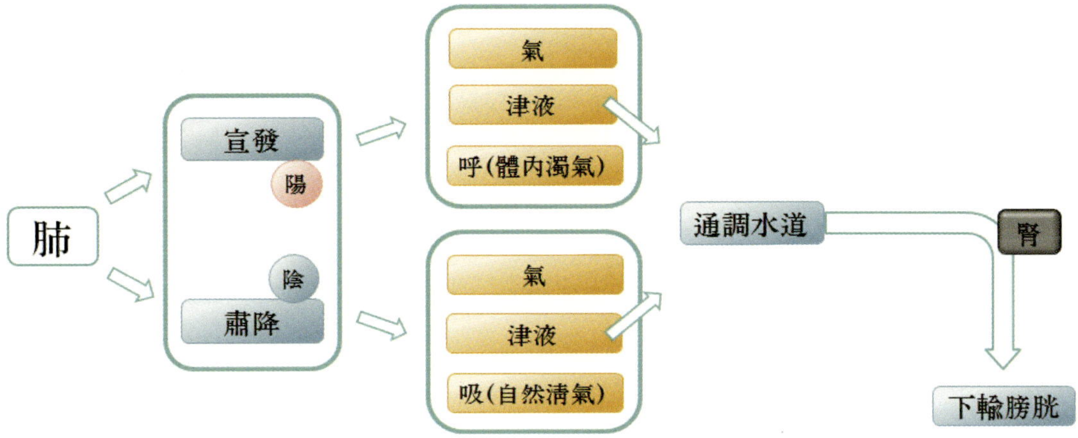

㈏ 肝 자체의 陰陽平衡

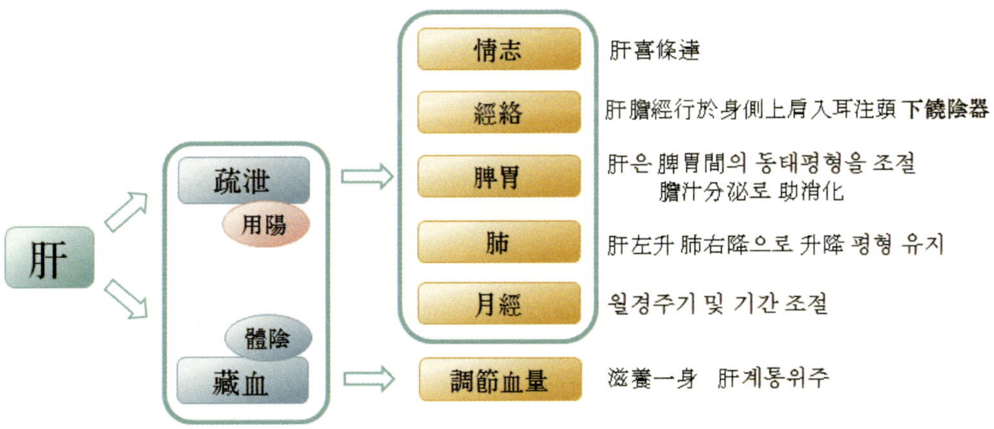

② 臟과 臟의 陰陽平衡

㈎ 肺와 肝의 陰陽平衡

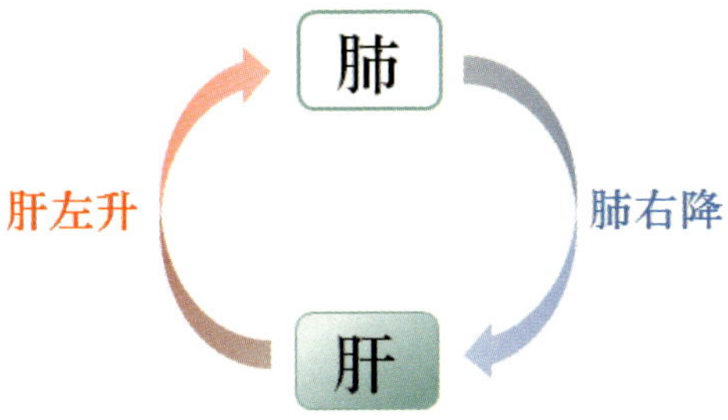

예 · 生理的 반응 : 흥분했을 때 심호흡 하는 경우
· 病理的 현상
肝氣(不升)鬱結 → 肺氣(不降)壅滯 → 善太息
肝氣(升太過)上逆 → 肺氣(不降)上逆 → 氣喘

(나) 腎과 心의 陰陽平衡

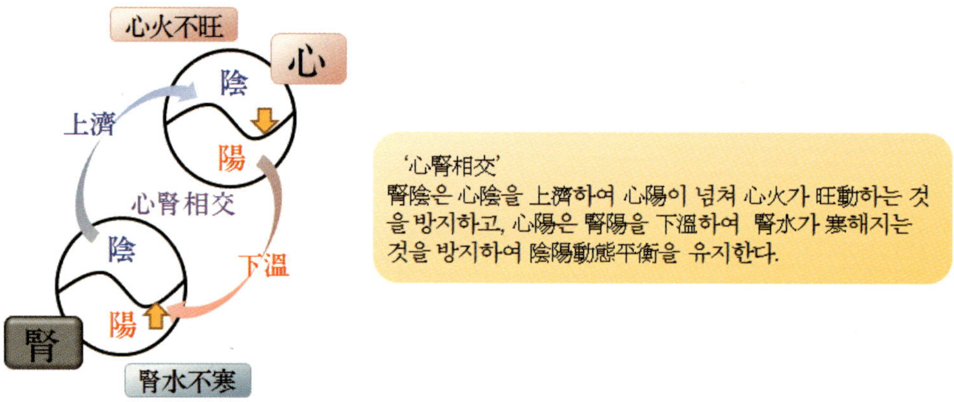

③ 臟과 腑의 陰陽平衡

(가) 脾와 胃의 陰陽平衡

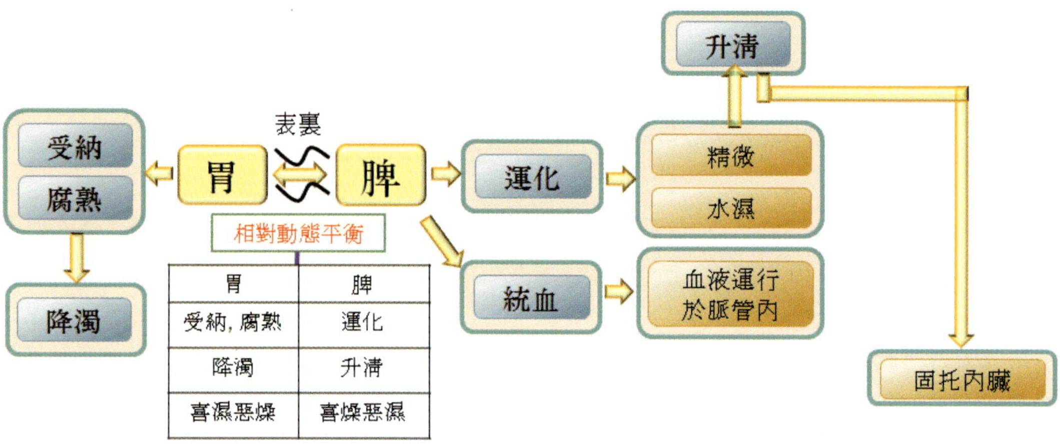

2) 五行學說

(1) 五行의 정의

五行이란 ≪易經≫에서 우주 萬物을 다섯 가지 事物의 屬性을 이용하여 나타낸 것으로 萬物이 지나가는 方向과 萬物의 狀態가 變化하는 양상을 가리킨다. 五行의 구성은 다섯 가지 요소와 두 가지 相關관계로 이루어진다. 다섯 가지 요소란 木·火·土·金·水이며, 두 가지 相關관계는 相生과 相克이다.

東醫學에서는 五行의 生理的 관계에서 相生과 相克을 설명하고 病理的 관계에서 相生과 相乘 및 相侮를 설명한다. 生理的 관계에서 相生은 하나의 요소가 다음번 순서의 요소를 促進하고 滋生하며 助長하는 것이며, 相克은 하나의 요소가 다른 요소를 制約하거나 抑制하는 것이다. 生理的

관계에서 相生과 相克은 정상이며, 다섯 가지의 요소가 서로 도와주고 制御하며 운동함으로써 事物의 動態的 平衡을 유지한다. 病理的 관계에서 相生은 生理的 관계의 相生에 이상이 생긴 것으로 相生하는 순서를 따라 疾病이 傳變되는 것을 뜻한다. 相乘은 정상적인 相克의 정도를 벗어나 상대적으로 太過한 상태를 말하며, 相侮는 相克의 관계가 반대되어 나타나는 反克현상을 말한다. 즉 相乘, 相侮는 五行 사이의 生克, 制化, 協助平衡이 파괴된 病理的 현상이다.

(2) 五行相生相克 규율

木生火, 火生土, 木克土 ; 火生土, 土生金, 火克金 ; 土生金, 金生水, 土克水 ; 金生水, 水生木, 金克木 ; 水生木, 木生火, 水克火

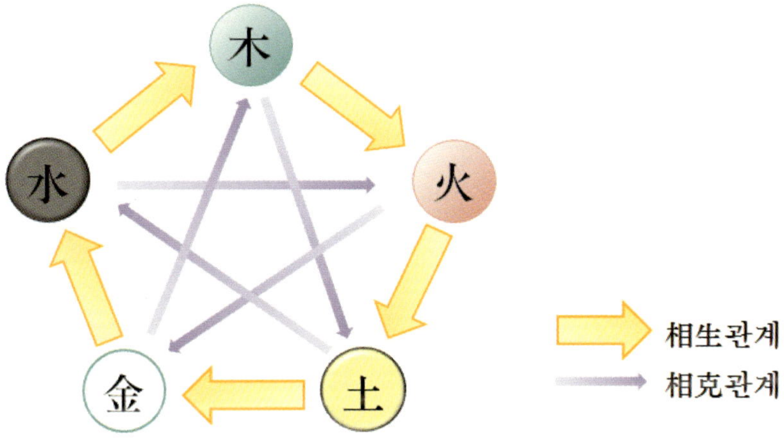

(3) 事物屬性五行

自然界					五行	人體界					
五味	五色	五氣	五方	五季		五臟	六腑	五官	形體	情志	五液
酸	青	風	東	春	木	肝	膽	目	筋	怒	淚
苦	赤	暑	南	夏	火	心	小腸	舌	脈	喜	汗
甘	黃	濕	中	長夏	土	脾	胃	口	肉	思	涎
辛	白	燥	西	秋	金	肺	大腸	鼻	皮毛	悲	涕
鹹	黑	寒	北	冬	水	腎	膀胱	耳	骨	恐	唾

(4) 五行의 인체 응용

① 病理的 상태

木生火	肝	生	心	⇨	肝火生心火
金克木	肺	克	肝	⇨	肝侮肺
水生木	腎	生	肝	⇨	肝木暗耗腎水 (子盜母氣)
木克土	肝	克	脾	⇨	肝乘脾

② 治法

水生木	腎	生	肝	⇨	滋水涵木
土生金	脾	生	肺	⇨	培土生金
火生土	腎陽 命門火	生	脾	⇨	益火生土

5. 五臟六腑의 生理

1) 五臟 生理機能의 공통 특징

≪素問・五臟別論≫ "所謂五臟者, 藏精氣而不瀉也, 故滿而不能實"

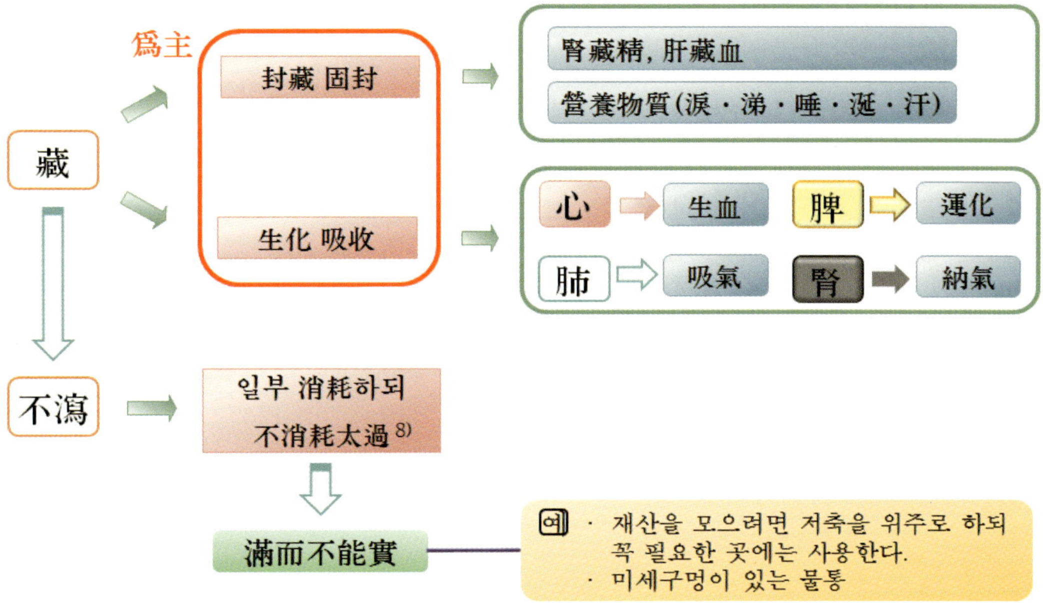

2) 六腑 生理機能의 공통특징

≪黃帝內經≫ "六腑者, 傳化物而不藏, 故實而不能滿"

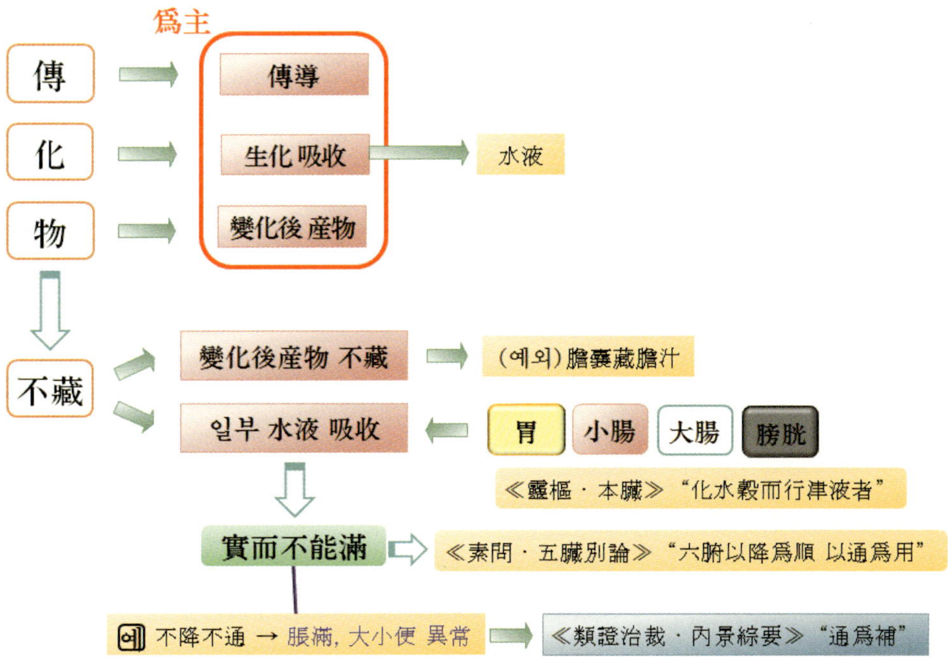

8) 예로써 땀은 적당량이 분비되어 皮毛를 항상 潤한 상태로 유지시켜준다.

3) 五臟(系統)의 生理

(1) 心과 心의 系統

① 心의 특성

㈎ 心爲君主之官 五臟六腑之大主

≪黃帝內經≫ "心者, 一身之主, 君主之官"

心은 一身의 血脈을 主하고, 五志를 관할하는 神明을 主하기 때문에 五臟六腑의 大主로서 君主之官이라 한다.

㈏ 心爲神之府 神明出焉

≪素問·宣明五氣篇≫ "心藏神"

≪類經·藏象類≫ "心爲一身之君主, … , 故曰神明出焉"

神은 인체 생명활동의 外在的 표현으로, 心은 神이 所舍하는 곳으로 인체 精神, 意志, 思惟活動을 주관한다.

참고 | 神의 개념

廣義의 神	人體 生命활동의 총칭	精(물질 기초) → 氣(기능활동) → 神(외재표현)
狹義의 神	思惟, 意識 활동	神志

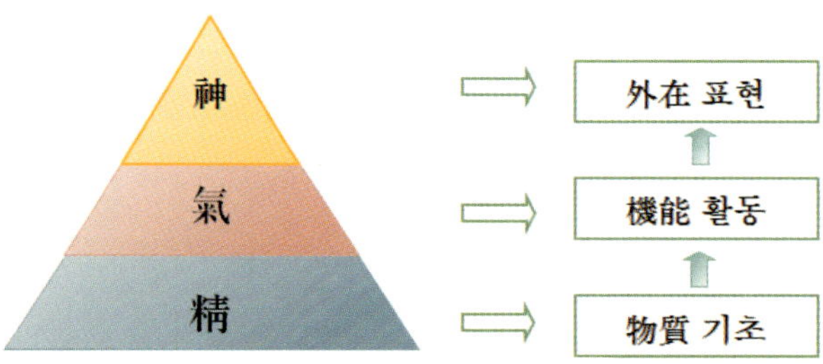

神은 인체의 내부 상태를 유추할 수 있는 외재 표현

㈐ 心主一身之血

≪素問·痿論編≫ "心主身之血脈"

心은 脾·肺의 機能에 의해 水穀精微와 淸氣를 받아, 心陽의 作用으로 變化而赤하여 血液으로 完成한다.

心은 推動作用으로 血이 脈管 內에만 行하게 한다.

② 心의 系統

≪素問・六節藏象論≫ "心者, 生之本, 神之變也, 其華在面, 其充在血脈, 爲陽中之太陽, 通於夏氣"

自然界					五行	人體界					
五味	五色	五氣	五方	五季		五臟	六腑	五官	形體	情志	五液
酸	青	風	東	春	木	肝	膽	目	筋	怒	淚
苦	赤	暑	南	夏	火	心	小腸	舌	脈	喜	汗
甘	黃	濕	中	長夏	土	脾	胃	口	肉	思	涎
辛	白	燥	西	秋	金	肺	大腸	鼻	皮毛	悲	涕
鹹	黑	寒	北	冬	水	腎	膀胱	耳	骨	恐	唾

舌

心의 經脈은 舌과 相通. 언어표현의 정확함에 관여

≪類證治裁・內景綜要≫ "舌爲心之苗"

面

面部는 人體 血脈이 가장 豐富한 部位

≪靈樞・邪氣藏府病形≫ "十二經脈, 三百六十五絡, 其血氣皆上於面而走空竅 … 其華在面"

脈

全身의 血脈을 心이 統括함(=心主血脈)

≪素問・脈要精微論≫ "脈者, 血之府也"

汗

汗爲心之液

≪醫宗必讀・汗≫ "心之所藏, 在內者爲血, 發于外者爲汗, 汗者心之液也"

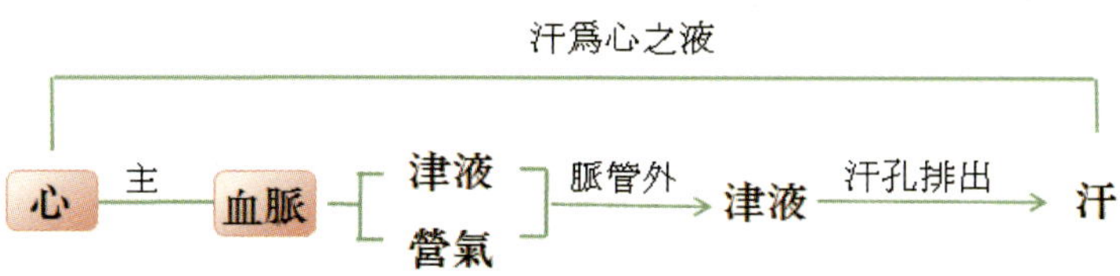

喜

적당한 喜의 자극은 心主血脈 등의 生理機能에 有益

≪素問・擧痛論≫ "喜則氣緩 …喜卽氣和志達, 營衛通利, 故氣緩矣"

③ 心과 小腸의 生理

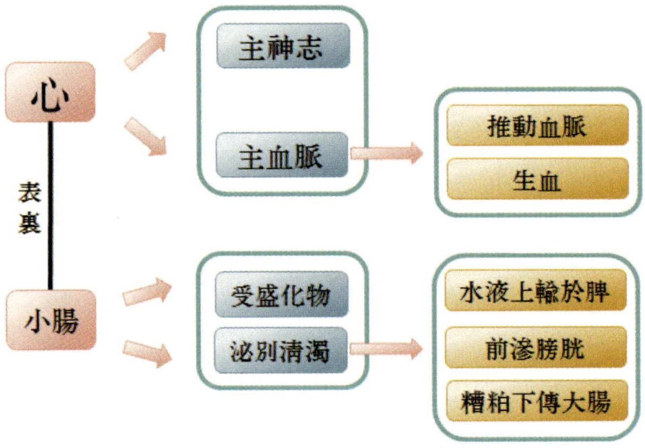

(2) 肺와 肺의 系統

① 肺의 특성

㈎ 肺爲五臟之華蓋

≪靈樞・九鍼論≫ "肺者, 五臟六腑之蓋也"

肺는 五臟六腑 중 가장 높은 곳에 위치한다.

㈏ 肺爲嬌臟, 不耐寒熱

肺는 淸虛之體이어서 性喜淸潤, 不耐寒熱, 不容異物한다.

肺는 華蓋이고 嬌臟이므로, 皮毛를 주관하고 口鼻를 통해 外界와 직접 연결되어 있어 皮膚와 口鼻를 통해 寒・熱・溫・燥 등의 外來邪氣를 직접 感受한다. 이때 口鼻를 통해 溫・熱邪가 주로 侵犯하며 皮膚를 통해서는 燥・寒邪를 주로 感受한다. 또한 인체의 水飮과 痰濕도 肺에 쌓이기 쉬우며, 다른 臟腑의 病變도 肺에 영향을 미치기 쉽다.

㈐ 肺主一身之氣

≪素問・經脈別論≫ "肺朝百脈, 輸精于皮毛"

全身의 血脈이 肺를 통과한다.

肺는 呼吸을 통해 淸氣는 全身으로 퍼트리고, 濁氣는 體外로 排出한다.

② 肺의 系統

≪素問・六節藏象論≫ "肺者, 氣之本, 魄之處也, 其華在毛, 其充在皮, 爲陽中之太陰, 通於秋氣"

自然界					五行	人體界					
五味	五色	五氣	五方	五季		五臟	六腑	五官	形體	情志	五液
酸	青	風	東	春	木	肝	膽	目	筋	怒	酸
苦	赤	暑	南	夏	火	心	小腸	舌	脈	喜	汗
甘	黃	濕	中	長夏	土	脾	胃	口	肉	思	涎
辛	白	燥	西	秋	金	肺	大腸	鼻	皮毛	悲	涕
鹹	黑	寒	北	冬	水	腎	膀胱	耳	骨	恐	唾

鼻 肺는 鼻를 통해 外界와 직접 相通하여 通氣와 嗅覺 기능을 함

≪靈樞 · 脈道≫ "肺氣通於鼻, 肺和卽鼻能知香臭矣"

涕 鼻의 分泌物로서 潤澤鼻竅, 防禦外邪 기능을 함

≪素問 · 宣明五氣篇≫ "五臟化五液 …肺爲涕"

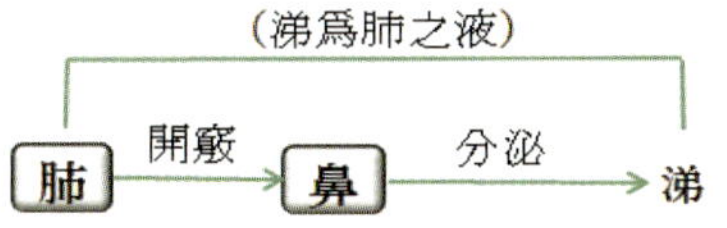

咽喉 肺의 門戶이며, 喉를 통해 外界와 相通하여 通氣와 發聲 기능을 함

皮毛 表皮를 통해 汗液을 배설하고 體內外 기체 교환을 담당

≪素問 · 五臟生成論≫ "肺之合皮也, 其榮毛也"

悲 肺氣가 壅滯되었을 때 적당한 悲傷으로 氣消하여 肺의 宣發肅降기능 회복

≪素問 · 擧痛論≫ "悲卽氣消"

③ 肺와 大腸의 生理

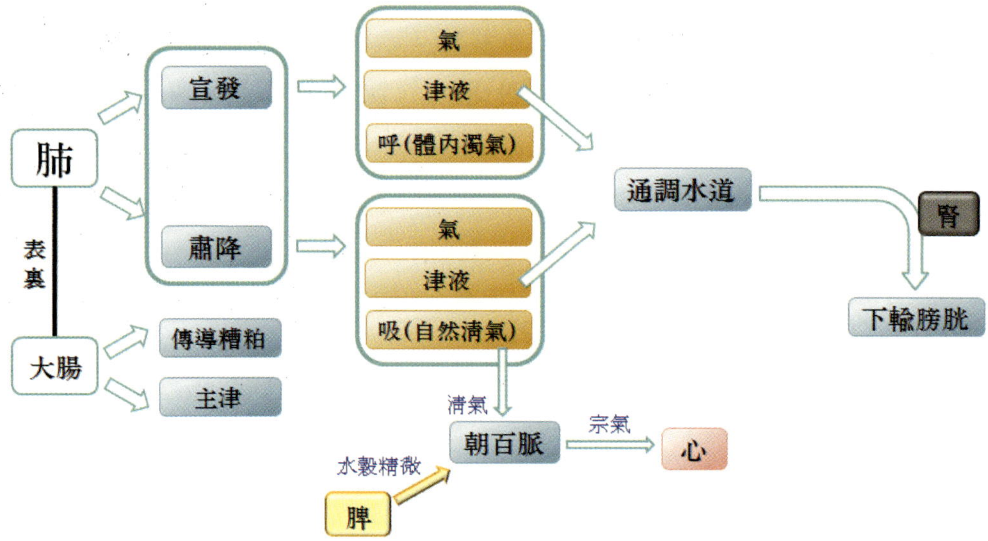

(3) 脾와 脾의 系統

① 脾의 특성

㈎ 脾爲後天之本 氣血生化之源

≪醫宗必讀≫ "…, 一有此身. 必資水穀, 穀入于胃, 洒陳于六腑而氣至, 和調于五臟以生血, 而人資之以爲生者也, 故曰後天之本在脾"

섭취한 음식물은 脾胃 運化과정을 거친 후 肺에서 받은 淸氣와 함께 宗氣를 생성하고 心을 거쳐서 血을 생성한다.

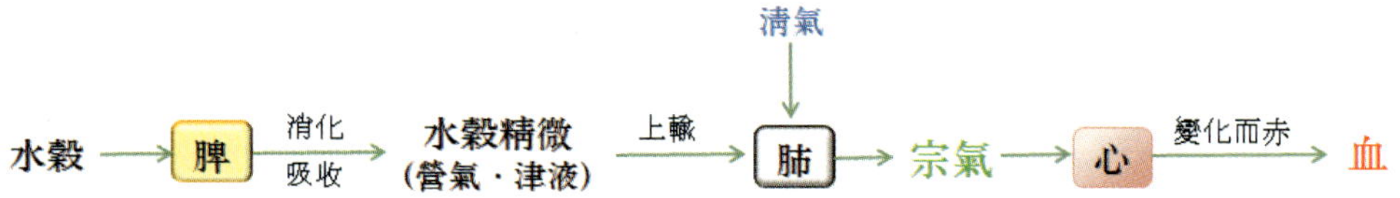

㈏ 脾爲氣機升降之樞

≪素問·經脈別論≫ "飮入於胃, 游溢精氣, 上輸於脾, 脾氣散精, 上歸於肺, ……, 水精四布, 五經並行"

上焦에는 心·肺, 中焦에는 脾, 下焦에는 肝·腎이 위치하고 있어 脾는 가운데에서 水火, 氣血, 陰陽의 升降出入 운행을 조절한다.

㈐ 喜燥惡濕

≪素問·痿論編≫ "濕喜歸脾者, 與其同氣相感故也"

脾는 水濕 運化를 주관한다. 따라서 만약 濕이 過多할 경우 脾의 運化를 加重시키고 困脾하여 運化기능을 失調케하므로 脾는 溫한 것을 좋아하고 濕을 싫어한다.

② 脾의 系統

≪素問・六節藏象論≫ "脾者後天之本, 其華在脣, 其充在肉, 爲陽中之太陰 通於長夏氣"

自然界					五行	人體界					
五味	五色	五氣	五方	五季		五臟	六腑	五官	形體	情志	五液
酸	靑	風	東	春	木	肝	膽	目	筋	怒	淚
苦	赤	暑	南	夏	火	心	小腸	舌	脈	喜	汗
甘	黃	濕	中	長夏	土	脾	胃	口	肉	思	涎
辛	白	燥	西	秋	金	肺	大腸	鼻	皮毛	悲	涕
鹹	黑	寒	北	冬	水	腎	膀胱	耳	骨	恐	唾

肌肉 人體의 肌肉은 脾胃에서 運化된 水穀精微의 滋養이 필요

≪素問・五臟生成論≫ "脾主運化水穀之精, 以生養肌肉, 故主肌肉"

口 口腔은 소화기의 최상단에 위치, 味覺

≪靈樞・脈度≫ "脾氣通於口, 脾和卽口能知五穀矣"

涎 口之液으로 腐熟을 도와줌

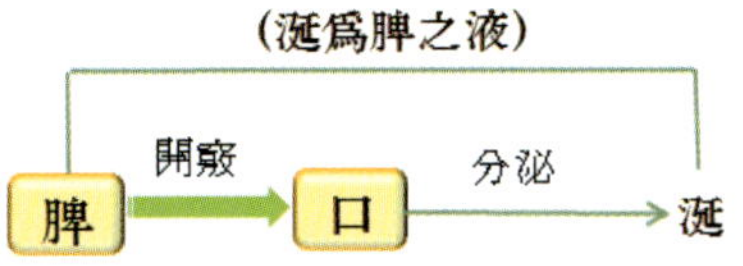

脣 脣의 色澤과 전신의 氣血 充盈이 有關

≪素問・五臟生成篇≫ "脾之合肉也, 其榮脣也"

思 적당한 思慮는 脾의 運化를 도움

≪素問・擧痛論≫ "思則心有所存, 神有所歸, 正氣留而不行, 故氣結矣"

③ 脾와 胃의 生理

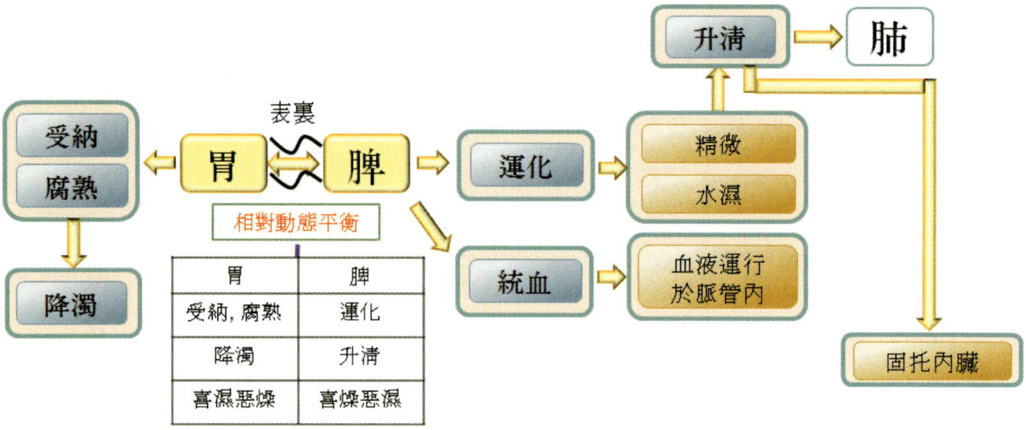

(4) 肝과 肝의 系統

① 肝의 특성

㈎ 肝爲剛臟, 將軍之官

≪醫學入門·臟腑條文≫ "肝者 將軍之官 謀慮出焉"

肝은 將軍之官이며 五行上 風木之臟으로 肝氣는 주로 升하고 動하는 특성이 있다.

肝은 人體의 下焦에 위치하고 陰血을 저장하는 臟으로, 體는 陰이나 風木之臟으로 春生之氣와 상응하여 主升主動함으로써 用은 陽의 성질을 갖고 있다. 따라서 生理上으로는 主升主動하며, 病理上으로는 肝氣易逆 肝陽易亢한다.

㈏ 肝喜條達

肝은 木에 屬하고 春生之氣와 상응하므로 어린 가지와 같이 條達함을 좋아한다.

㈐ 肝惡抑鬱

肝은 條達함을 좋아하므로 不抑鬱하고 또한 不亢奮한 상태일 때 疏泄機能을 정상적으로 유지한다.

㈑ 罷極之官

≪素問·六節藏象論≫ "肝者, 罷極之本, 魂之居也"

'罷'는 '견디다'라는 뜻이며, 肝은 筋의 활동을 주관하여 피로를 견딜 수 있게 하는 根本이라는 것을 의미한다.

② 肝의 系統

《素問・六節藏象論》"肝者, 罷極之本, 其華在爪, 其充在筋, 以生血氣 爲陰中之少, 通于春氣"

自然界					五行	人體界					
五味	五色	五氣	五方	五季		五臟	六腑	五官	形體	情志	五液
酸	青	風	東	春	木	肝	膽	目	筋	怒	淚
苦	赤	暑	南	夏	火	心	小腸	舌	脈	喜	汗
甘	黃	濕	中	長夏	土	脾	胃	口	肉	思	涎
辛	白	燥	西	秋	金	肺	大腸	鼻	皮毛	悲	涕
鹹	黑	寒	北	冬	水	腎	膀胱	耳	骨	恐	唾

目 눈의 視力은 肝의 疏泄과 肝血의 滋養과 밀접히 관련

《靈樞 · 脈度》"肝氣通於目, 肝和則目能辨五色矣"

淚 目之液

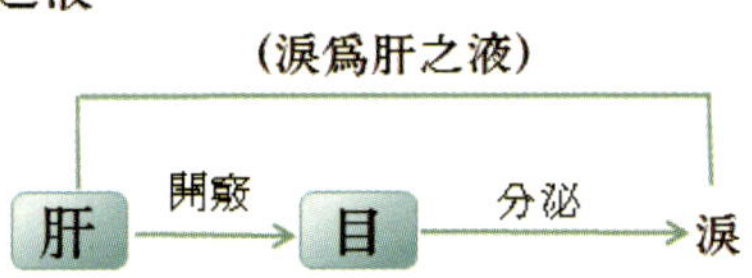

筋 筋膜은 肝血의 滋養이 충분해야 强健

《素問 · 五臟生成論》"肝之合筋也, 其華爪也 … 諸筋者, 皆屬于節"

爪 爪는 筋이 延伸된 것

《素問 · 六節藏象論》"肝者, 罷極之本 … 其華在爪, 其充在筋"

怒 肝血이 怒의 물질기초

肝氣鬱結할 때 怒해서 氣를 上逆시켜 肝의 疏泄기능 회복

③ 肝과 膽의 生理

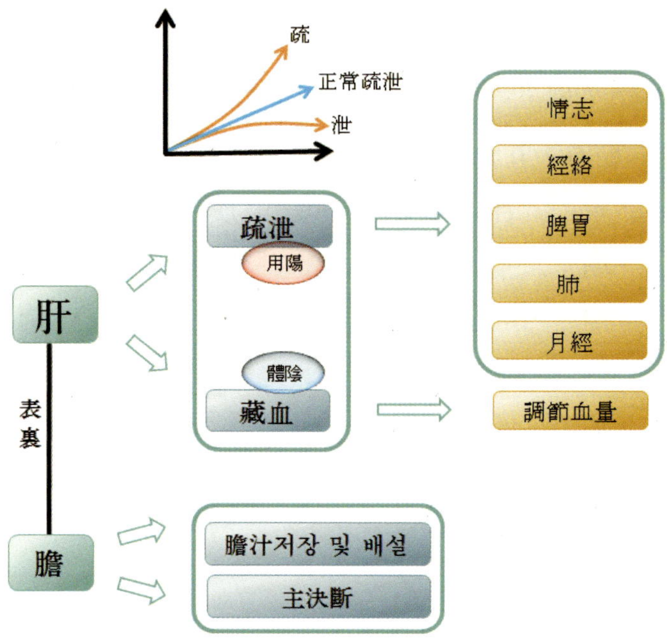

(5) 腎과 腎의 系統

① 腎의 특성

㈎ 主潛蟄封藏

《素問・六節藏象論》"腎者主蟄, 封藏之本, 精之處也"

腎은 腎精을 藏하며, 또한 納氣의 기능이 있어 肺氣의 肅降을 도와 호흡이 얕아지는 것을 방지한다.

㈏ 腎精(先天之本) : 主生長發育生殖

《醫宗必讀》"腎者, 先天之本"

腎은 精을 藏하므로 臟腑陰陽의 根本이 되며 生命의 根本이 된다.

㈐ 腎中之陽 溫煦 推動 五臟之陽, 腎中之陰 濡養 滋潤 五臟之陰

《醫原・五行生克論》"腎中眞陽之氣, 因溫煦育, 上通各臟腑之陽 ; 腎中眞陰之氣, 則因腎陽蒸運, 上通各臟腑之陰"

腎精은 腎陰・腎陽으로 나눌 수 있는데, 腎陽은 臟腑組織陽氣之根本으로서 溫煦, 推動을 위주로 五臟의 陽을 主하며 특히 脾・肺・腎臟의 陽을 중심으로 한다. 腎陰은 臟腑組織陰氣之根本으로서 濡潤, 滋養을 위주로 五臟의 陰을 主하며 특히 肝・心・腎臟의 陰을 중심으로 한다.

② 腎의 系統

≪素問・六節藏象論≫ "腎者… 其華在髮, 其充在骨, 爲陰中之少陰, 通於冬氣"

自然界					五行	人體界					
五味	五色	五氣	五方	五季		五臟	六腑	五官	形體	情志	五液
酸	青	風	東	春	木	肝	膽	目	筋	怒	淚
苦	赤	暑	南	夏	火	心	小腸	舌	脈	喜	汗
甘	黃	濕	中	長夏	土	脾	胃	口	肉	思	涎
辛	白	燥	西	秋	金	肺	大腸	鼻	皮毛	悲	涕
鹹	黑	寒	北	冬	水	腎	膀胱	耳	骨	恐	唾

耳

腎精은 腦髓를 充養하므로 髓海가 채워지면 귀가 정상적으로 기능함

≪靈樞・脈度≫ "腎氣通于耳, 腎和則耳能聞五音矣"

前陰

腎은 髓를 主管하고 膀胱의 開合을 調節하며 排尿와 밀접하게 관련

後陰

腎陽은 溫脾胃하여 水穀運化를 이롭게하며, 腎陰은 大腸을 濡潤하여 大便이 잘 나오게 함

≪景岳全書・泄瀉≫ "盖腎爲胃關, 開竅于二陰, 所以二便之開閉, 皆腎腸之所主"

唾

唾는 腎精이 化한 것으로 腎의 精氣를 滋養하고 脾胃와 關聯있음

≪雜病源流犀燭・涕淚涎唾≫ "唾爲腎液而腎爲胃關, 故腎家之唾爲病, 必見于胃也"

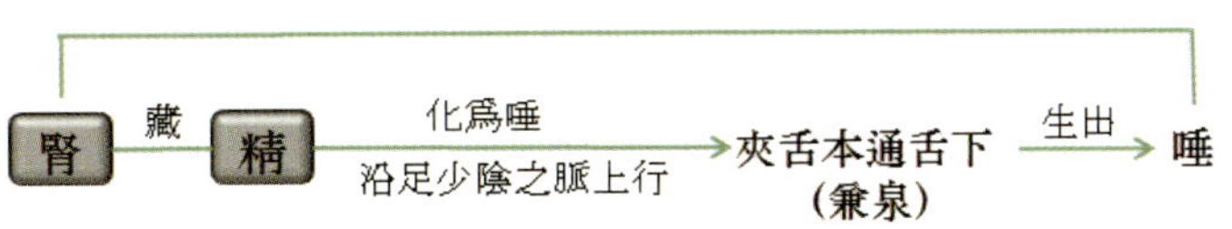

骨

腎精은 髓를 生하고 髓는 骨을 滋養함

≪素問・宣明五氣篇≫ "五臟所主……腎主骨"

腦

腦는 髓가 모이는 장소임

≪靈樞・海論≫ "腦爲髓之海"

髮 腎精이 生血을 하고, 血은 生髮을 함

≪素問·五臟生成≫ "腎之合骨也, 其榮髮也"

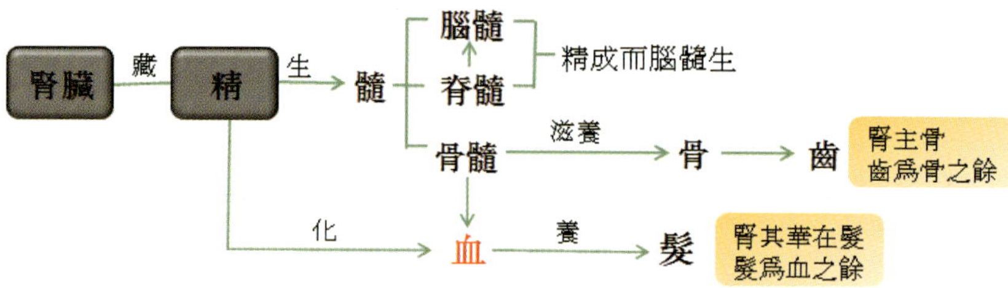

齒 齒와 骨은 一源에서 함께 나오므로 齒 또한 腎精氣로부터 充養됨

≪雜病源流犀燭·口齒脣舌病源流≫ "齒者, 腎之標, 骨之本也"

恐 적당한 恐의 자극은 腎의 封藏기능을 도움

③ 腎의 生理

㈎ 腎臟의 藏精과 腎精의 기능

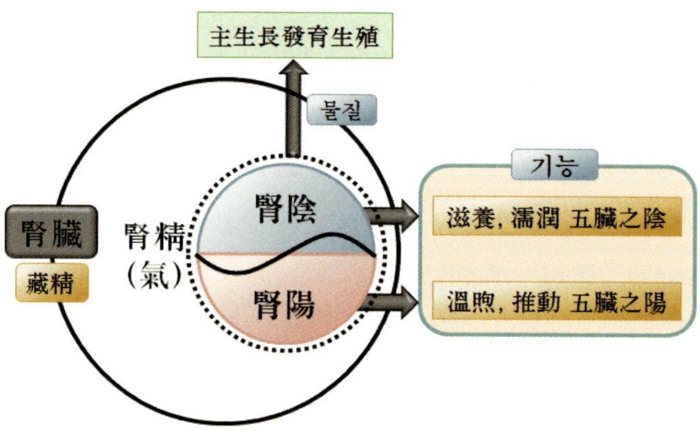

腎臟은 腎精을 藏하는데 腎精은 腎精氣라고도 하며 물질과 기능으로서 두 가지 역할을 한다. 물질로서의 역할은 腎精의 직접적인 작용으로 生長·發育·生殖을 主한다. 機能으로서의 역할은 陰陽으로 구분할 수 있는데, 腎陽이 五臟의 陽을 溫煦·推動하고 腎陰은 五臟의 陰을 濡潤·滋養한다.[9]

9) 腎陽이 五臟의 陽을 溫煦·推動하는데 특히 肺·脾·腎臟의 陽을 주로 溫煦·推動하고, 腎陰이 五臟의 陰을 濡潤·滋養을 하나 주로 肝·心·腎臟의 陰을 濡潤·滋養한다.

(나) 腎과 膀胱의 生理

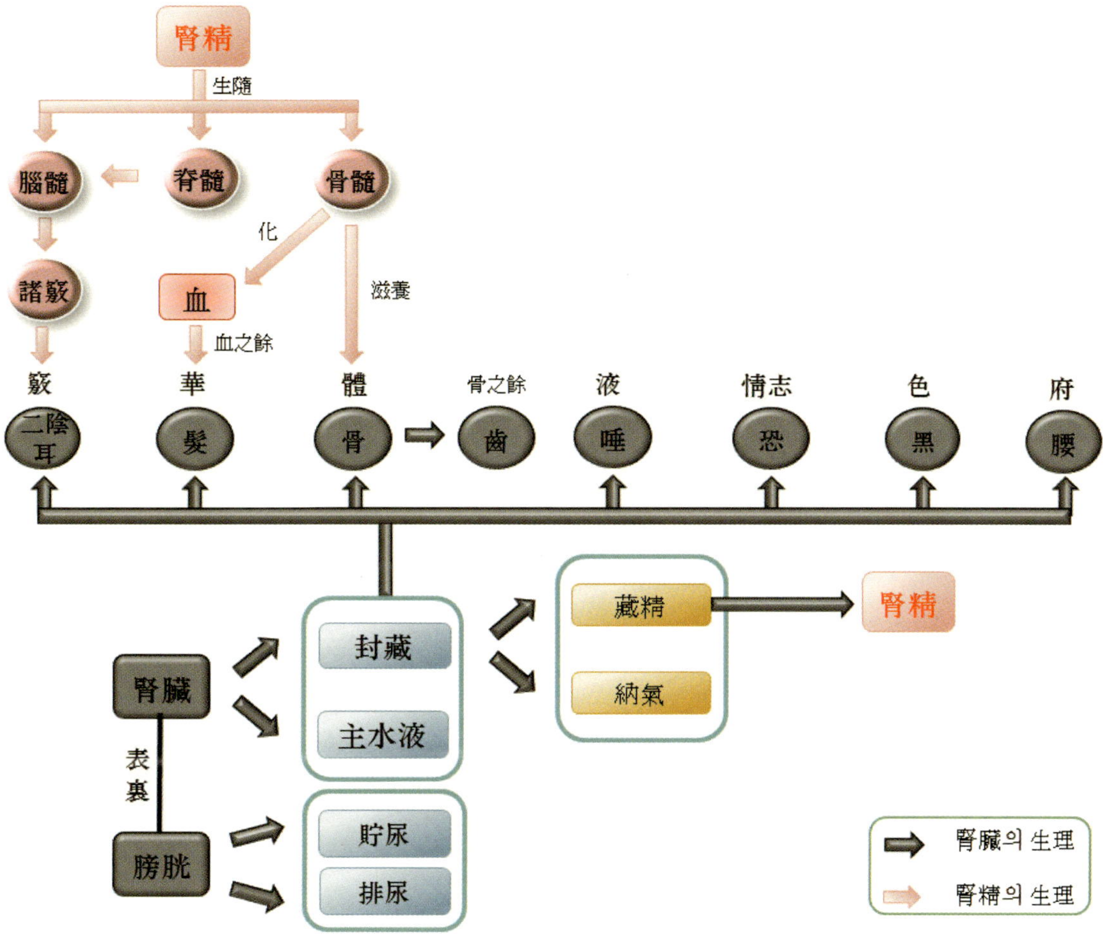
腎精
生隨
腦髓
脊髓
骨髓
化
諸竅
血
滋養
血之餘
竅
華
體
骨之餘
液
情志
色
府
二陰 耳
髮
骨
齒
唾
恐
黑
腰
藏精
腎精
封藏
腎臟
納氣
主水液
表裏
貯尿
膀胱
排尿
腎臟의 生理
腎精의 生理

6. 人體 氣·血·津液 新陳代謝過程

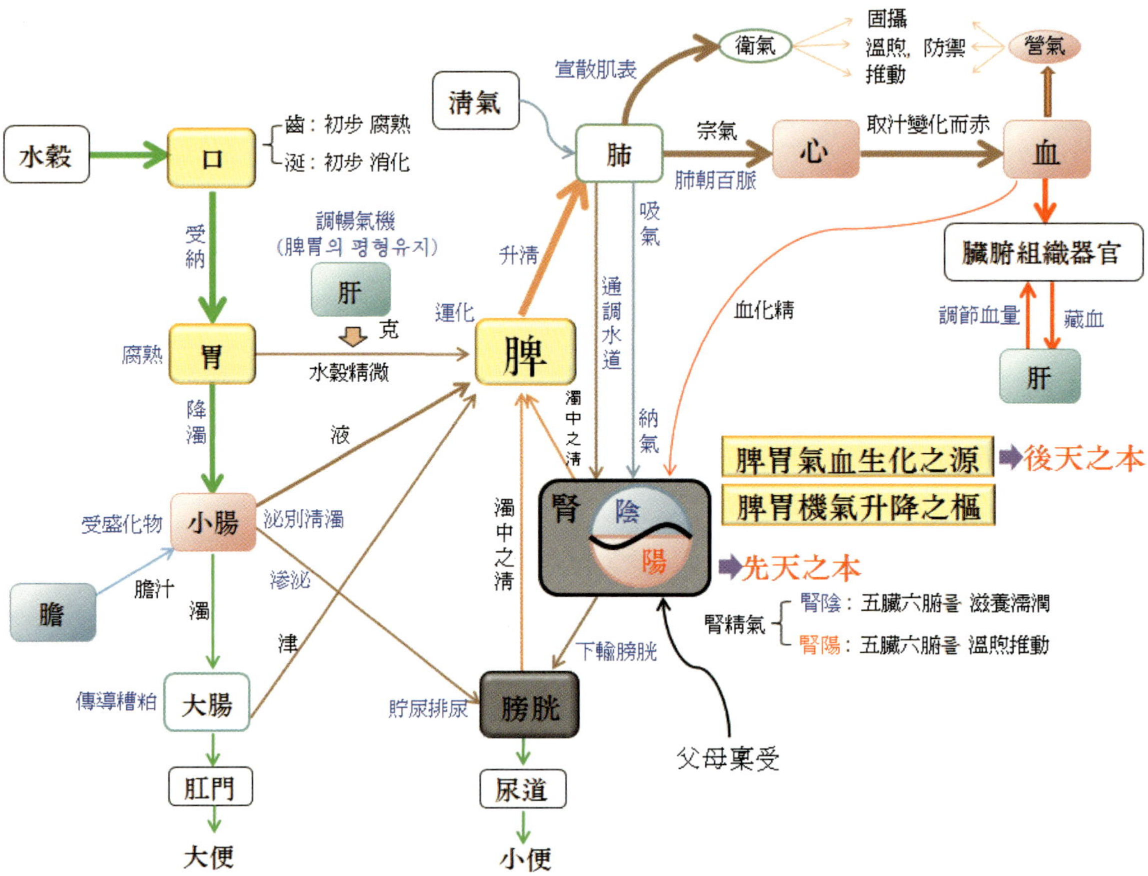

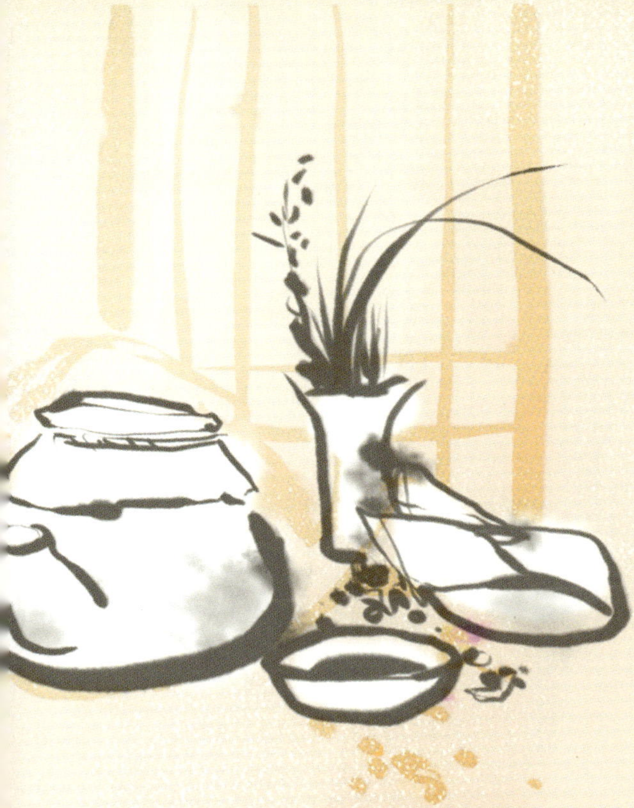

第2章

病 因

第2章 病 因

제1절 總 論

1. 東醫病因學의 개념

1) 病因의 定義

病因이란 인체의 陰陽失調를 일으켜 疾病을 발생시키는 각종 發病因子을 말하는 것으로 致病因素, 病邪, 病原이라고도 한다. 病因은 크게 外因·內因·不內外因으로 구분되며, 六淫, 癘氣,[1] 七情, 飮食失宜, 勞逸過度, 外傷 등이 이에 속한다. 또한 疾病 發生發展 과정중에 생성되는 病理的 産物인 痰飮, 瘀血 등도 病因으로 작용한다.

原發病因	예 감기바이러스 → 감기
+	
發病原因	예 過怒 → 肝失疏泄 → 氣機上逆 → 眩暈, 頭痛

2) 東醫病因學의 특징

病因의 객관적 파악 + 臨床表現에 근거한 病因 추측

3) 辨證論治

辨證論治는 질병을 診斷하여 治療하는 방법으로서, 辨證을 통해 治法을 확정하는 것을 말한다.

1) 癘氣 : 疫癘의 氣로 강렬한 전염성을 가진 邪氣를 말한다.

辨證은 疾病의 本質을 명확하게 究明하는 과정으로 四診을 통하여 얻은 症狀과 體徵 등의 임상자료들을 東醫學理論에 根據하여 分析·歸納함으로써 복잡한 病證의 發病機轉을 파악하는 과정을 말하고, 論治는 辨證한 결과에 근거하여 相應하는 治療原則 및 방법을 확정하는 것을 말한다. 따라서 辨證論治는 辨證을 통해 治法을 확정하고 치료하는 東醫學만의 독특한 방법이라 할 수 있다.

2. 病因과 發病의 관계

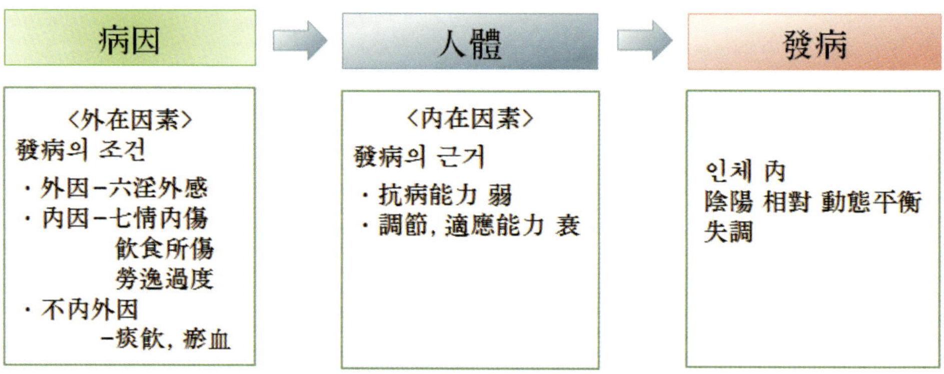

제2절 外感性 病因

1. 六氣와 六淫

1) 六氣의 개념

自然界의 風·寒·暑·濕·燥·火의 六種氣候의 정상적인 변화를 의미한다.

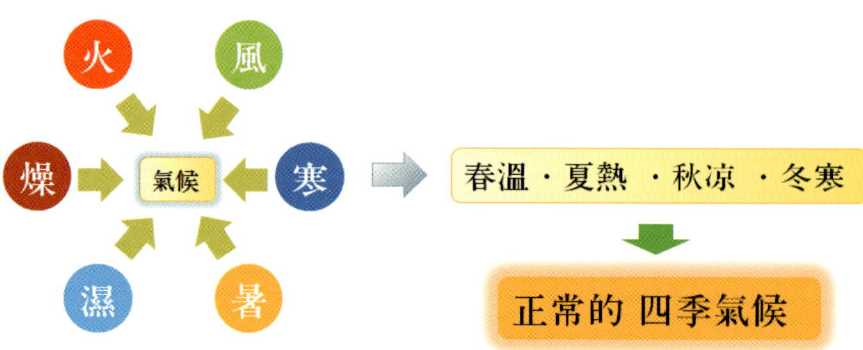

2) 六淫의 개념

六淫이란 風・寒・暑・濕・燥・火(熱) 六種의 外感病邪를 총칭하여 일컫는 말이다. 즉 六淫은 人體正常生理機能의 協調平衡을 破壞하여 發病케 하는 因子를 말한다.

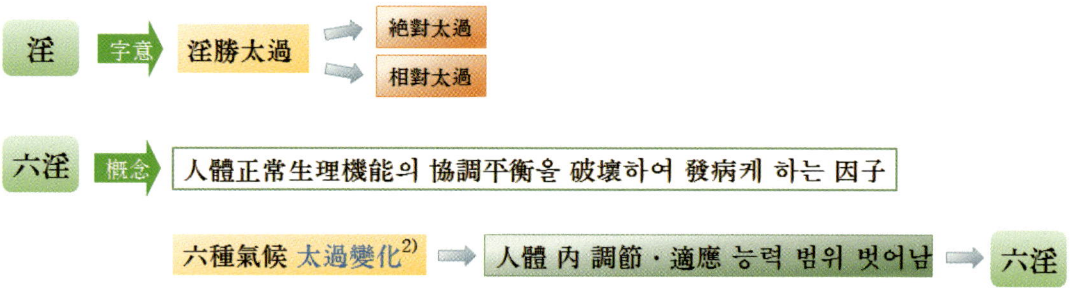

3) 六氣와 六淫의 관계

① 人體가 正常 시 자연계의 强烈한 氣候變化로 인하여 발병 ⇒ 강렬한 기후변화가 六淫으로 작용한다.

② 자연계의 正常 氣候變化 상황에서 人體 正氣虛로 인하여 발병 ⇒ 자연계의 정상 氣候變化는 대다수의 人體에는 六氣로 작용하나, 人體 正氣虛한 경우 정상 氣候變化라 할지라도 正氣虛에 대해서는 相對的으로 六淫으로 작용한다.
따라서 같은 자연 조건에서도 人體個體에 따라 六氣 또는 六淫으로 작용하는 相對性을 가진다.

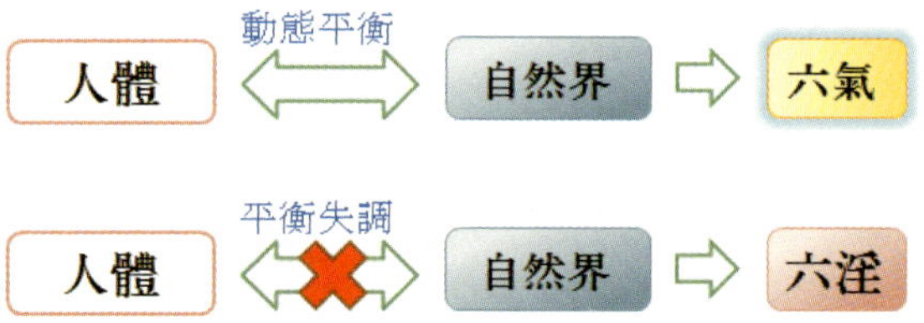

4) 六淫發病의 공통 특징

(1) 季節氣候 및 居住環境變化와 有關

① 季節氣候 : 季節性의 發病으로 秋季에는 燥病, 冬季에는 寒病 발병

② 居住環境 : 작업이나 居住環境이 적당치 못한 경우 發病

2) 太過變化 : 기후변화가 비정상적이어서 해당 季節變化가 아닌 다른 氣가 이르거나 기후변화가 지나치게 급격한 경우, 혹은 해당 季節變化이기는 하나 持續하는 경우를 말한다.

(2) 單獨致病 또는 挾雜致病

≪素問・風論≫ "風者, 百病之長. 至其變化, 乃爲他病也, 無常方, 然致有風氣也"

① 單獨 : 寒邪直中泄瀉

② 挾雜

㈎ 風 + 寒 → 風寒感冒

㈏ 濕 + 熱 → 濕熱泄瀉

㈐ 風 + 寒 + 濕 → 風寒濕痺

(3) 六淫의 相互影響, 相互轉化

예 寒邪凝滯 → 腠理간 氣血津液 凝滯로 不通 → 鬱久化熱

(4) 外向內 發病徑路, 表入裏 轉變進行

① 治療原則 : 順其原道, 推邪外出

예 外感表證의 경우 辛散해야 한다. 만약 苦降할 경우 引邪內入하게 된다.

(5) 서로 다른 氣候는 각자 서로 다른 臟腑系統에 影響

≪素問・熱論≫ "凡病傷寒而成溫者, 先夏至日者爲病溫, 後夏至日者爲病暑"

≪醫醇剩義・秋燥≫ "燥者, 乾也, 對濕而言也, 立秋以後, 濕氣去而燥氣來. 初秋尙熱, 則燥而熱; 深秋旣凉, 則燥而凉"

5) 疾病의 발생

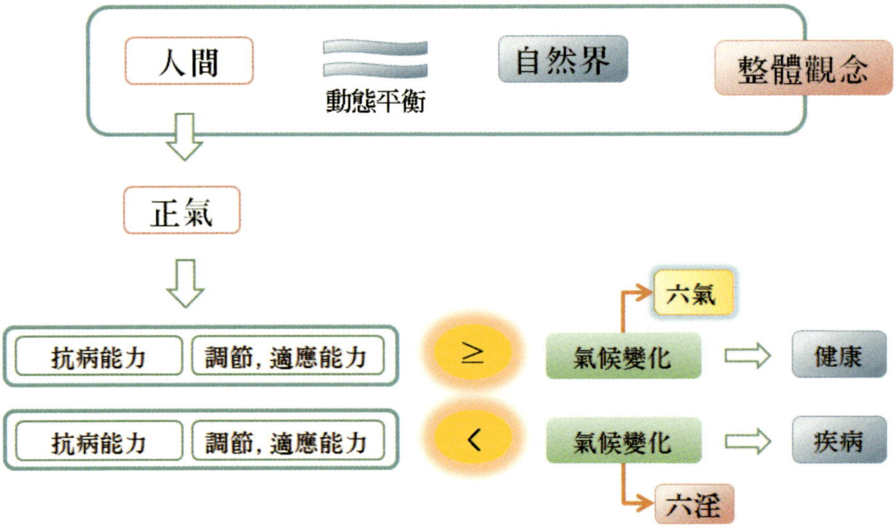

正氣의 抗病調節능력이 강한 상태에서 氣候變化에 대해 適應능력이 있을 때 人體는 건강한 상태가 유지되는데 이때 氣候變化는 六氣로 작용한다. 그러나 正氣가 衰하여 抗病능력이 衰하면 氣候變化에 대하여 不適應하고 人體調節능력이 失調되면 氣候變化는 六淫으로 작용하여 疾病의 原因이 된다.

6) 發病의 類型

(1) 正氣는 正常이나 강한 六淫이 侵犯한 경우

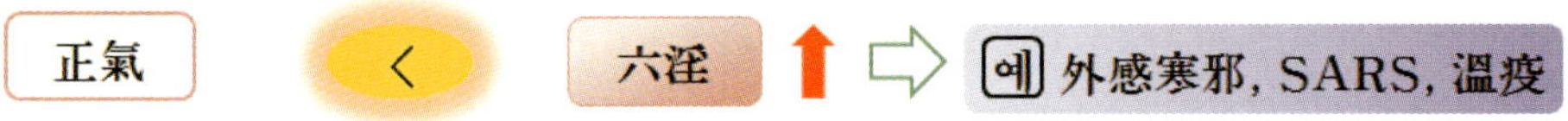
正氣
<
六淫
예 外感寒邪, SARS, 溫疫

(2) 正氣虛인 상태에서 六淫이 侵犯한 경우

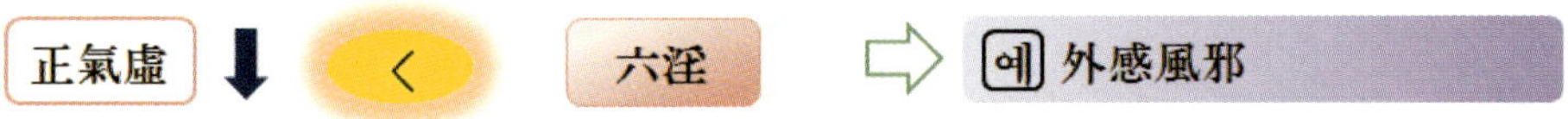
正氣虛
<
六淫
예 外感風邪

(3) 正氣虛인 상태에서 강한 六淫이 侵犯한 경우

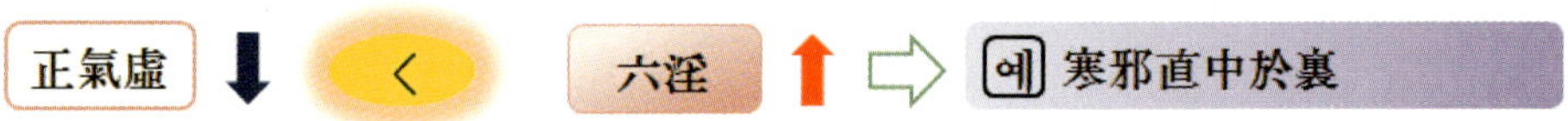
正氣虛
<
六淫
예 寒邪直中於裏

(4) 陽虛(正氣虛甚)인 경우

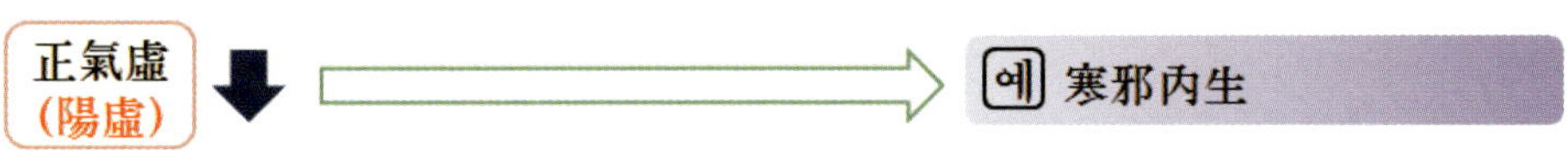
正氣虛
(陽虛)
예 寒邪內生

(5) 陽虛(正氣虛甚)인 상태에서 六淫이 侵犯한 경우

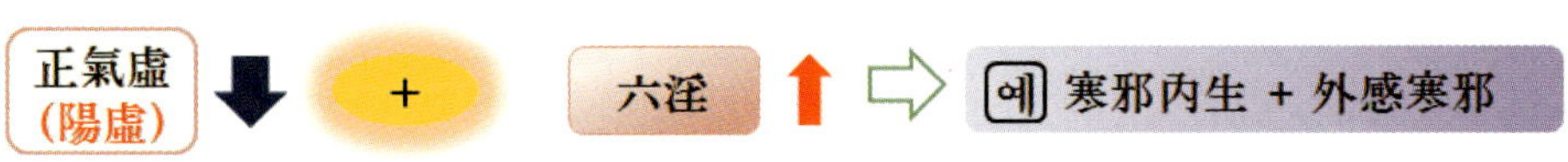
正氣虛
(陽虛)
+
六淫
예 寒邪內生 + 外感寒邪

2. 外感六淫

참고 | 六氣와 六淫의 陰陽配屬

陰에 속함

季節	春	夏	長夏		秋	冬
六氣	風	火(熱)	暑	濕	燥	寒
六淫	風邪	火(熱)邪	暑邪	濕邪	燥邪	寒邪

陽에 속함

燥의 경우 秋와 相應하는 것으로 六氣로는 陰에 속하나 六淫으로서 燥邪는 陽邪에 속한다.

1) 風邪

≪本草求眞≫ "其變無常, 非無常也"

風은 春를 주관하는 氣이다. 風邪의 人體侵犯은 대부분 氣候가 갑자기 변하여 寒暖이 非正常的일 때 발생하는데 寒・濕・燥・熱 등의 邪氣와 끼고 人體를 侵犯하여 風寒・風濕・風燥・風熱 등의 證을 형성하므로 風邪는 外邪가 病을 유발할 때 선도적 역할을 한다. 風은 가볍고 날리는 성질이 있으므로 風은 쉽게 上部를 侵襲한다.

(1) 風의 성질

① 春과 相應하나 四季에 모두 風은 존재한다.
② 輕淸上向 : 風은 그 성질이 맑고 가벼워 위로 뜨는 성질이 있다.
③ 善行而數變 : 쉽게 이동하고 자주 변한다.
④ 風無常方 : 風이 이동함에 일정한 방향이 없다.

(2) 風邪의 特性

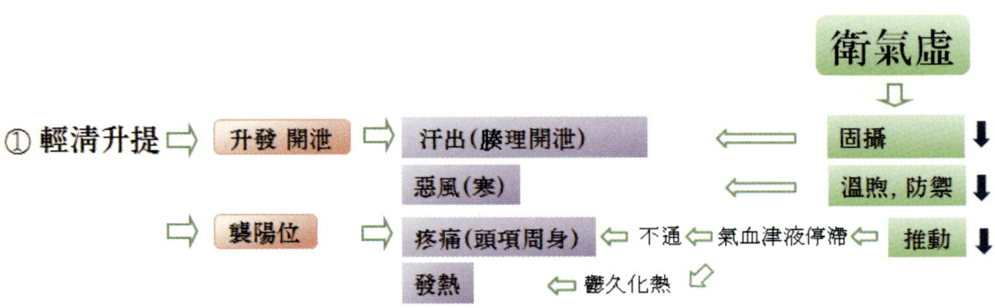

風邪는 가벼운 邪氣로서 風邪가 盛하여 직접적인 發病의 원인이 되기 보다는 正氣가 虛한 경우, 즉 衛氣虛인 상태에서 風邪를 感受하여 發病한다.

② 善行而數變 ⇨ 游走性, 變化快

③ 主動 ⇨ 內風 爲主 ➡ 肢顫, 頭搖

④ 百病之長, 易兼邪致病 ⇨ 外邪致病之先導, 他邪와 兼雜 ➡ 風寒, 風濕, 風熱

⑤ 肝相應 風—春—肝

⇨ 肝主疏泄(升發舒暢情志) ⇨ 春季 肝病 誘發 ⇨ 疲勞(紅眼), 肝硬化, 肝風

(3) 外感風邪의 傳變 및 常見病症

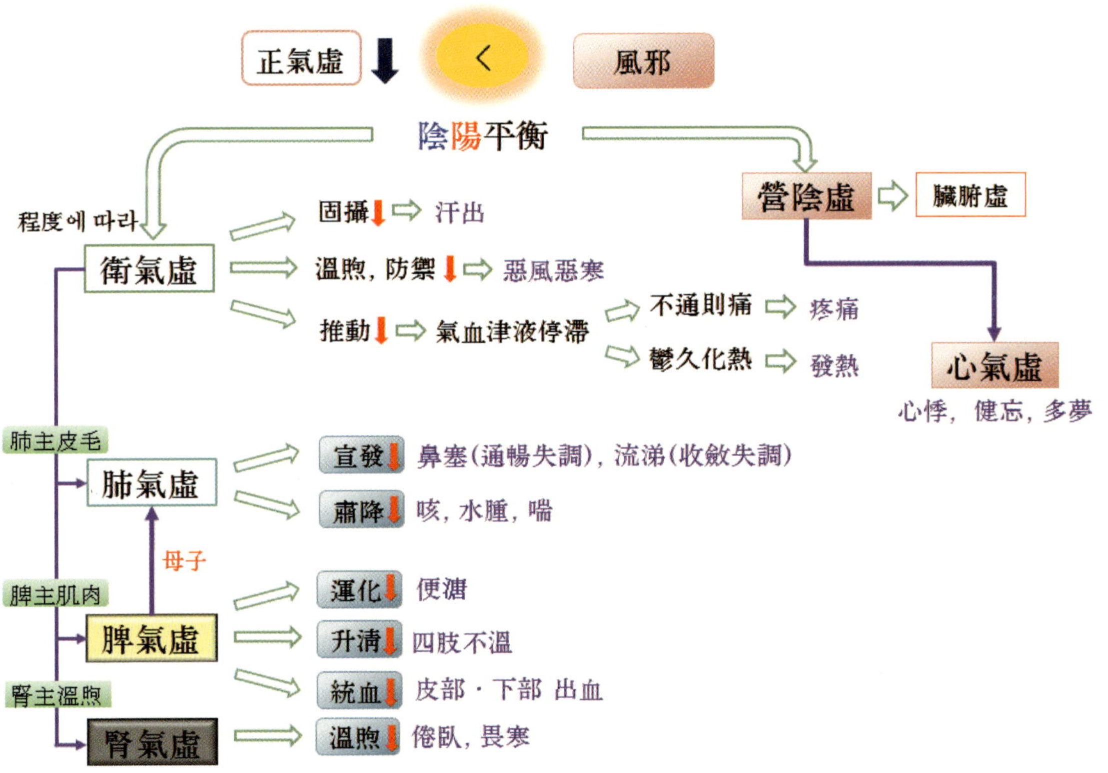

2) 寒邪

寒은 冬을 주관하는 氣이다. 寒邪로 인한 病은 他 계절에서도 볼 수 있으나 주로 겨울에 發病한다. 寒邪로 인한 發病은 外寒, 寒邪直中 그리고 虛寒內生으로 구분된다.

(1) 寒의 성질

① 冬과 相應한다.
② 凝滯하는 성질을 가진다.
③ 陰에 속한다.
④ 收引하는 성질이 있다.

(2) 寒邪의 特性

① 寒爲陰邪, 易傷陽氣

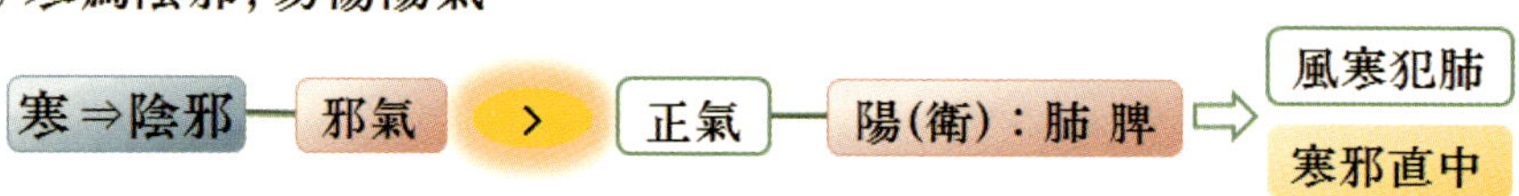

② 凝滯

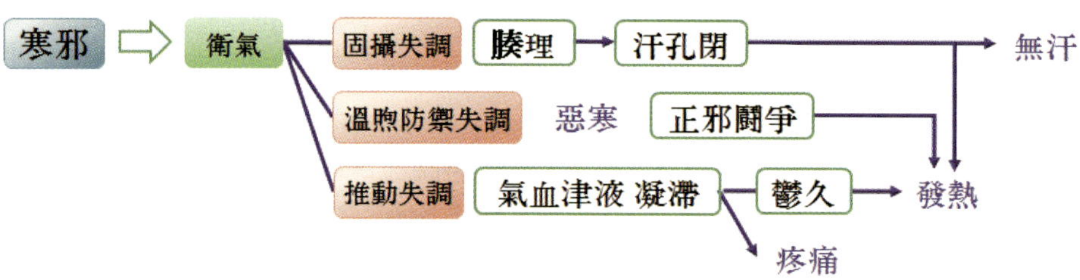

③ 收引 ⇨ 肢體屈伸不利, 睾丸抽痛

④ 腎相應 冬天主氣 ⇨ 畏寒肢冷, 腰膝冷痛

(3) 外感寒邪의 구분과 常見病症

①

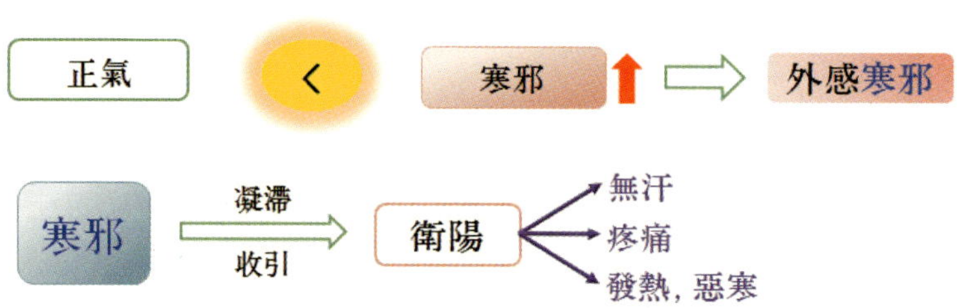

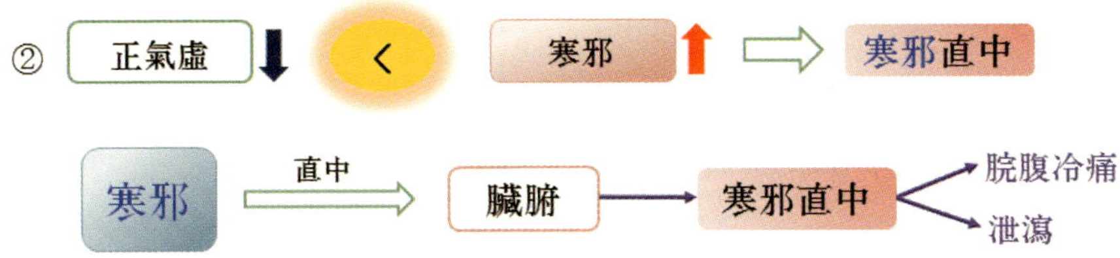

臟腑의 正氣가 虛한 상태에서 裏의 臟腑로 寒邪가 직접 侵犯한 경우를 말한다.

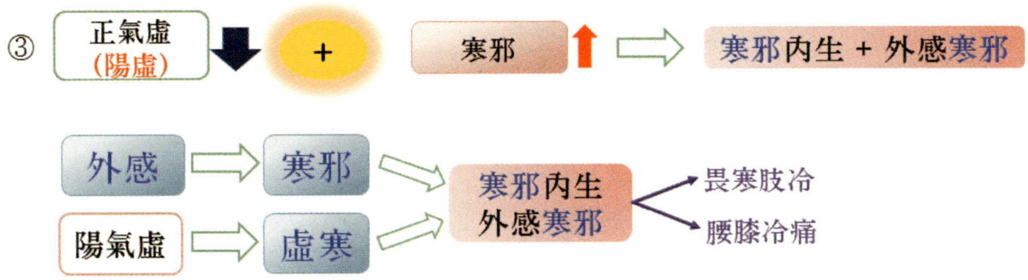

3) 濕邪

濕은 長夏를 주관하는 氣이다. 長夏는 변화가 많은 계절로 특히 濕氣가 盛하여 濕病이 가장 많다. 濕邪로 인한 發病에는 外濕과 內濕이 있다. 外感六淫에 의한 濕邪侵犯을 外濕이라 하는데 기후가 潮濕하거나 濕한 환경에 處한 경우와 같은 원인에 의해 발생한다. 이에 반해 內濕은 脾의 運化失調로 인하여 津液이 輸布되지 못하고 水濕이 停滯됨으로써 발생하는데 이는 外感六淫에 의한 濕邪와는 구분된다.

(1) 濕의 성질

① 濕은 長夏의 主氣이다.

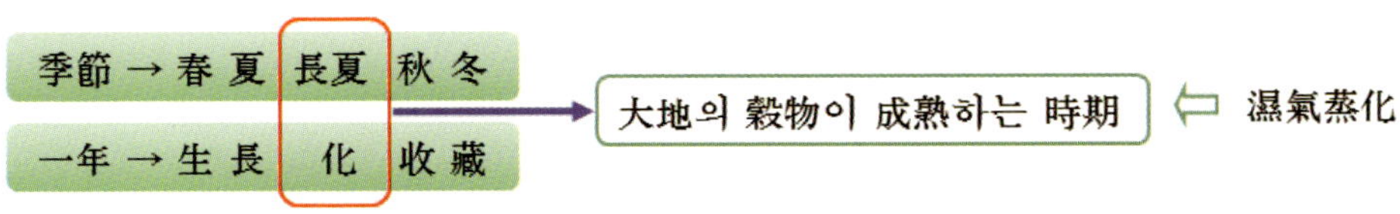
季節 → 春 夏 長夏 秋 冬
一年 → 生 長 化 收 藏
大地의 穀物이 成熟하는 時期
濕氣蒸化

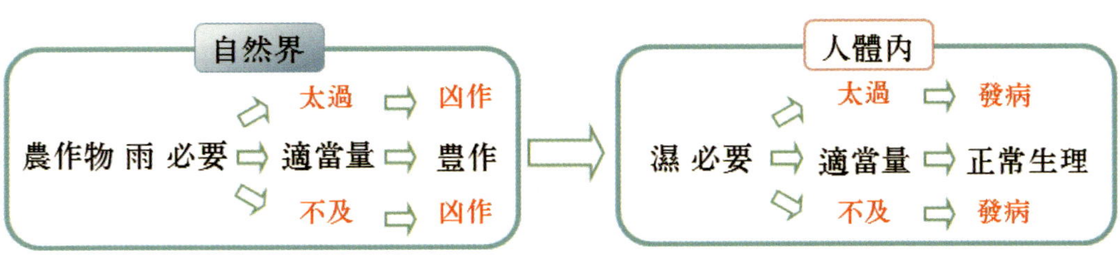

② 濕은 本性이 陰涼하나 쉽게 化熱하여 濕熱相雜한다.

長夏季節에는 熱 ⇨ 濕熱相雜

③ 濕爲水之漸, 水爲濕之聚이다.

人體 水液代謝는 肺 · 脾 · 腎 三臟과 밀접한 關係

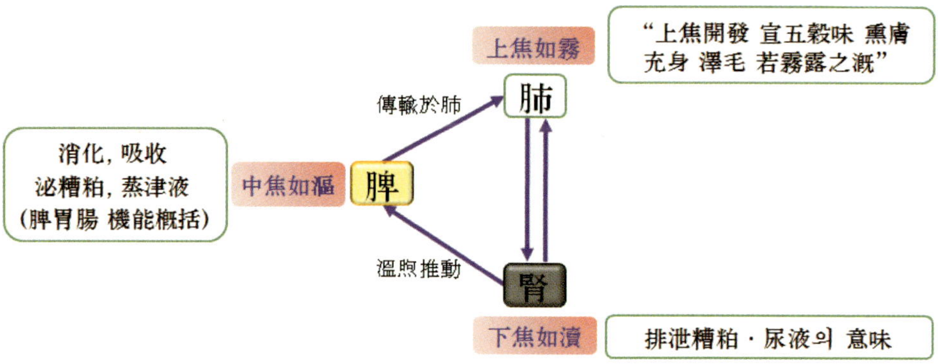

④ 濕潤하며 粘滯한 성질이 있다.
⑤ 무겁고 濁하여 위에서 아래로 흐르는 성질이 있다.

(2) 濕邪의 특성

① 濕邪爲陰邪

㈎ 易傷人體陽氣

濕⇒陰邪 ― 邪氣 > 正氣 ― 陽(衛): 肺 · 脾 · 腎 ⇨ 水濕困脾

㈏ 阻滯氣機

특히 肺 · 脾 · 腎의 氣機[3]活動을 阻滯한다.

㈐ 侵襲人體陽位

陽 風邪 ⇨ 襲陽位(上部 · 外部)

陰 濕邪 ⇨ 襲陰位(下部 · 內部)

⇨ 腰部, 陰囊部, 會陰部 ⇨ 濕疹瘙痒

⇨ 大便 · 小便 ⇨ 便溏, 小便混濁

3) 氣機 ≡ 氣의 升降出入 ≡ 機能活動

② 粘滯[4)]

(가) 衛陽 ⇨ 與濕邪相爭 ⇨ 固攝汗孔 / 汗孔 粘膩 ⇨ 無汗

衛陽虛 ⇨ 固攝汗孔 ⬇ ⇨ 汗出而不爽

濕熱兼雜 ⇨ 熱開泄汗孔 ⇨ 汗出後 熱不解

(나) 肺氣 ⇨ 鼻竅 ⇨ 鼻塞不通暢, 鼻涕不淸

(다) 脾氣 ⇨ 升淸不能 ⇨ 頭暈

升淸不能 → 反下泄 ⇨ 大便泄瀉, 大便粘膩後重, 有便意不爽, 帶下

四肢皮膚 ⇨ 腐爛, 甚黃疸(肝膽影響)

口 ⇨ 口粘不知味, 舌苔厚膩

胃 ⇨ 不欲飮食, 脹滿, 納呆, 惡逆

(라) 腎氣 ⇨ 主水 ⇨ 小便混濁不爽

(마) 氣血循環 ⇨ 粘滯不通 ⇨ 疼痛

粘滯不通 → 鬱久化熱 ⇨ 發熱

③ 重濁[5)]

沈重 ⇨ 濕邪 ⇨ 困衛陽 / 困脾 / 困腎

困衛陽 → 頭重如裹, 肢體沈重

困脾 ⇨ 脾不升淸 ⇨ 頭重如裹

困脾 ⇨ 不主肌肉 ⇨ 肢體沈重

困腎 ⇨ 腰重如墜錢袋(腰爲腎之府)

穢 ⇨ 더럽고 불결한 냄새

垢 ⇨ 面垢, 四肢關節部位, 陰囊濕疹, 會陰濕疹瘙痒(陰位)

4) 粘滯 : 粘은 粘膩함을 滯는 阻滯함을 의미한다.
5) 重濁 : 重은 沈重을, 濁은 穢垢를 의미한다.

④ 濕與脾相應

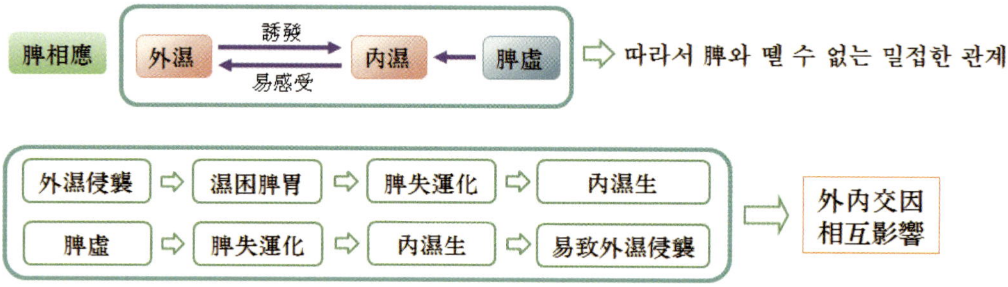

(3) 外感濕邪의 傳變 및 常見病症

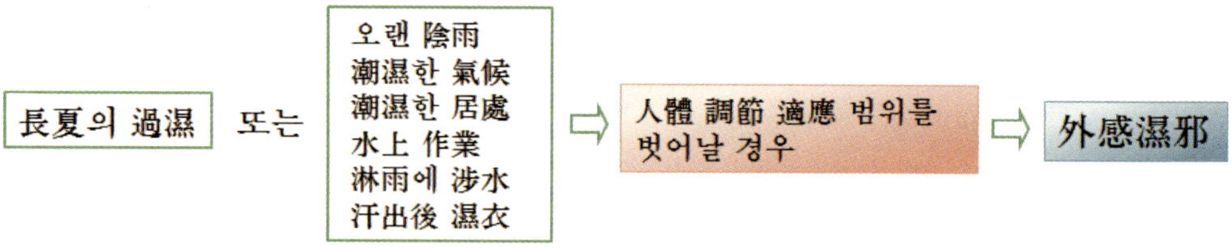

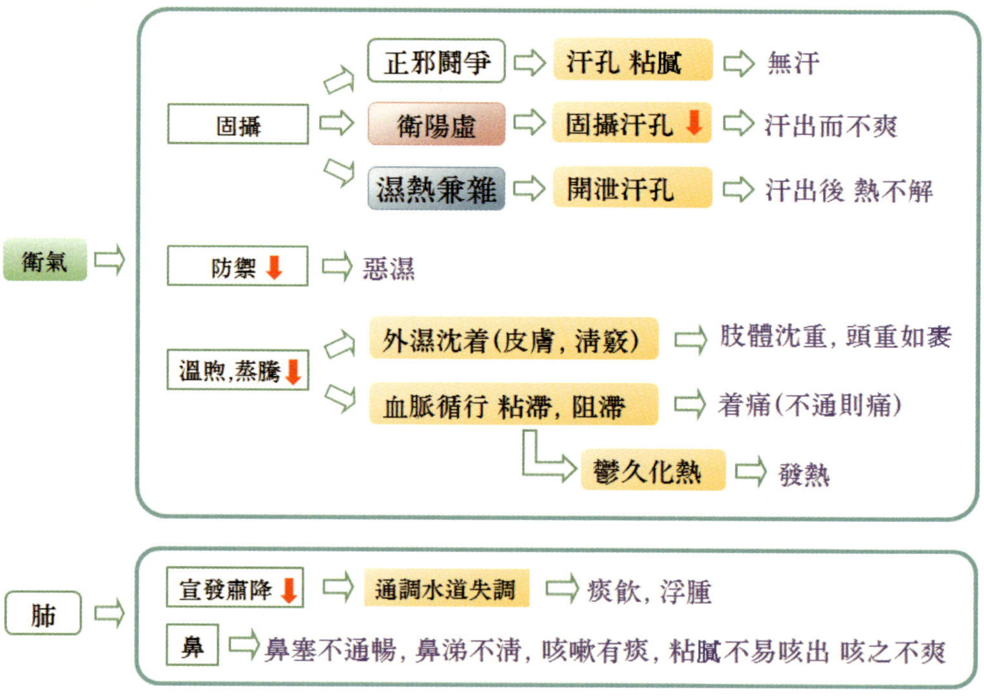

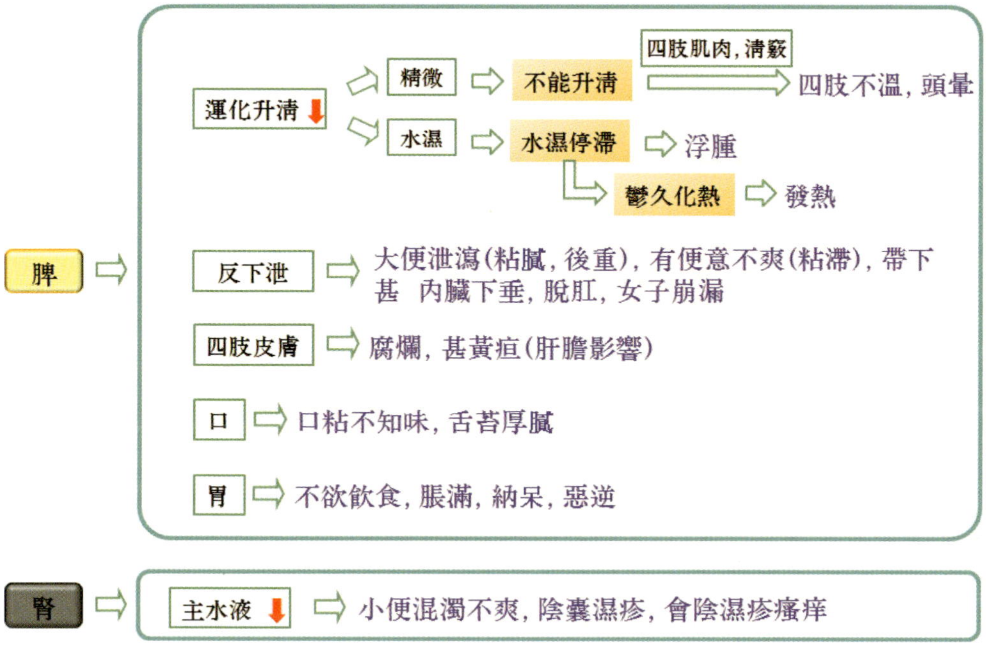

4) 暑邪

暑는 長夏를 주관하는 氣이다. 暑邪는 뚜렷한 계절성을 갖고 있으므로, 夏季에만 發病한다. 또한 六淫과 달리 연관되는 臟腑가 없고 순수하게 外感에만 속한다.

(1) 暑의 성질

① 長夏의 主氣이다.
② 뚜렷한 계절성을 가진다.
③ 陽에 속한다.
④ 火熱로부터 化生한다.
　《素問・五運行大論》"其在天爲熱, 在地爲火, … 其性爲暑"
⑤ 暑는 대개 濕을 수반한다.

(2) 暑邪의 특징

① 炎熱 ⇨ 上炎 ⇨ 面, 皮膚 ⇨ 高熱

② 昇散 ⇨ 開泄 ⇨ 腠理 ⇨ 汗出

③ 傷陰液 ⇨ 津液不足 ⇨ 煩渴(喜冷飮)
⇨ 血虛 — 血不上榮 → 昏厥(氣血이 일시적으로 淸竅를 영양치 못하여 발생)

⇩

耗氣 ⇨ 氣隨津脫 ⇨ 氣虛 ⇨ 衛氣虛 ⇨ 汗出
肺氣虛 ⇨ 氣短
脾氣虛 ⇨ 少食, 納呆, 腹脹

④ 挾濕 ⇨ 蒙閉淸竅 ⇨ 眩暈, 頭重如裹
困脾 ⇨ 大便糖泄不爽, 嘔惡, 不思飮食

⑤ 여름의 主氣 ⇨ 뚜렷한 계절성 ⇨ 內暑는 없음 ⇨ 臟腑內屬 없음

(3) 暑病의 구분과 治法

① 傷暑 ⇨ 暑熱傷人의 輕症 ⇨ 祛暑淸熱 ⇨ 荷叶, 西瓜翠衣, 金銀花, 佛手, 鮮扁豆花
祛暑解表 ⇨ 香薷, 白扁豆
祛暑利濕 ⇨ 滑石

② 中暑 ⇨ 暑熱傷人의 重症 ⇨ 淸暑益氣 ⇨ 西洋蔘, 黃芪, 人蔘

5) 燥邪

燥는 秋를 주관하는 氣이다. 따라서 燥邪로 인한 病은 주로 秋季에 발생한다.

(1) 燥의 성질

① 秋의 主氣이다.
② 燥澁하여 斂肅하는 성질이 있다.
　예 잎이 떨어지고, 과실이 마르기 시작한다.
③ 陰에 속한다.

(2) 燥邪의 특징

① 燥邪爲陽邪

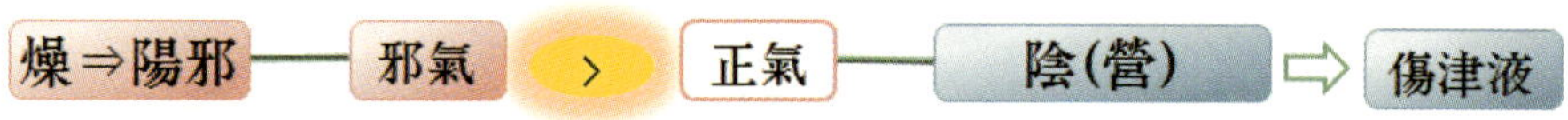

② **乾澁** ⇨ 燥勝則乾 ⇨ 枯涸, 皮膚皺裂

③ **肺相應, 爲腎所惡**

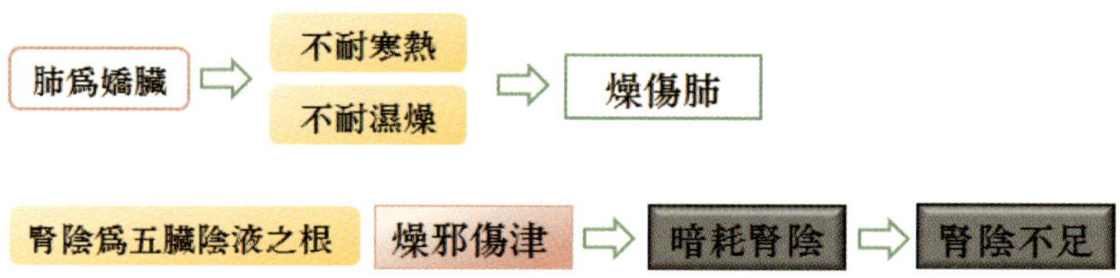

(3) 外感燥邪의 傳變 및 常見病症

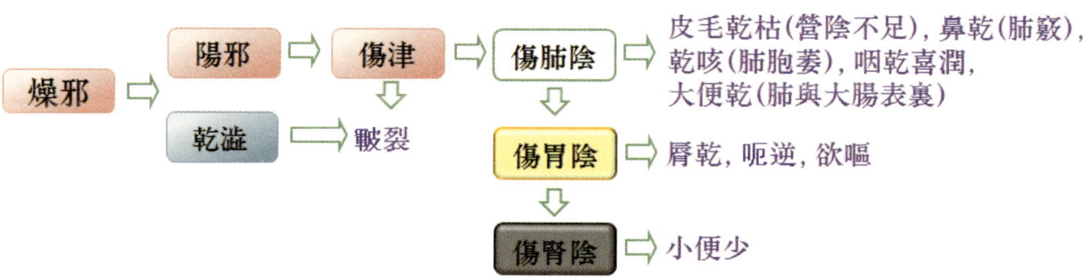

6) 火邪

火邪는 주로 夏季에 왕성하나 暑邪가 뚜렷한 계절성을 가지는 것과 달리 火邪는 뚜렷한 계절성이 없다. 火邪는 陽熱類의 發病요소인 溫邪, 熱邪, 暑邪와 疫癘病邪[6]를 포괄한다. 또한 風·寒·濕·燥 등 기타 六淫도 病理과정에서 鬱結하여 化熱成火하는 경우도 있다.

(1) 火의 概念

① 火의 정의

≪本草求眞上篇≫ "萬物惟溫則生"

≪赤水玄珠≫ "血得寒則凝, 得溫則行"

6) 疫癘病邪 : 傳染性이 있는 病邪

≪醫貫≫ "火, 天地之陽氣也. 天非此火, 不能生物 ; 人非此火, 不能有生. 故萬物之生皆由陽氣. 但陽和之氣則生物, 亢烈之火反害物, 故火太過則氣反衰, 火和平則氣乃壯"

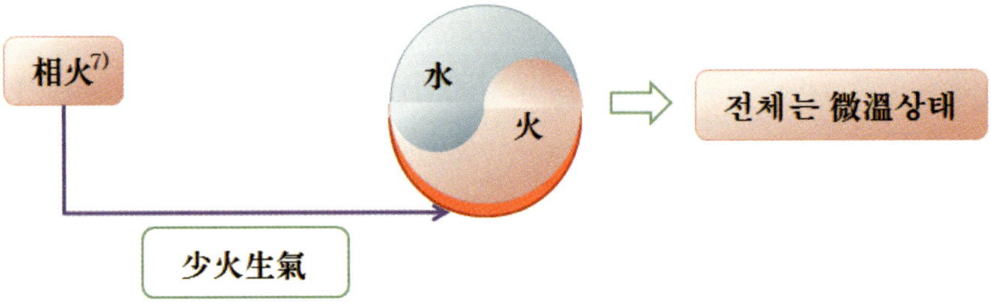

② 火類의 비교

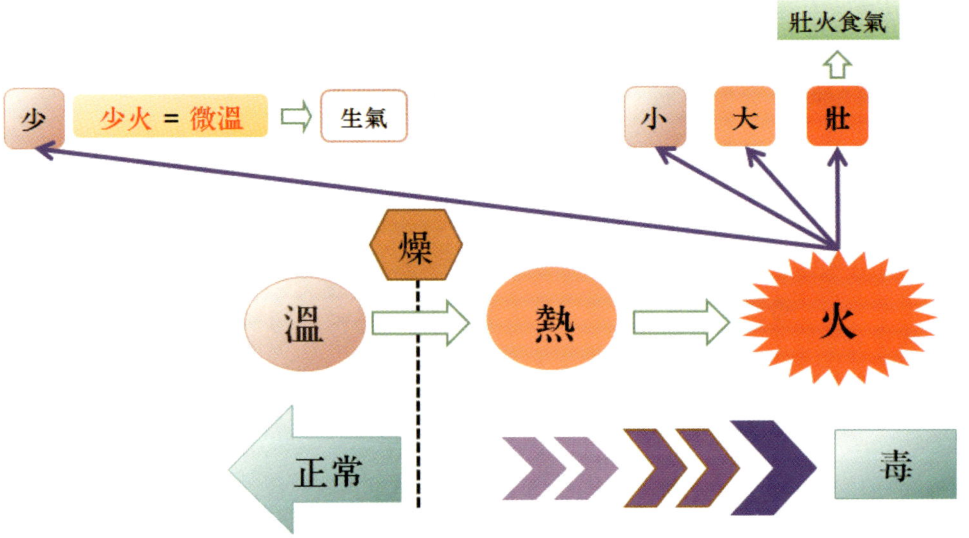

	구분	내용	비고
微溫	正常	인체의 정상 체온 상태 溫煦, 生化작용	少火 = 微溫
溫	邪氣	溫爲熱之漸 外感 熱病 因子	火熱과 성질이 相同 外感熱病의 發病因子
(燥)	邪氣		
熱	邪氣	대개 外淫에 屬함 – 外感 熱病 因子 (風熱, 暑熱, 濕熱 등)	機體精氣에 속하지 않음
火	邪氣	火爲熱之極 항상 內生한 火熱內擾의 病理反應狀態 (心火上炎, 肝火亢盛, 胃火熾盛 등)	人體의 正氣 중 하나 "壯火食氣, 少火生氣" 少火 → 溫煦, 生化作用 陽性太過 → 精氣耗散

7) 相火 : 命門의 火를 말하며, 相火에 의해 人體는 전체적으로 微溫상태를 유지한다.

③ 火의 虛實구분

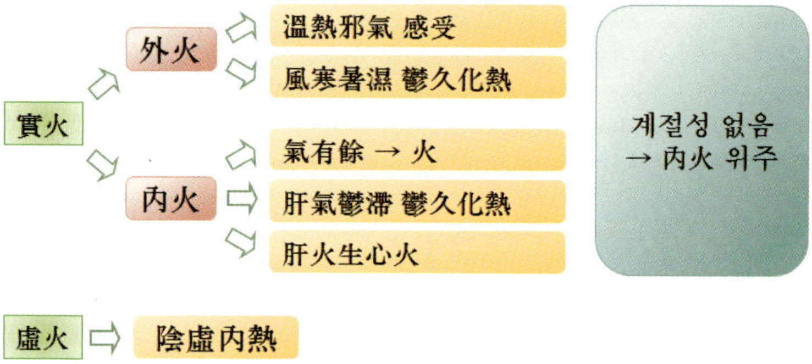

(2) 火의 성질

① 火는 뚜렷한 계절성이 없다.
② 燔灼, 上炎의 성질이 있다.
③ 陽에 속한다.

(3) 火邪의 특징

① 火爲陽邪, 傷陰液耗氣

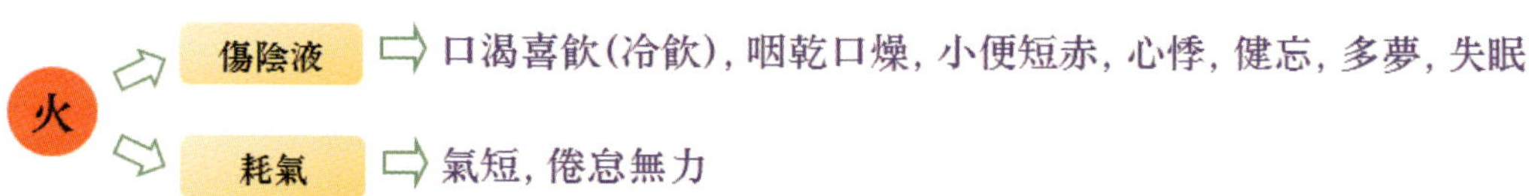

② 燔灼, 上炎

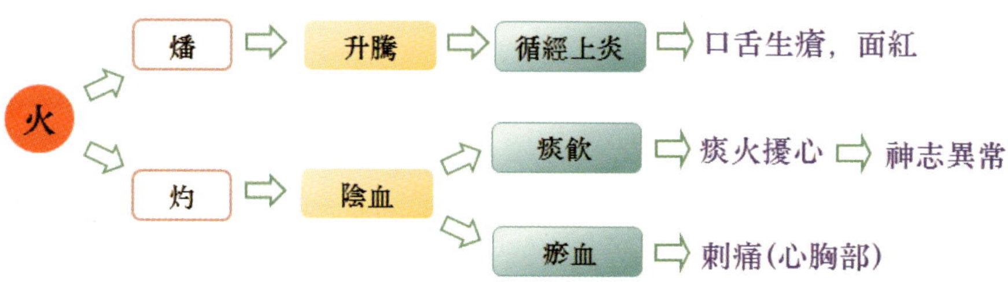

③ 易致腫瘍, 심하면 生風動血

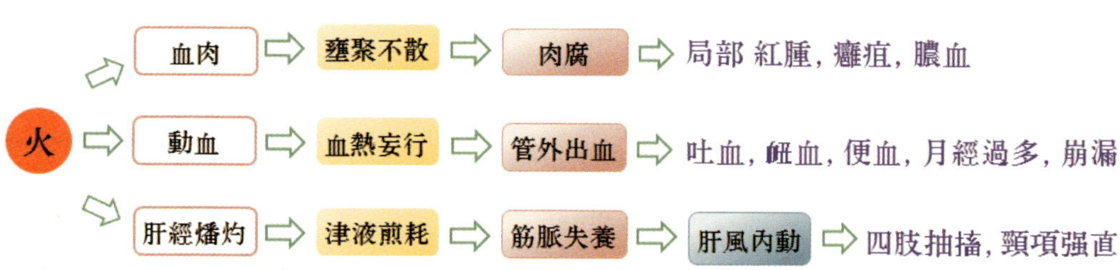

④ 心相應

火 ⇨ 心 ⇨ 心系統 ⇨ 心煩, 面紅, 神志不安(失眠, 多夢, 健忘), 神志異常(神昏譫語), 脈數

7) 六淫의 비교

六淫	相應	主氣	性質	대표증상
風	肝	春	輕淸升提 善行而數變 主動 百病之長, 易兼邪致病	汗出, 惡風(寒), 疼痛(頭項周身), 發熱
寒	腎	冬	寒爲陰邪, 易傷陽氣 凝滯 收引	無汗(凝滯), 惡寒, 疼痛(凝滯), 發熱, 肢體屈伸不利, 睾丸抽痛, 腰膝冷痛
濕	脾	長夏	濕爲陰邪 粘滯 重濁	濕疹瘙痒, 便溏, 小便混濁, 無汗 或汗 出不暢(粘滯), 惡寒濕, 痰飮, 浮腫, 發熱, 汗出後 熱不減, 頭重如裹, 面垢
暑	없음	夏	炎熱 昇散 傷津液 挾濕	高熱, 汗出→傷脾, 煩渴(喜冷飮), 昏厥, 氣短, 少食, 納呆, 腹脹, 眩暈, 洪大脈
燥	肺	秋	乾澁 易傷肺, 爲腎所惡	皮毛乾枯, 鼻乾, 乾咳, 大便乾, 脣乾, 咽乾, 呃逆, 欲嘔, 小便少, 皸裂
火[8]	心	뚜렷한 계절성 없음	陽邪, 傷陰液耗氣 燔灼 易致腫瘍, 심하면 生風動血	口渴喜飮, 心悸, 健忘, 失眠, 氣短 口舌生瘡, 面紅, 神志異常, 瘀血, 腫瘍, 出血, 頸項强直, 神昏譫語

제3절 內傷性 發病因子

1. 七情

1) 七情의 기본개념

七情은 喜・怒・憂・思・悲・恐・驚의 7가지 情志활동이다. 情志활동이란 인간이 外界의 刺

8) 火 : 溫熱을 포함하여 火熱을 혼합하여 모두 일컫는다. 熱은 대부분 外感을 통해, 火는 內生하여 나타나며, 火熱은 주로 여름에 왕성하나 暑邪처럼 뚜렷한 계절성은 없다.

載에 대해 나타나는 情緒的 反應으로, 正常的인 生理와 心理활동 범위에서는 病에 이르지 않는다.

(1) 怒 惱怒, 憤怒, 氣憤不平

怒(陽)의 뒷받침은 肝血(陰) - 肝의 陰陽關係

⇩

肝血充足者, 不怒
肝血不足者, 易怒
肝疏泄太過 則 肝氣上逆者 혹은 肝火上炎者, 多怒 혹은 大怒

예 先天的으로 肝이 큰 사람은 怒하지 않아도 두려움을 느끼게 하는, 즉 카리스마가 있다. 이는 凡人보다 肝血이 充滿하기 때문이다.

(2) 憂 憂愁, 憂慮, 愁苦焦慮, 精神沈鬱

怒와 憂는 陰陽關係(疏泄平衡)

⇩

易怒者, 突然憂鬱
易憂者, 突然暴怒

(3) 喜 喜樂, 喜悅, 心情愉快, 意氣和暢

적당히 喜하면 心의 推動血脈 機能이 緩해지고 최소한의 推動으로 全身에 血液 공급

⇩

間接的으로 心氣를 補

(4) 驚 驚嚇, 驚駭, 突然緊張

적당히 驚하면 心의 推動血脈 機能을 도와 神志活動을 도움
驚(陽)의 뒷받침은 心血(陰) - 心의 陰陽關係

⇩

心血充足者, 不驚
心血不足者, 易驚
→心血不足而神無所歸

(5) 思 思考, 思慮, 集中思想, 考慮問題

적당한 思는 일정한 營養物質(水穀精微)을 消耗하여 간접적으로 脾의 運化機能을 도움

(6) 悲 悲哀, 悲傷, 悲傷痛苦

적당한 悲는 폐의 선발을 도움

⇩

울음으로써 정서적으로 鬱滯된 것을 풀어줌

(7) 恐 恐懼, 畏懼, 害怕心理

적당한 恐은 腎의 封藏을 도와 氣下를 방지함

보충 | 驚과 恐의 구별

驚 驚嚇, 突然緊張 ⇨ 驚不自知, 從外入, 出于暫 ⇨ 易復

恐 恐懼, 害怕心理 ⇨ 恐爲自知, 從內出, 積于漸 ⇨ 難解

2) 七情致病 원인

(1) 外來의 精神刺激太過(突然强烈, 持久不解) : 生理調節을 벗어난 상태

(2) 生理調節低下 ⇨ 外來刺激調節不能

⇨ 臟腑氣血功能紊亂 ⇧ 陰陽失調而發生疾病

3) 七情과 六淫의 차이

情志활동은 五臟精氣를 物質基礎로 삼기 때문에 情志활동이 太過하면 직접적으로 內臟을 손상하게 된다. 이에 반하여 六淫은 外感病因으로서 邪氣가 外部로부터 인체에 侵犯하여 發病因子가 된다. 따라서 六淫은 內生五邪와는 구별된다.

七情 ⇨ 有關內臟直接擾動 ⇨ 發生內傷 ⇨ 內傷七情

六淫 ⇨ 邪氣主侵口鼻皮毛 ⇨ 發生外感 ⇨ 外感六淫

內生五邪 ⇨ 疾病의 變化과정 중 臟腑기능 減退 ⇨ 內部에서 風寒濕燥火의 病理상태 發生

4) 七情과 臟腑氣血의 관계

(1) 情志活動 — 五臟機能活動의 外在的 表現

情志變化異常 ⇨ 臟腑機能活動과 氣血運行에 영향

(2) 五臟氣血 — 情志活動의 物質基礎

臟腑機能失常 ⇨ 氣血運行失調 ⇨ 情志異狀變化 出現가능

本臟의 氣血이 有餘偏盛하면 대부분 本臟의 情志에 먼저 반영되어 표현된다. 또한 本臟의 氣血이 부족하게 되어 대부분 母子관계 혹은 相侮관계에 있는 臟의 情志에도 반영되어 표현될 수 있다.

예 1) 本臟 影響 : 怒, 優傷肝 / 喜, 驚傷心 / 思傷脾 / 悲傷肺 / 恐傷腎

2) 他臟 影響 : 鬱 → 肝乘脾 / 肝鬱 → 腎에 영향(子盜母氣)

5) 七情致病의 일반적 특징

(1) 精神刺戟과 有關

七情致病은 대개 精神刺戟을 받아 發病하는 것으로 발병 후 精神情志 失常의 病症이 많이 나타난다.

(2) 直接傷及內臟

七情이 太過하거나 情志의 刺戟이 지나치게 오래되면 직접적으로 內臟의 生理기능에 영향을 주어 病理변화를 일으킬 수 있다. 특히 心은 情志활동의 統領으로 情志의 자극은 心에 먼저 영향을 미치고 기타 각 臟腑에 영향을 미친다.

直接傷及內臟 ⇨ 心에 우선 影響 ('心主神志') ⇨

- 怒, 憂傷肝(+心)
- 喜, 驚傷心
- 思傷脾(+心)
- 悲傷肺(+心)
- 恐傷腎(+心)

(3) 五臟氣機에 영향

七情이 五臟을 損傷하면 주로 五臟氣機에 영향을 미치며, 五臟氣機를 문란케함으로써 氣血運

行이 失常되게 하여 病에 이르게 한다.

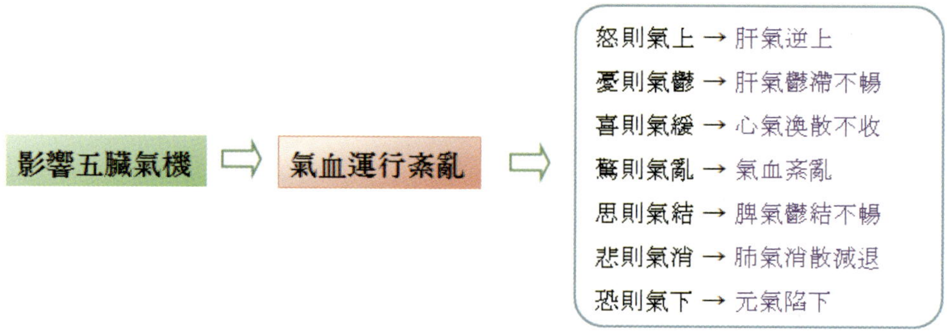

(4) 病情變化에 영향

疾病發展과정 중에 있을 때 情志변화는 病情에 영향을 미친다.

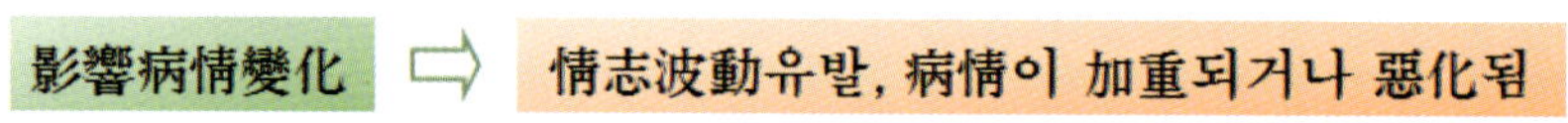
影響病情變化
情志波動유발, 病情이 加重되거나 惡化됨

6) 內傷七情病機 및 常見病症

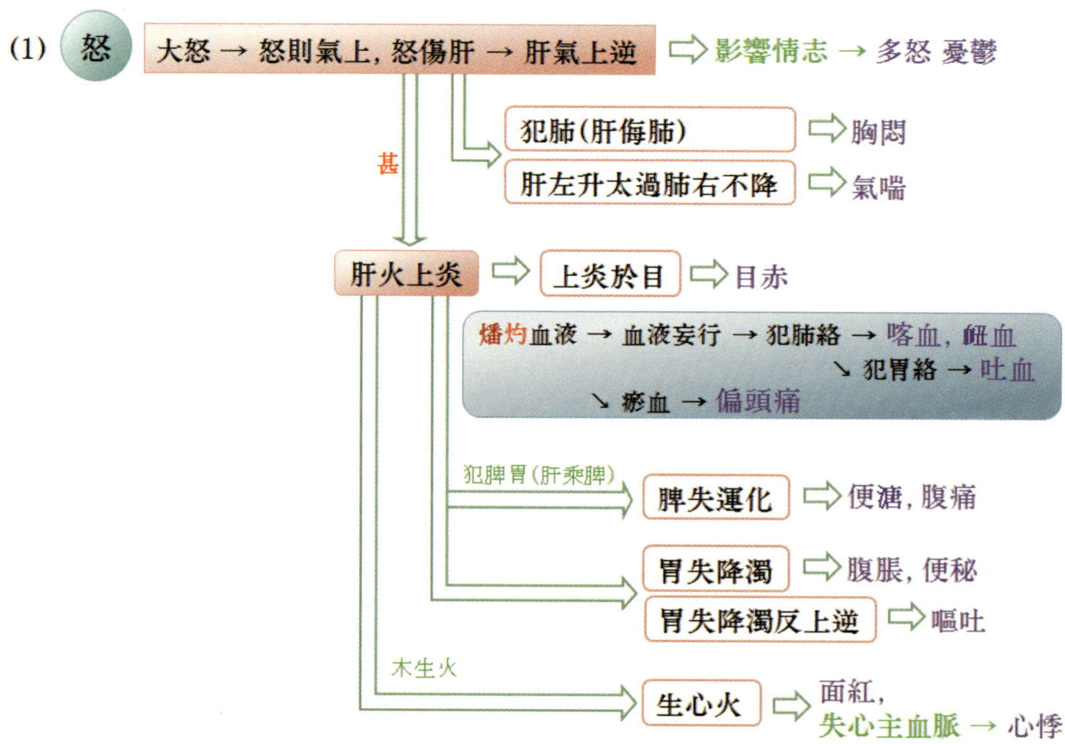

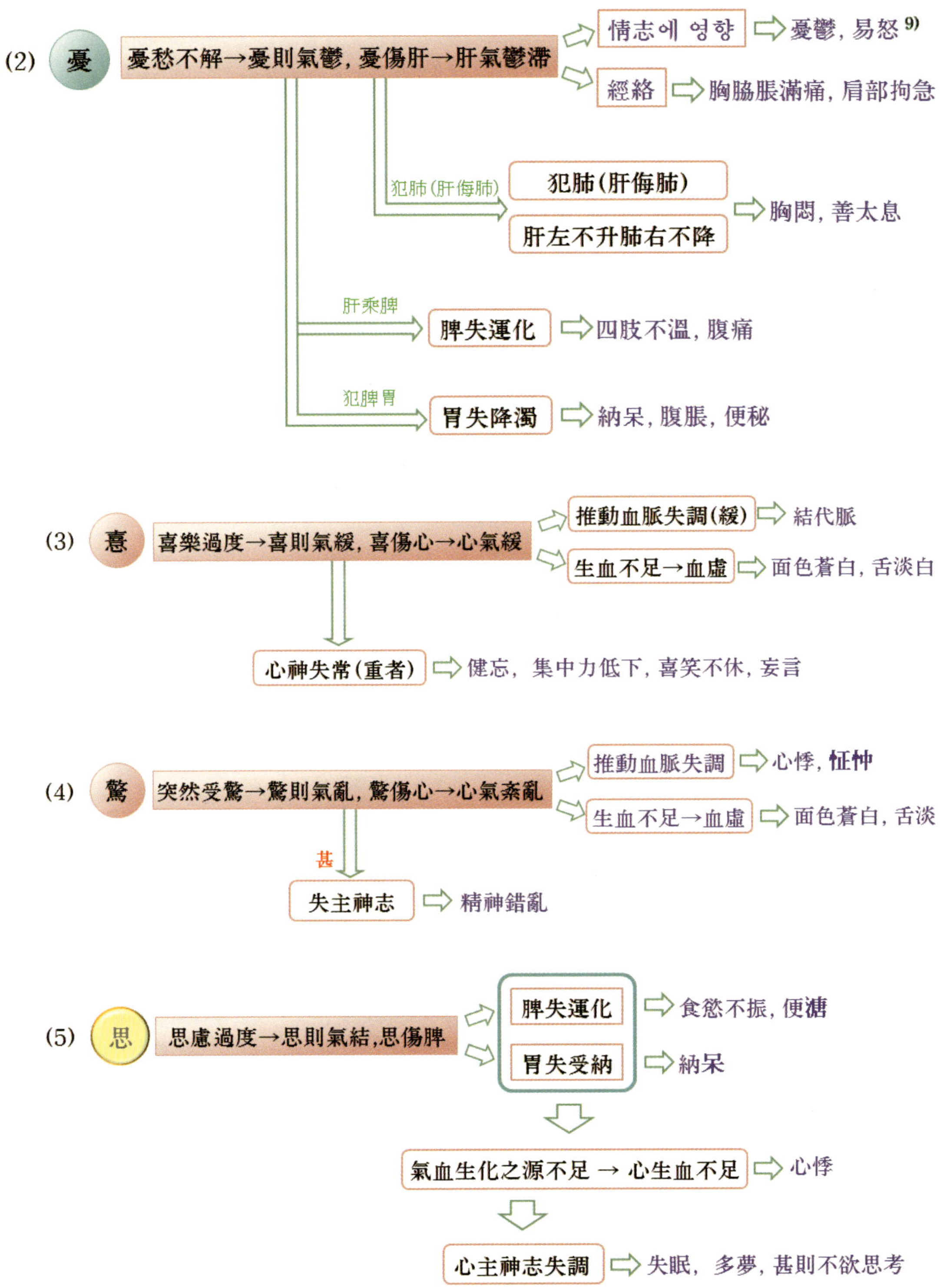

9) 疏泄太過 시에는 쉽게 怒하지만 正常疏泄 상태로 돌아가려고 때때로 憂鬱해지고, 疏泄不及 시에는 주로 憂鬱怒하지만 正常疏泄 상태로 돌아가려고 急怒함으로써 怒와 憂를 통해 肝의 疏泄平衡을 유지한다.

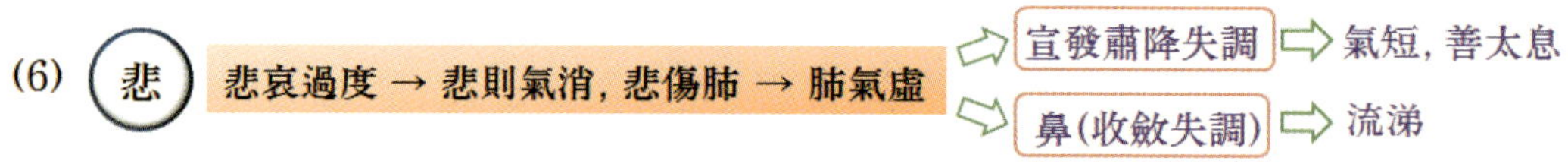

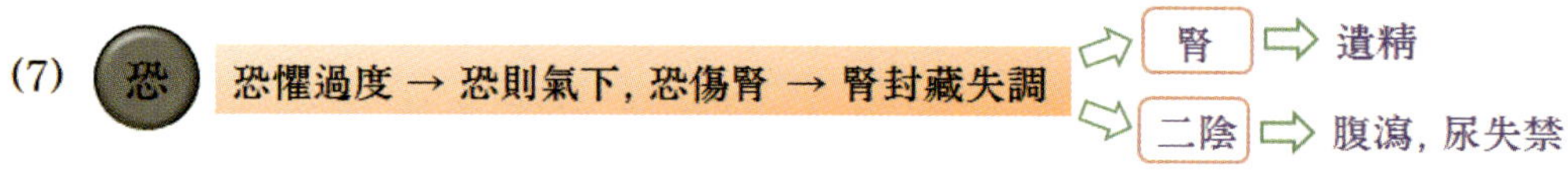
(7)
恐
恐懼過度 → 恐則氣下, 恐傷腎 → 腎封藏失調
腎
遺精
二陰
腹瀉, 尿失禁

2. 飮食所傷

飮食은 人體가 攝取하여 傳化된 후 인체 생명활동에 필요한 水穀精微와 氣血의 源泉이 된다. 그러나 다양한 原因에 의해 飮食失宜되면 疾病發生의 중요한 원인 중 하나가 될 수 있다.

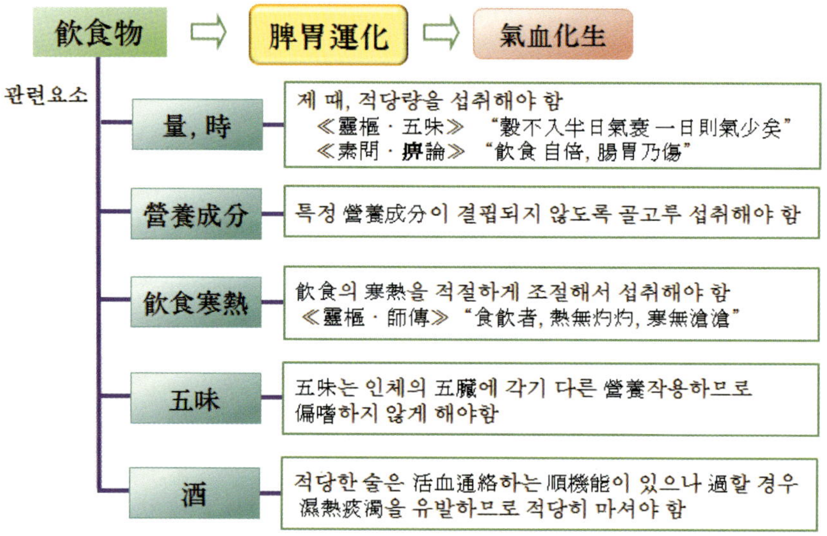

飮食所傷으로 病이 되는 원인에는 주로 飮食不節, 飮食偏嗜, 飮食不潔의 세 가지가 있다.

1) 飮食不節

飢飽失常과 식생활습관의 失常을 의미한다. 정상적인 飮食攝食는 마땅히 量과 時가 적당해야 하나, 만약 過飢, 過飽할 경우로 그 정도가 지나치거나 불규칙한 식사를 하면 疾病發生의 원인이 될 수 있다.

(1) 過飢

飢餓가 지나쳐 氣血生化의 源泉이 없어지게 되어 氣血이 不足하게 된다.

過飢 ⇨ 傷胃 ⇨ 胃脘嘈雜疼痛, 嘔吐泛酸
過飢 ⇨ 氣血虧虛 ⇨ 氣虛 血虛 ⇨ 臟腑機能쇠퇴, 形體日漸消, 生長發育저해(不充養先天之精)
過飢 ⇨ 正氣不足 ⇨ 衛外無力 ⇨ 易感外邪而生病

(2) 飢飽

음식을 지나치게 많이 먹어 脾胃의 消化능력을 초과하는 것으로, 傷脾胃하여 음식물을 제때 腐熟·運化하지 못하여 阻滯됨으로써 宿食積滯의 原因이 되며, 더불어 痰濕內生이 될 수 있다.

過飽 ⇨ 損傷脾胃 ⇨ 脘腹脹滿疼痛, 噯腐呑酸, 嘔吐, 腹瀉, 厭食
過飽 ⇨ 痰濕內生 ⇨ 痰飮, 肥胖, 胸痹, 咳嗽, 氣喘, 小兒疳積

2) 飮食偏嗜

飮食偏嗜라 함은 어떤 종류의 음식은 과도하게 먹기를 좋아하고, 어떤 종류의 음식은 먹지 않는 등 음식의 內容이 偏重되는 것을 의미하는데, 음식의 偏寒偏熱, 五味偏嗜, 飮食종류의 偏嗜, 飮酒偏嗜를 포괄한다.

(1) 飮食의 偏寒偏熱

偏寒 ⇨ 損傷脾胃陽氣 ⇨ 腹痛, 腹瀉, 泛吐淸水, 手足不溫
偏熱 ⇨ 胃腸積熱 損傷脾陰 ⇨ 口渴, 口臭, 便秘, 嘈雜, 消谷善飢, 舌紅苔剝

(2) 飮食종류의 偏嗜

飮食 종류 偏嗜 ⇨ 甘肥厚味生痰化熱 ⇨ 肥胖, 眩暈, 昏厥, 胸痹, 中風, 消渴
飮食 종류 偏嗜 ⇨ 특정營養物質缺乏 ⇨ 夜盲, 癭瘤, 佝僂病, 脚氣病

(3) 五味偏嗜

飮食五味는 五臟과 대응된다. 五味가 위에 들어가면 각기 대응되는 臟으로 귀속되는데, 酸味는 肝으로 들어가고, 苦味는 心으로 들어가며, 甘味는 脾로 歸屬되고, 辛味는 먼저 肺로 들어가며, 鹹味는 腎으로 歸屬된다. 五味는 각각의 臟의 氣를 增强시켜주지만 만약 장기간에 걸쳐 偏食상태가 지속되면 해당 臟器의 기능이 지나치게 盛해지고 그것이 오래되면 오히려 內臟이 損傷되어 疾病의 원인이 된다.

≪素問・至眞要大論≫ "五味入胃, 各歸所喜, 故酸先入肝, 苦先入心, 甘先入脾, 辛先入肺, 鹹先入腎, 久而增氣, 物化之常也, 氣增而久, 夭之由也"

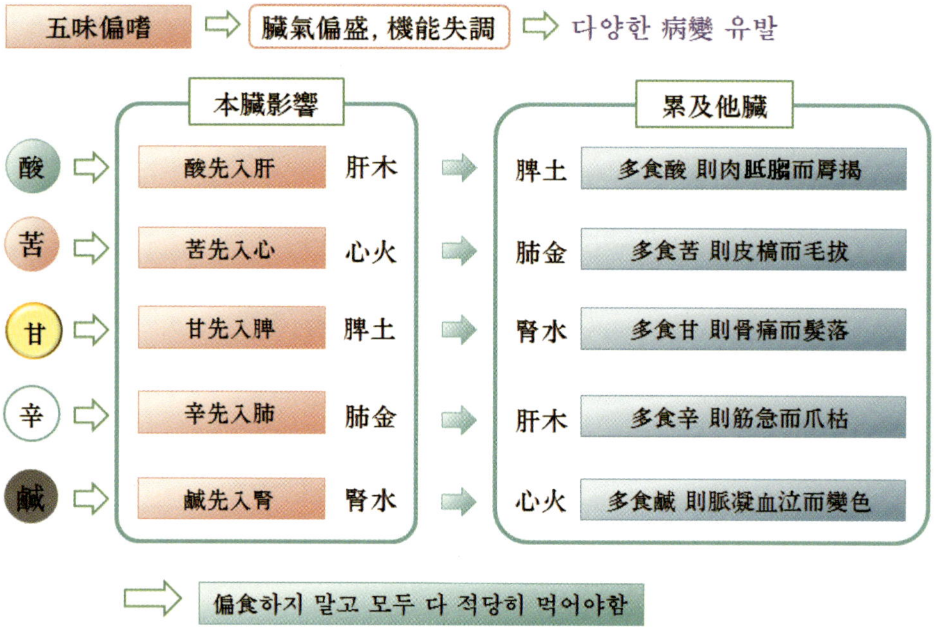

(4) 飮酒偏嗜

酒는 대부분이 水로 이루어져 있으며 性味가 辛熱하여 적당량을 마시면 活血하는 성질이 있으므로 瘀血內停된 者나 心筋梗塞者에 오히려 도움이 된다. 그러나 過飮할 경우에는 濕熱痰濁이 생겨서 疾病을 유발할 수 있다.

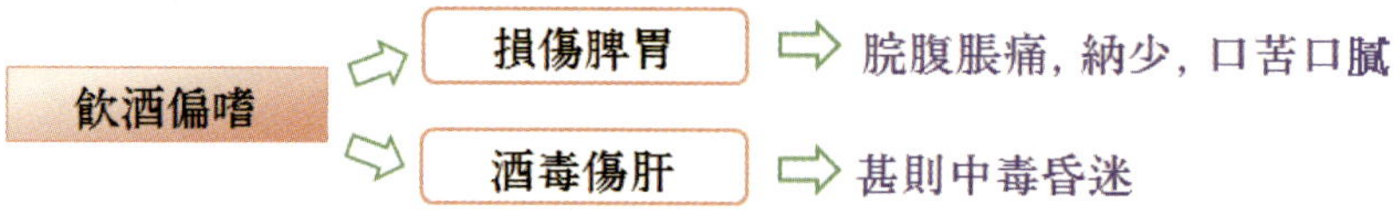

3) 飮食不潔

오염된 飮食物에 의한 疾病유발 원인을 말하는 것으로, 주로 胃腸疾病을 일으킨다. 세균, 기생

충 및 毒物 등에 의해 오염되어 飮食物 중독 및 소화기 계통의 전염병을 유발한다.

(1) 부패하고 변질된 음식 ⇨ 胃腸機能 失調 ⇨ 脘腹脹滿, 惡心嘔吐, 腸鳴腹泄, 腹痛裏急後重, 痢下膿血

(2) 毒物에 오염된 음식 ⇨ 食物中毒 ⇨ 輕者 : 脘腹疼痛, 嘔吐腹瀉, 重者 : 神識昏迷

(3) 蟲卵으로 오염된 음식 ⇨ 寄生蟲病 ⇨ 腹痛, 嗜食異物, 面黃肌瘦, 肛門瘙痒

3. 房室 勞逸

勞動과 休息은 적절하게 調節되어야 인체의 健康한 상태가 유지된다. 그러나 과도한 肉體的・精神的 勞動, 房事로 인한 過勞와 지나친 安逸함은 發病요인이 되어 疾病을 일으킬 수 있다.

1) 房室不節

性生活을 절제하지 못하고 淫欲無度하여 精氣를 耗傷시켜 病에 이르게 한다.

房室不節 ⇨ 腎陽虧耗 ⇨ 全身性衰弱, 腰膝痠軟, 眩暈耳鳴, 精神萎靡, 倦怠乏力, 男子遺精, 陽萎, 女子月經不調, 帶下

房室不節 ⇨ 腎陰虧耗 ⇨ 早漏, 擧而不堅

2) 過勞過逸

勞逸이라는 것은 過勞와 過逸을 일컫는 것으로 過勞는 지나치게 勞動하는 것을 말하며, 過逸은 勞動이나 체력단련을 전혀 하지 않음을 말한다. 過勞損傷의 경우 ≪諸病源候論≫에 五勞라 하여 志勞・思勞・心勞・憂勞・瘦勞를 말하기도 한다.

(1) 過勞 ⇨ 正氣虛損으로 臟腑機能 減退 ⇨ 全身性虛弱, 四肢乏倦, 神疲懶言, 動則氣喘, 心悸, 健忘, 失眠, 納少, 脹滿, 便溏

(2) 過逸 ⇨ 氣血運行不暢 臟腑機能 減退 ⇨ 呆滯, 氣血不足, 抗病能力 低下, 正氣不足, 食少乏力, 肢體軟弱, 精神不振, 頭昏, 心悸, 失眠

제4절 不內外因

1. 痰飮

痰飮은 인체 水液代謝障碍로 인하여 형성된 病理的 産物을 말한다. 痰飮이 人體에 滯留하면 새로운 病變에 이르게 되어 續發性病因이 된다. 痰飮은 일반적으로 有形과 無形의 두 가지로 분류된다.

1) 痰飮의 구분

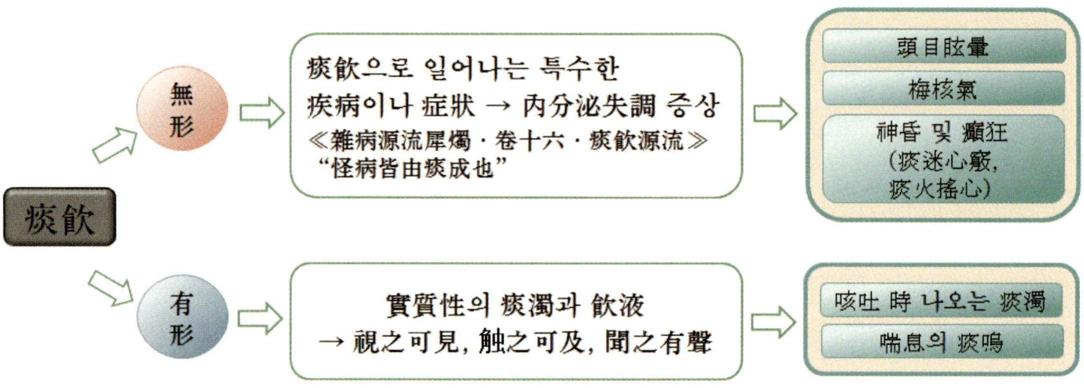

참고

[1] 人體 水液 代謝의 關聯臟腑

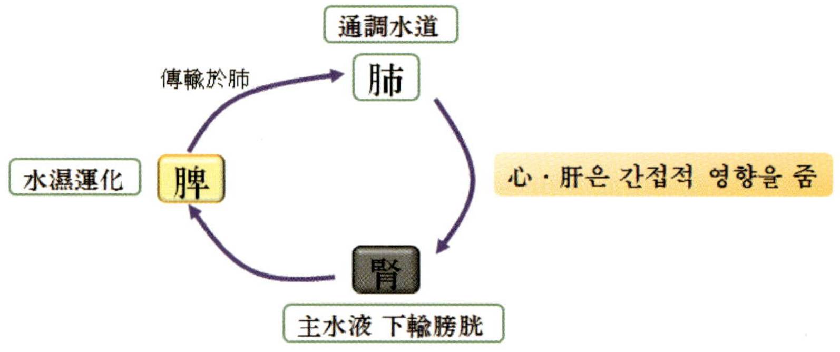

[2] 水 · 濕 · 飮 · 痰의 比較

水 · 濕 · 飮 · 痰은 同源이면서 異流이다. 이들은 모두 人體水液代謝의 運行, 輸布 및 轉化失調로 인하여 형성되는 것이나, 그 性質은 약간의 차이가 있다.

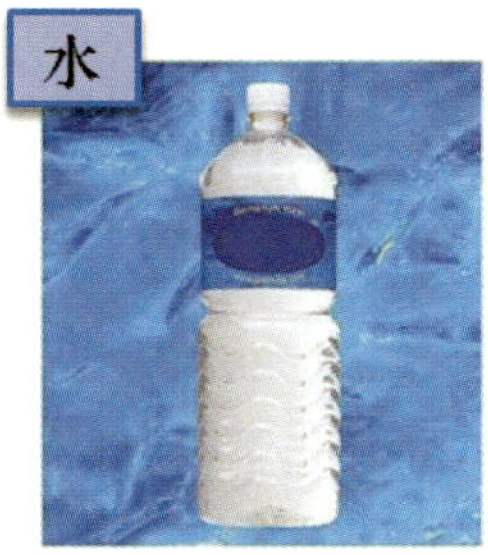

濕聚爲水

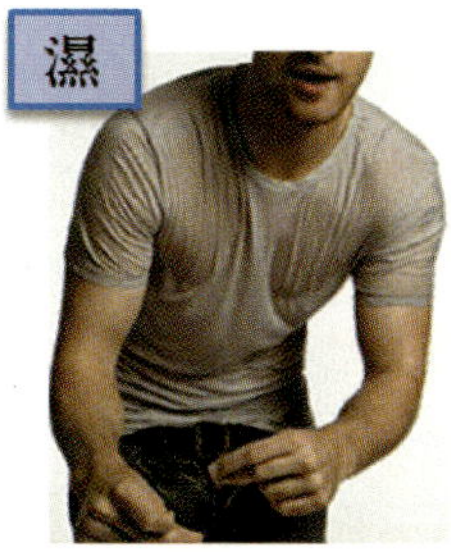

濕爲水之漸

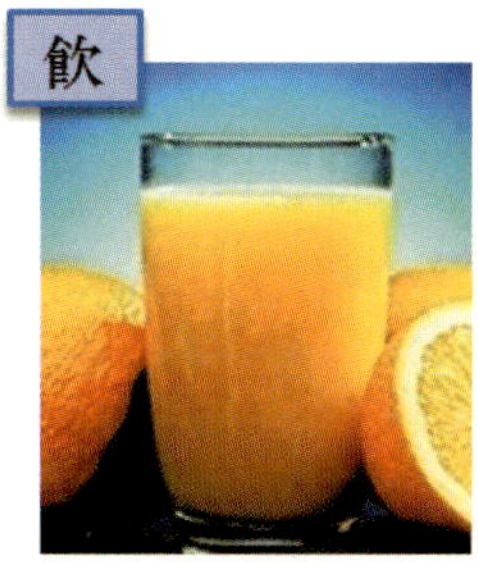

水積成飮

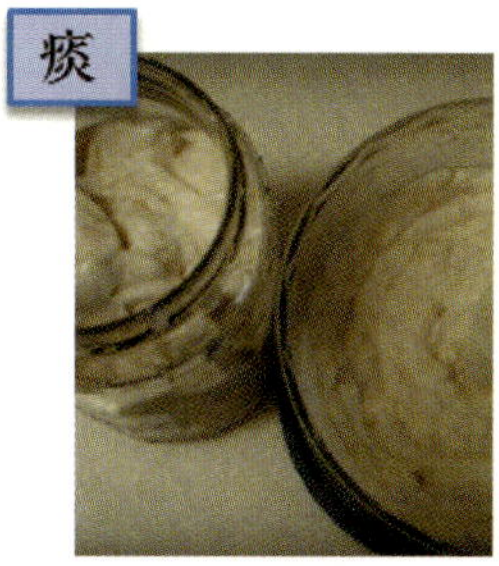

飮凝成痰

2) 痰飮의 성질

(1) 陰邪, 病勢纏綿, 病程較長

痰飮은 人體水液代謝의 運行, 輸布 및 轉化失調로 인하여 형성되어 物質性 疾病因子로 작용하는 것으로 陰邪에 속하기 때문에 痰飮病邪의 性質은 陰에 속한다. 또한 痰濕은 難解難化하기 때문에 치유가 쉽지 않고 病變과정이 비교적 길다.

(2) 痰稠而飮稀, 痰濁而飮淸

≪醫宗必讀·痰飮≫ "稠濁者爲痰, 淸稀者爲飮"
痰은 濃度가 비교적 높으며, 그 質이 비교적 粘稠한 性質이 있으며, 飮은 濃度가 비교적 낮으며, 그 질이 비교적 淸稀한 性質이 있다.

(3) 聚散不定, 流動不居

痰飮은 形成 후 밖으로는 經絡·肌肉·筋骨로, 안으로는 臟腑 등 全身各處를 돌아다니며 이르지 않는 곳이 없다. 이로 인하여 發病의 위치가 광범위하며 全身各處에서 痰飮의 病症을 볼 수 있다.

3) 痰飮 病機의 특징

① 經脈氣血의 運行을 阻滯한다.
② 氣機의 升降出入을 阻遏한다.
③ 水液代謝의 진행에 영향을 끼친다.
④ 神明을 蒙蔽한다.

4) 痰飮의 形成과 病機

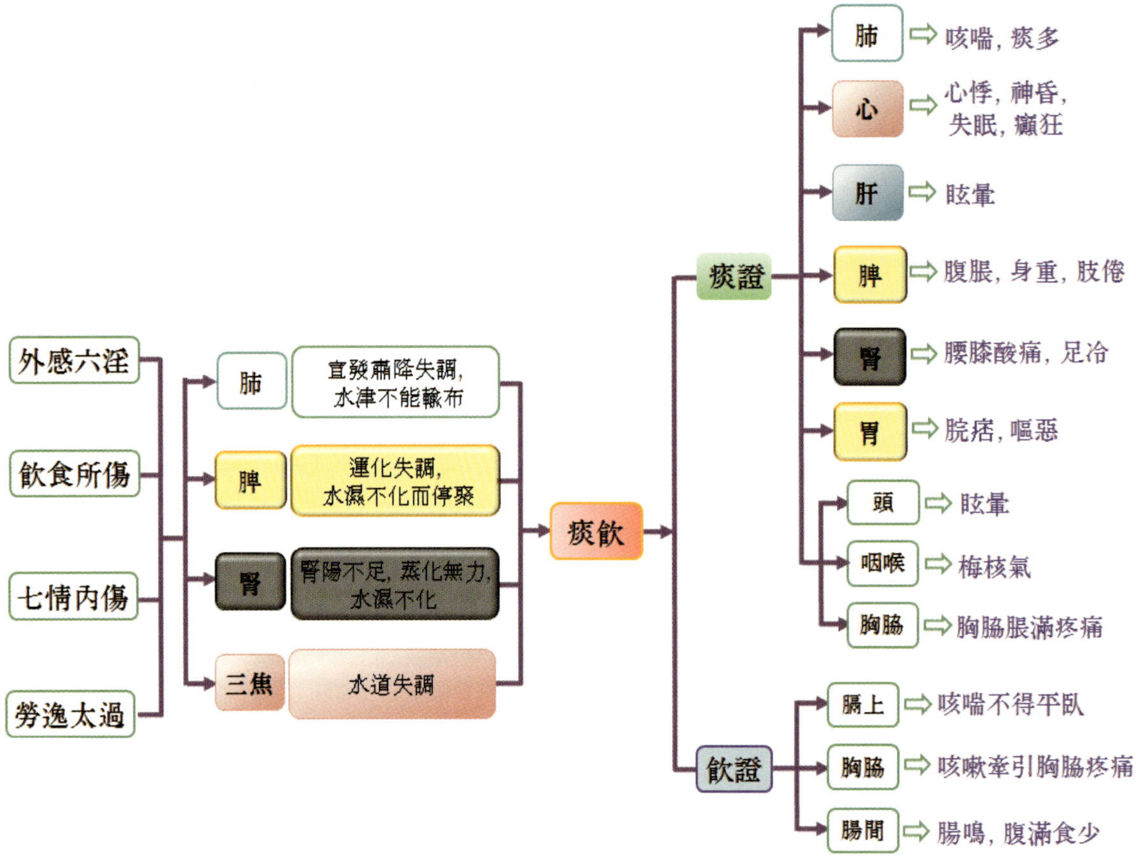

2. 瘀血

瘀血은 體內에 血液이 停滯된 것을 일컫는 것으로 血液運行循環 障碍로 인하여 생긴 病理産物로서 새로운 發病因子로 작용하는 續發性 發病因子에 속한다. 瘀血이 形成되면 氣機를 阻滯하고, 血의 運行에 영향을 미쳐 臟腑機能을 失調케 하여 病理的 변화를 초래한다.

> 참고
>
> [1] 血의 개념
>
> **적당량의 붉은색 액체가 일정한 속도로 미온 상태를 유지하면서 혈관 내를 흐르는 것**

② 血의 機能

전신의 臟腑 조직 기관을 濡潤, 滋養한다.

≪素問 · 五藏生成論≫ "肝受血而能視, 足受血而能步, 掌受血而能握, 指受血而能攝"

③ 血의 關聯 臟腑

≪靈樞 · 決氣≫ "中焦受氣取汁, 變化而赤是爲血"

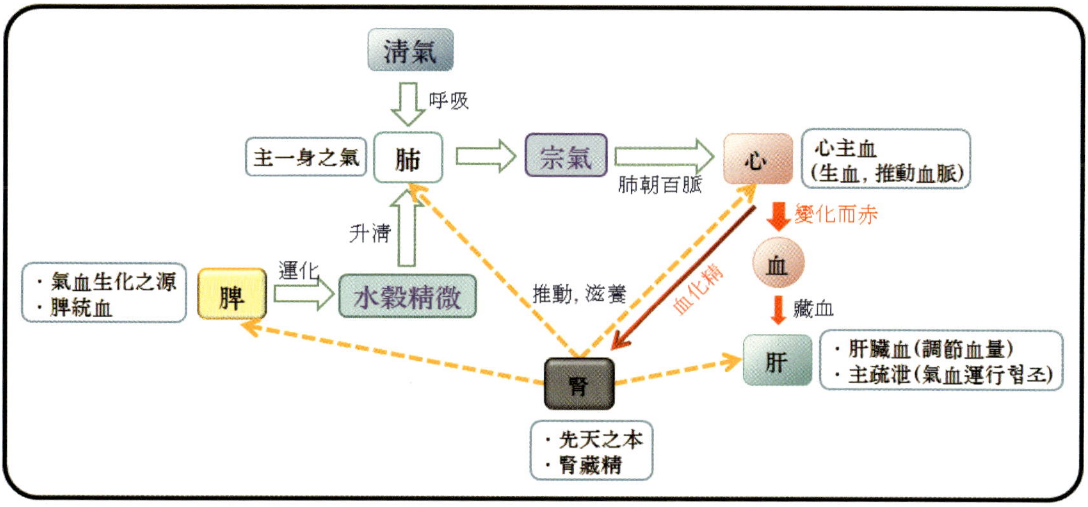

④ 血의 病證

① 혈관 내에서 ② 미온 상태를 유지하면서
(出血) (血燥, 血熱, 血寒)
③ 일정한 속도로 흐르는 ④ 적당량의 ⑤ 붉은색 액체
(瘀血) (血虛)

⑤ 血證의 관계

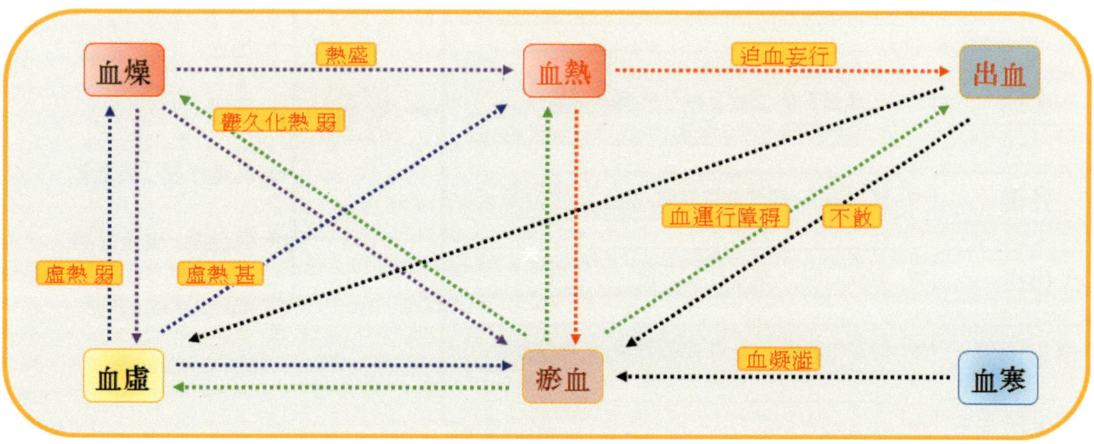

1) 瘀血病症의 특징

① 疼痛 : 대부분 刺痛으로 통증의 위치가 이동하지 않으며, 拒按하며, 증세가 낮에는 輕하고 밤에는 重한 특징이 있다.

② 腫塊 : 腫塊가 體表에 形成되면 色이 靑紫色이거나 靑黃色을 나타내며, 體內에 形成되면 癥積이 되어 質이 비교적 硬하거나 壓痛이 있다. 또한 腫塊는 固定不移한 특징이 있다.

③ 出血 : 瘀血은 出血의 原因이 되며, 이는 瘀血이 脈道를 瘀阻하여 脈絡을 損傷하여 血이 經脈 內로 흐르지 못하고 脈外로 外溢하기 때문이다. 瘀血出血의 특징은 血色이 紫暗하거나 血塊를 形成하기도 한다.

④ 紫紺 : 經絡의 瘀阻로 인하여 血行이 障碍되어 體表에 靑紫瘀斑이 나타난다. 주로 面部, 口脣, 爪甲靑紫, 舌質紫暗 혹은 瘀斑, 皮膚紫斑으로 나타난다.

⑤ 肌膚甲錯 : 瘀阻가 오래되어 新血이 공급되지 못해 肌膚經脈의 血液濡養이 失調되면 肌膚 甲錯이 나타난다.

⑥ 結・代脈 : 血道의 阻塞으로 인하여 血流가 不暢하여 結・代脈이 나타난다.

2) 瘀血의 形成과 病機

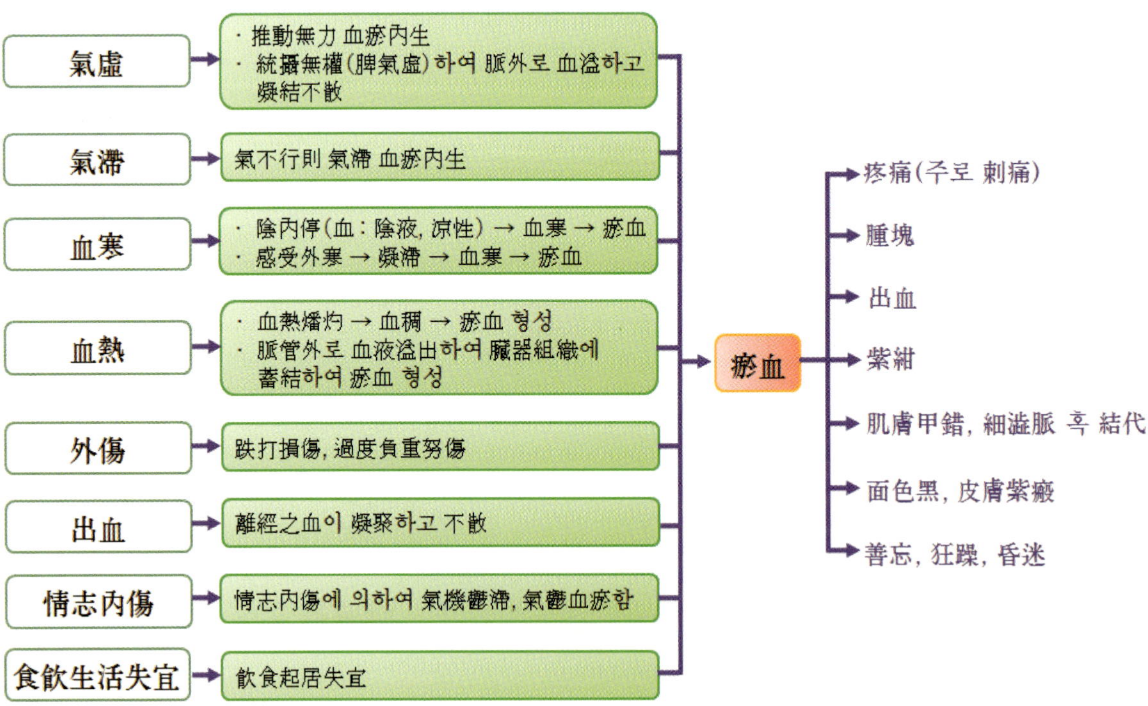

제5절 病因 總結

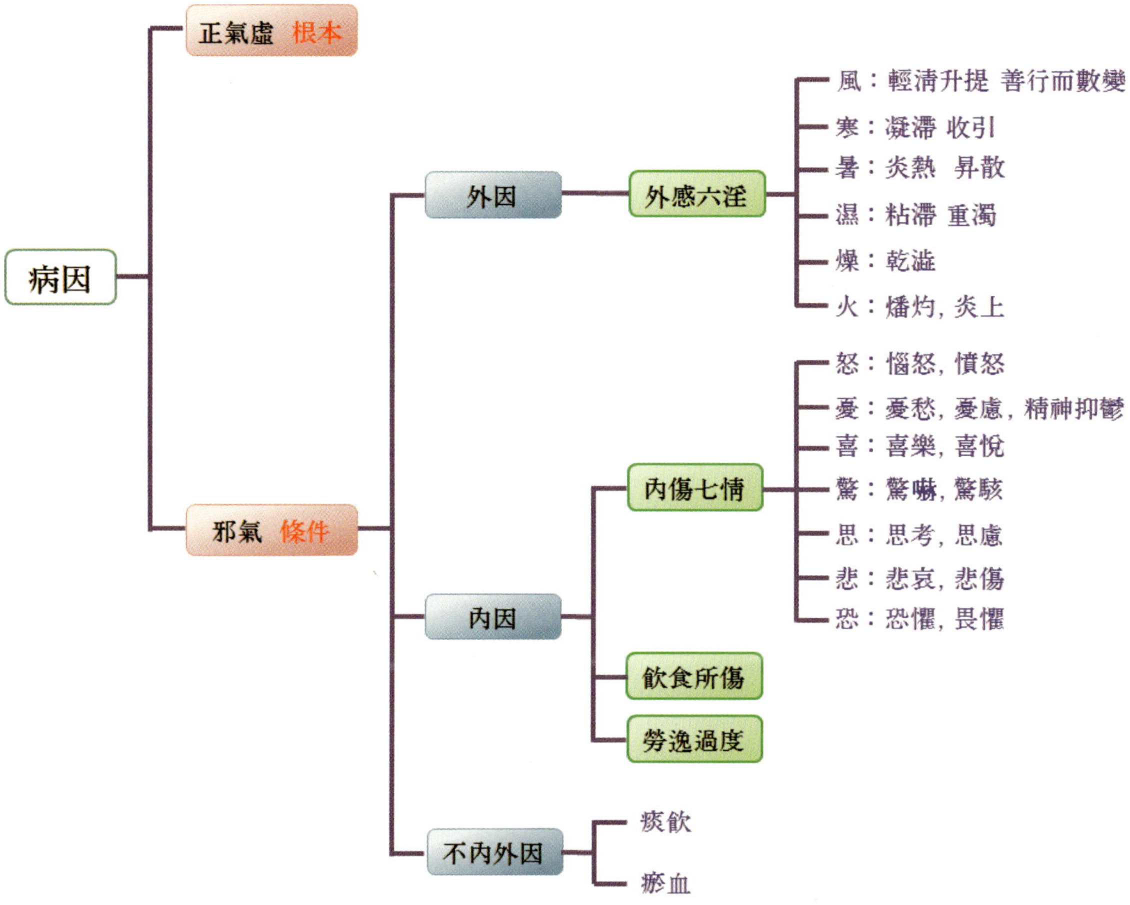
病因
正氣虛 根本
邪氣 條件
外因
外感六淫
風：輕淸升提 善行而數變
寒：凝滯 收引
暑：炎熱 昇散
濕：粘滯 重濁
燥：乾澁
火：燔灼, 炎上
內因
內傷七情
怒：惱怒, 憤怒
憂：憂愁, 憂慮, 精神抑鬱
喜：喜樂, 喜悅
驚：驚嚇, 驚駭
思：思考, 思慮
悲：悲哀, 悲傷
恐：恐懼, 畏懼
飮食所傷
勞逸過度
不內外因
痰飮
瘀血

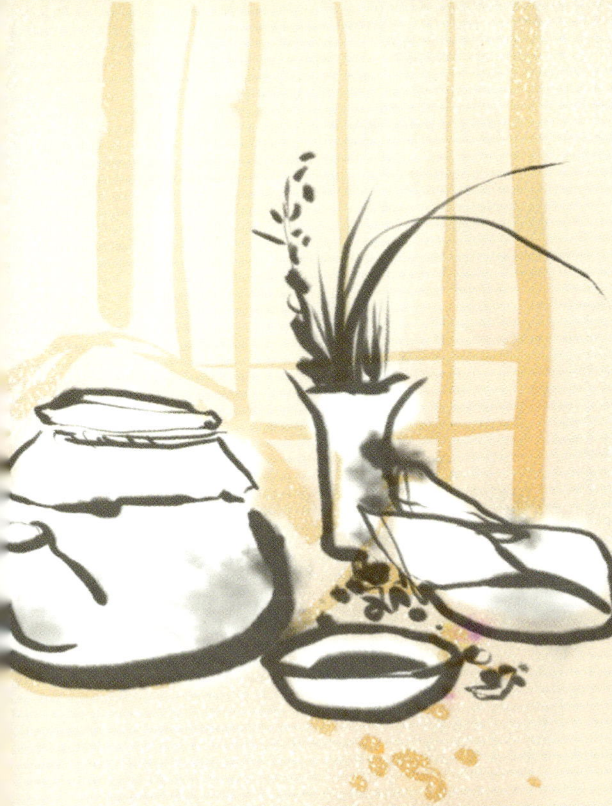

第3章

發 病

第3章 發 病

1. 發病의 기본개념

疾病의 發生 過程은 機體에 대한 邪氣의 侵害와 邪氣 侵害에 대한 正氣와의 鬪爭過程에 처해 있는 狀態를 말한다. 따라서 疾病의 發生은 機體自身의 機能狀態, 즉 正氣와 機體를 侵害하고 影響을 미치는 發病因子인 邪氣와의 關係에 의해 이루어진다.

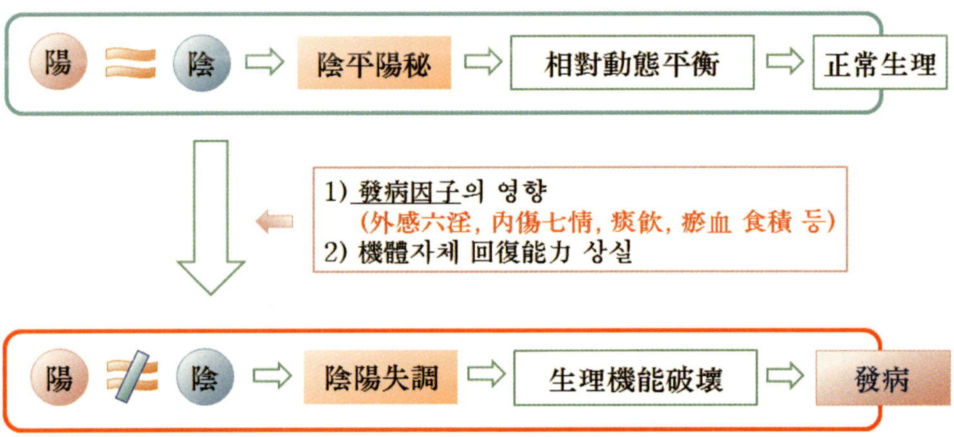

2. 發病의 기본원리

1) 疾病의 發生은 '正邪相爭', '正不勝邪'의 결과

疾病의 發生은 人體 正氣와 邪氣 兩方向의 要素와 관계하는데 正氣란 人體의 機能활동과 疾病에 대한 鬪爭과 回復 능력을 말한다. 이에 相對的 개념인 邪氣는 外感六淫, 七情內傷, 痰飮, 瘀血 등과 같이 人體에 각종 發病因子가 되는 모든 것을 일컫는다.

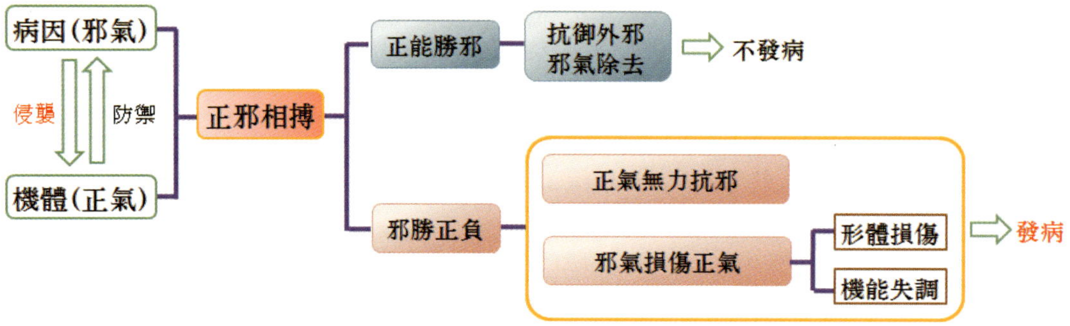

2) 正氣虛는 發病의 內在的 根據

(1) 正氣旺盛, 不易得病

≪素問·刺法論≫ "正氣存內, 邪不可干"

正氣가 强盛하면 邪氣의 侵透에 대하여 抗爭하고 防禦할 수 있기 때문에 邪氣를 제거하고 疾病 發生에 이르지 않는다.

(2) 正氣虛弱, 容易得病

≪素問·評熱病論≫ "邪之所湊, 其氣必虛"

正氣가 相對的으로 虛弱할 경우 邪氣에 대한 抗爭이 無力해짐으로써 邪氣가 쉽게 侵透하여 發病에 이르게 된다. 이때 正氣가 虛하다는 것은 機體臟腑組織 기능활동과 疾病에 대한 防禦, 鬪爭, 回復능력이 저하된 것과 病邪의 發病力이 正氣에 비해 더 강하여 正氣의 抗禦능력을 초월한 것으로 正氣가 邪氣에 비해 相對的으로 弱하다는 것을 의미한다.

3) 邪氣의 侵犯은 發病의 重要 條件

邪氣는 正氣에 相對的인 것으로 각종 發病의 原因要素가 된다. 邪氣는 外界環境에 包括的으로 存在하고 人體內部에서 生産하는 각종 發病 原因要素도 邪氣로 작용한다. 東醫學에서 正氣가 發病에 있어서 主導的 作用을 한다고 강조하고 있으나 邪氣가 發病에 重要한 作用을 한다는 것 또한 배제하지 않았다. 邪氣의 人體 侵犯은 發病에 있어 重要한 條件이 되는 것이다.

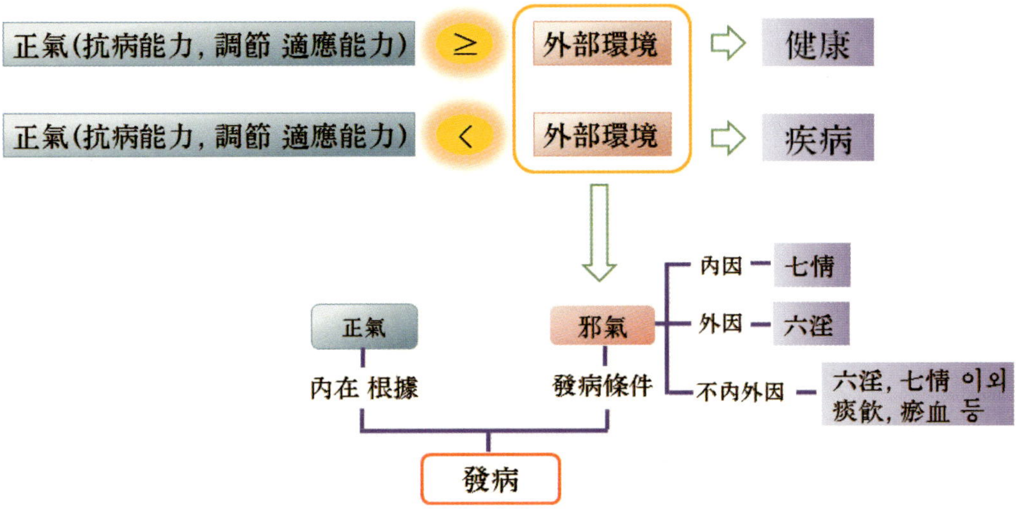

보충 | 正氣란?

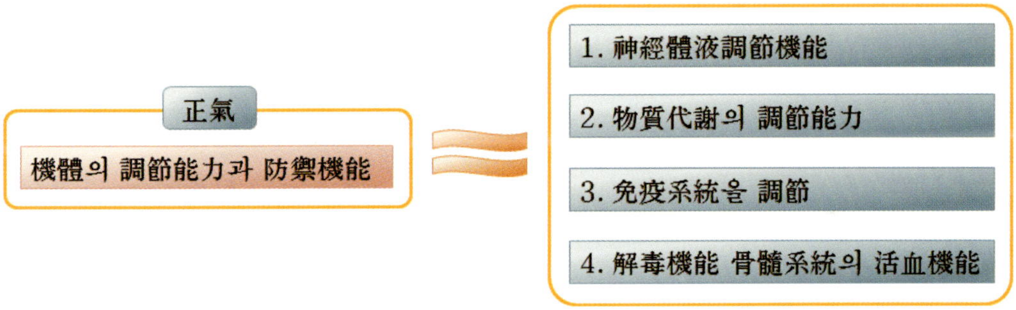

3. 發病에 영향을 주는 因子

1) 體質因子와 發病

體質적인 특징과 疾病과 연관된 것으로 稟賦한 體質은 生理的으로 차이를 나타내며 發病에 대해서도 차이를 보인다. 이는 體質이 正氣와 相關關係가 있기 때문인 것으로 일반적으로 體質이 强壯한 자는 正氣가 旺盛하고 抗邪능력이 강하여 쉽게 病에 걸리지 않으며, 體質이 幼弱한 자는 正氣가 虛弱하고 抗邪능력이 부족하여 病에 걸리기 쉽다. 따라서 비록 같은 邪를 感受하여도 體質에 따라 發病하거나 發病하지 않는 경우가 생긴다.

2) 精神狀態와 發病

精神狀態는 인체에 직접적으로 영향을 미치는데 때로는 臟腑의 기능활동을 紊亂케 하여 發病의 內傷性 원인이 된다. 情志舒暢, 精神愉快한 상태에서는 氣滯通暢, 氣血調和, 臟腑기능이 왕성하여 正氣가 强盛하므로 病邪가 인체에 침입하기가 쉽지 않다. 그러나 精神情志狀態가 不同하여 大喜, 大悲, 大怒 등 강렬한 情志刺戟은 發病의 원인이 될 수 있으며 그 증상으로는 돌발성 胸痹心痛, 失眠 등으로 나타난다.

3) 營養 및 단련과 發病

營養과 단련은 인체 正氣를 强盛하게 하고 抗邪능력을 提高시켜 주는 중요因子가 된다. 營養이 풍부하면 氣血이 충족되고 正氣가 旺盛하게 되어 抗邪능력이 正常的으로 이루어져 病邪가 인체에 侵入하기가 쉽지 않게 된다. 또한 적당한 身體鍛鍊은 氣血을 通暢케 하고 體質이 增强되어 臟腑 기능활동을 촉진시키므로써 抗病능력을 提高할 수 있다. 그러나 營養상태가 좋지 않거나 단련이 부족하면 正氣가 부족하고 衰하여져서 邪氣를 방어할 능력이 低下된다.

4) 環境과 發病

環境이라 함은 自然環境과 社會環境을 포함한 것으로 인간의 生存과 밀접한 관계가 있다. 또한 環境은 季節氣候, 地理 및 生活과 作業환경을 포괄하는 것이다. 發病을 일으키는 주요한 邪氣로 作用하는 것은 다음과 같다.

(1) 季節氣候와 發病

季節氣候의 異常變化는 邪氣를 發生시키고 傳播하여 疾病의 발생조건을 형성한다. 계절성 多發病이나 계절성 유행병이 이에 속하는데 春季易傷風, 夏季易中暑, 秋季易傷燥, 冬季易感寒 등이 그 예이다.

(2) 地理的 環境과 發病

지역적 차이로 氣候가 다르고 水土성질이 다르며 생활습관이 서로 다르기 때문에 疾病 또한 지역적 특수성을 가질 수 있다. 북쪽지역은 寒邪・燥邪가 發病의 원인이 되는 경우가 많고, 남쪽지역은 熱邪・濕邪로 인한 疾病발생이 많은 등 지역적으로 常見病과 多發病의 차이가 있다.

(3) 生活作業환경과 發病

생활과 작업환경이 不良하면 또한 發病의 原因이 될 수 있는데 만약 生活居處가 潮濕陰暗하거나 공기가 穢濁한 경우 쉽게 疾病이 발생하고 유행될 수 있다. 生活作業환경 중에 廢氣, 廢水, 粉塵, 소음 등이 그 素因으로 작용한다.

(4) 社會環境과 發病

인간의 사회적 지위, 경제상황, 문화정도, 혼인가족, 인간관계 등의 사회환경이 疾病발생의 原因이 될 수 있다.

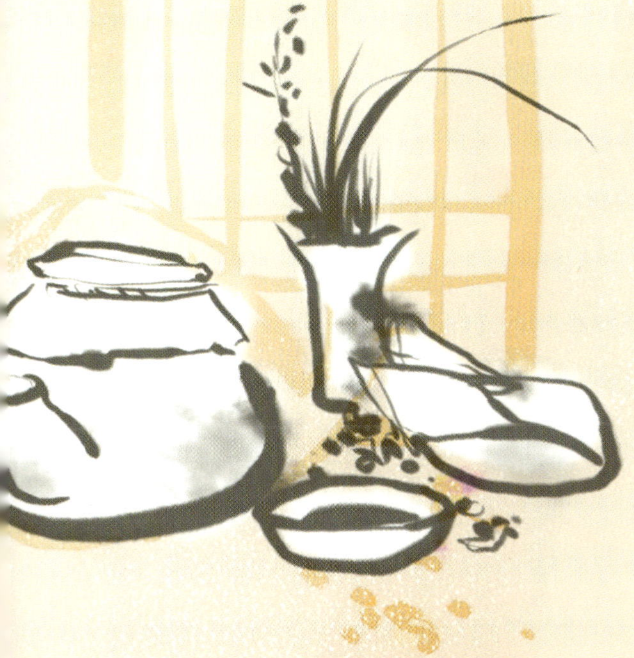

第4章

病 機

第4章 病 機

病機란 疾病의 發生, 發展, 變化에 대한 機理를 말한다. 病機學은 臟腑, 經絡, 氣血津液 등의 기초 이론을 근거로 하여, 病因과 發病學說 및 辨證學과 연계하여 疾病의 過程, 變化, 發展의 內在的 機制를 연구하고, 그 傳變・轉歸의 病理的 본질을 연구하는 學問이다.

제1절 基本病機

참고 | 勝과 盛의 의미

1 勝

單獨이 아닌 雙方의 관계로 敗와 대비되는 개념이다. 病理에서는 正邪勝敗에 의해 外感病이 發生하는 것이 그 예이다.

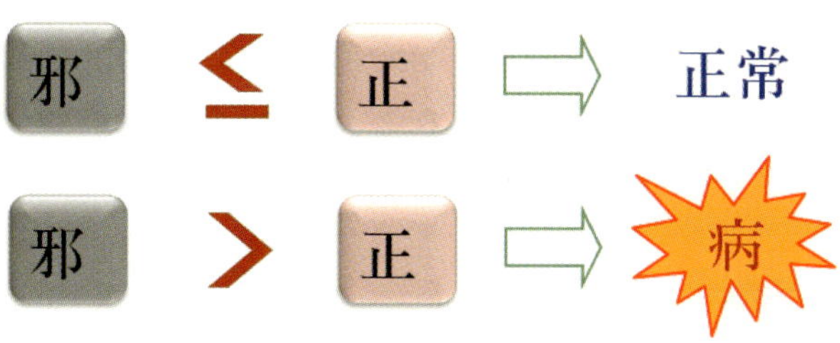

2 盛

雙方이 아닌 單獨의 관계로 衰와 대비되는 개념이다. 즉 機體 內 자체의 陰陽盛衰에 의한 변화에서 旺盛함을 의미한다. 病理에서는 陰陽盛衰로 인한 內傷病이 發生하는 것이 그 예이다.

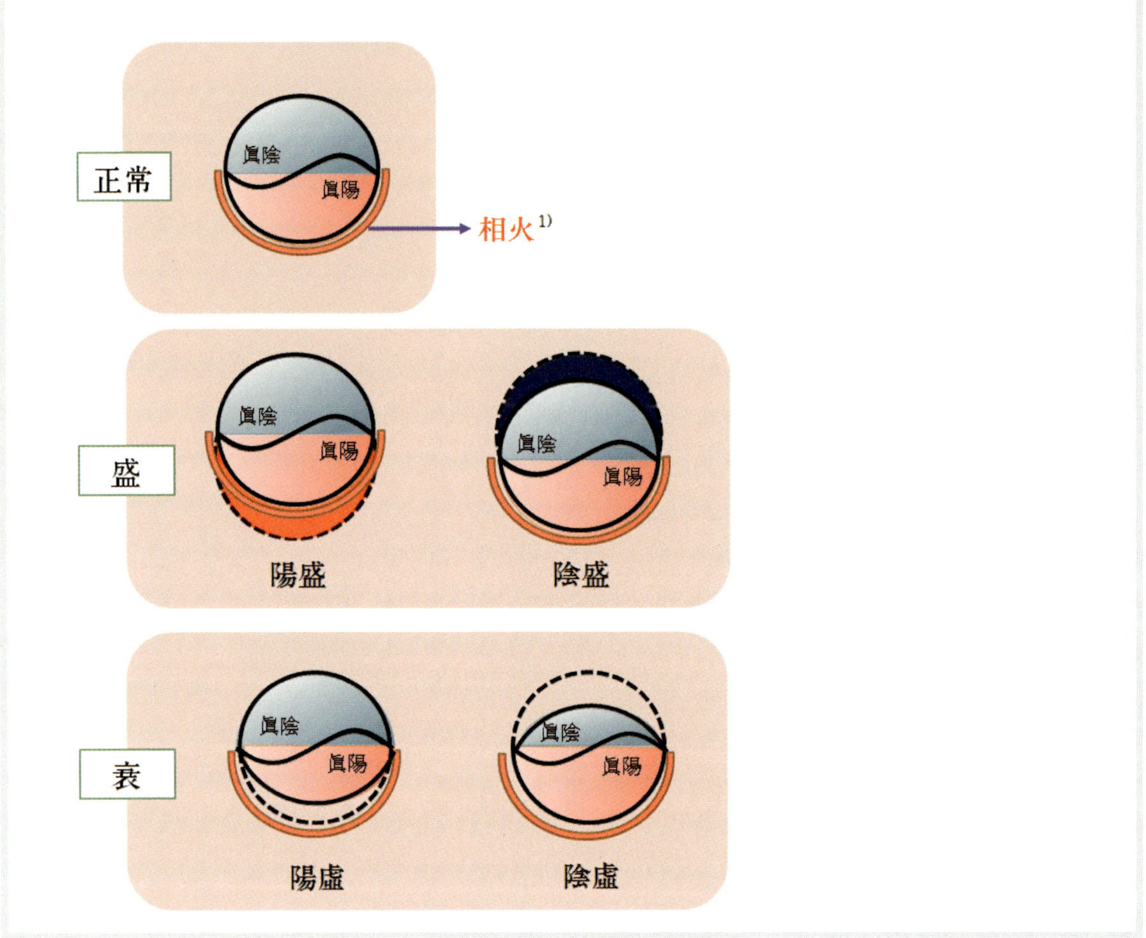

1. 正邪勝敗

正邪勝敗란 疾病의 발전 과정에서 機體의 正氣(機能활동과 抗病능력)와 致病의 原因인 邪氣와의 鬪爭, 즉 正邪相爭의 과정에서 發生하는 勝敗의 결과이다. 이러한 勝敗의 변화는 病機와 病症의 虛實상태와 관계가 있으며, 病勢의 發展과 轉歸에도 영향을 미친다.

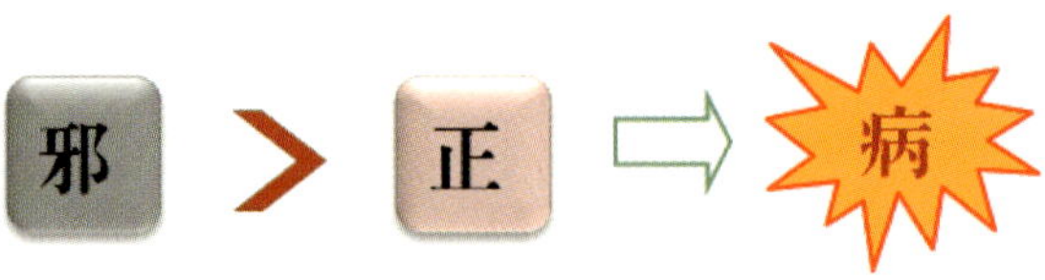

1) 相火 : 命門의 火를 말하며, 相火에 의해 人體는 전체적으로 微溫상태를 유지한다.

참고 | 氣는 陰陽으로 二分할 수 있다.

≪類經 · 陰陽類≫ "陰陽者, 一分爲二也"

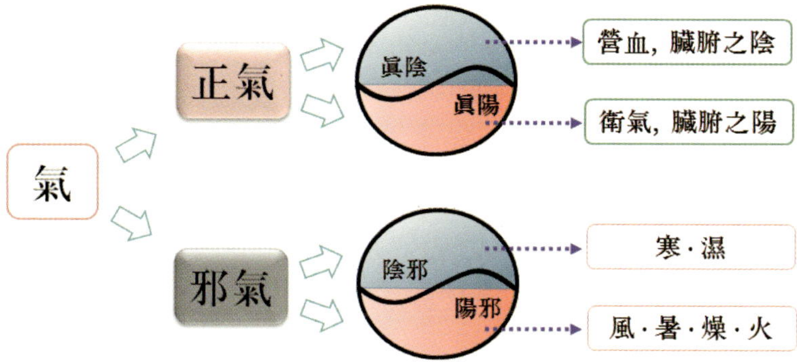

1) 陽邪가 勝한 경우

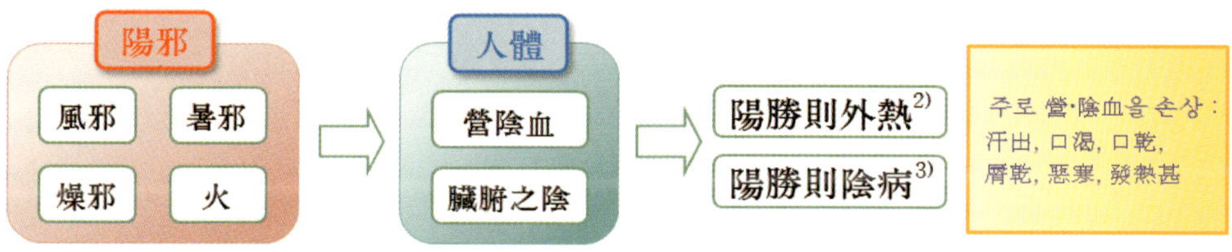

2) 陰邪가 勝한 경우

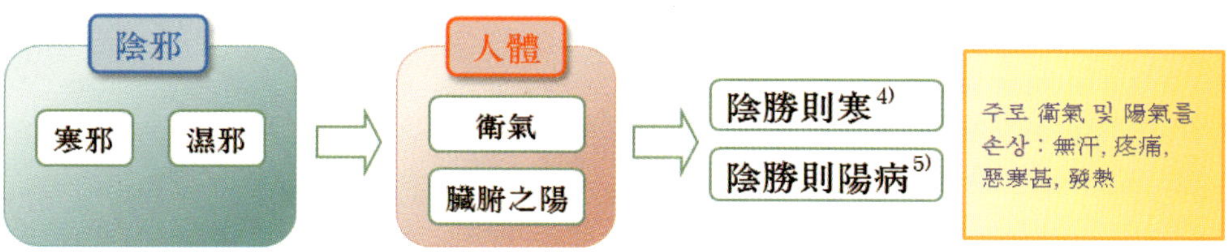

---

2) 陰勝則寒 : 陰邪가 勝하면 人體에는 寒이 발생함을 의미한다.
3) 陰勝則陽病 : 陰邪가 勝하면 人體 內 眞陽을 傷하여 陰盛陽虛하여 陽病이 발생함을 의미한다.
4) 陽勝則熱 : 陽邪가 勝하면 人體의 體表에 外熱이 발생함을 의미한다.
5) 陽勝則陰病 : 陽邪가 勝하면 人體 內 陰液과 精血을 煎灼하여 眞陰不足을 일으키므로 轉化하여 陰病이 발생함을 의미한다.

2. 陰陽盛衰

1) 陰陽의 生理

(1) 互根互用

陰과 陽은 서로가 서로의 根이 되고, 서로가 서로를 消長하면서 量的인 '動態' 평형을 이룬다.

(2) 微溫상태 유지(相火)

陰과 陽은 動態平衡을 이루고 있지만 相對的으로 陽이 陰보다 조금 많아 人體를 微溫상태로 유지시켜준다. 相對的으로 有餘한 陽을 相火라고 하며, 이는 正常生理 범주에 속한다.

(3) 元氣 生成

眞陽이 眞陰을 끓여(蒸騰) 元氣를 생성한다.

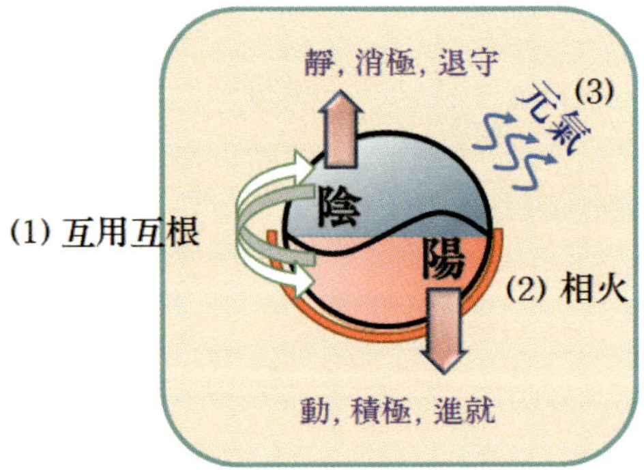

2) 陰陽 病機

(1) 陽盛

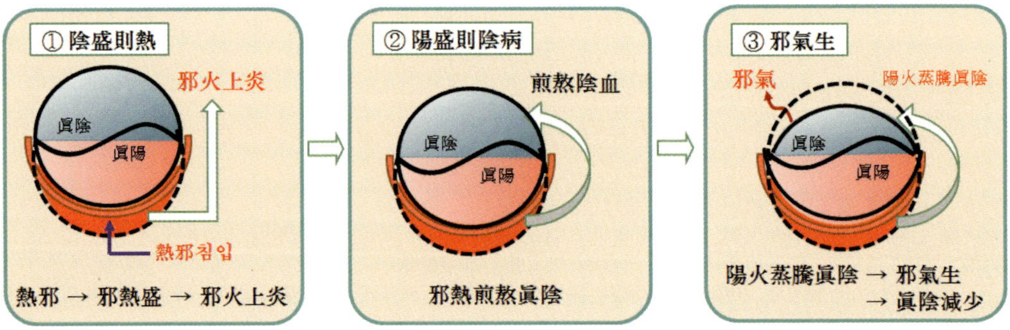

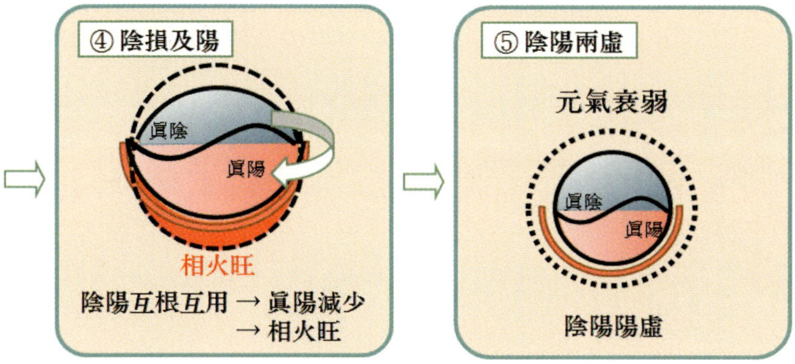

陽盛의 病程進展方向

① 陽盛則熱

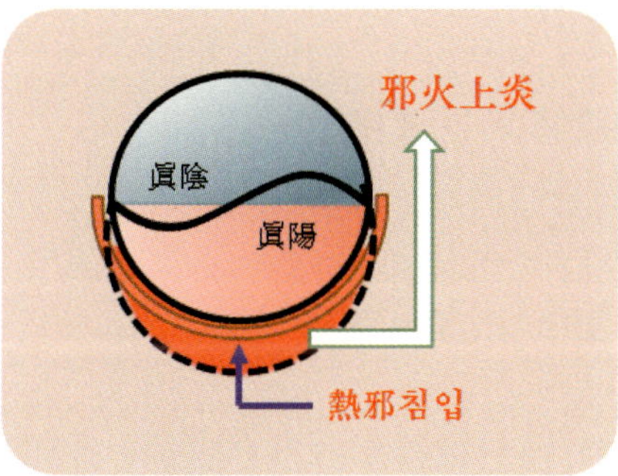

常見症狀 ⇒

壯熱

上炎 → 面紅, 目赤, 大汗出

熱擾心神 → 煩燥

與裏積互結 → 痞滿燥實

② 陽盛則陰病

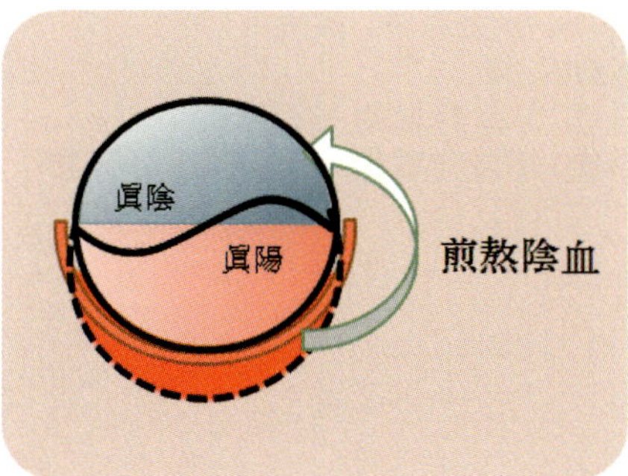

常見症狀 ⇒

津液不足輕 → 口渴喜冷飮

痰瘀形成 → ↗ 痰火上擾 → 眩暈 神志行動異常
痰瘀形成 → 瘀阻 → 疼痛
痰瘀形成 → ↘ 鬱久化(燥)熱火 → 伏熱 伏火

陰血不足甚 → 失滋養 → 失眠, 多夢, 健忘, 腰膝酸軟, 目澁眼花, 肢體痲木
陰血不足甚 → 虛熱內生 → 五心煩熱, 潮熱, 盜汗

③ 邪氣生

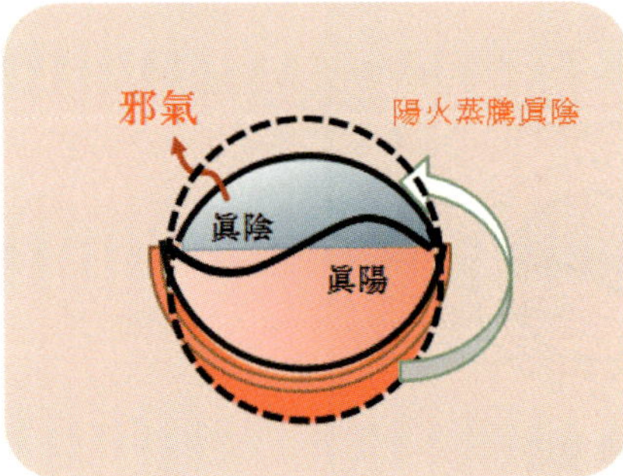

常見症狀

邪氣生 → 性慾過多, 집중력 低下

④ 陰損及陽

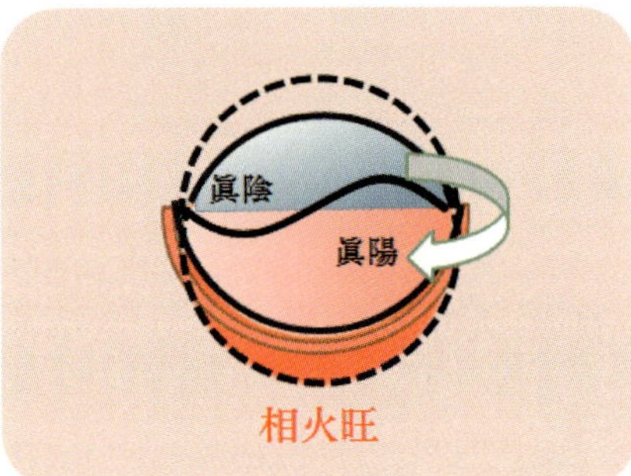

陰陽互根 : 眞陰減少 → 眞陽減少

⑤ 陰陽兩虛

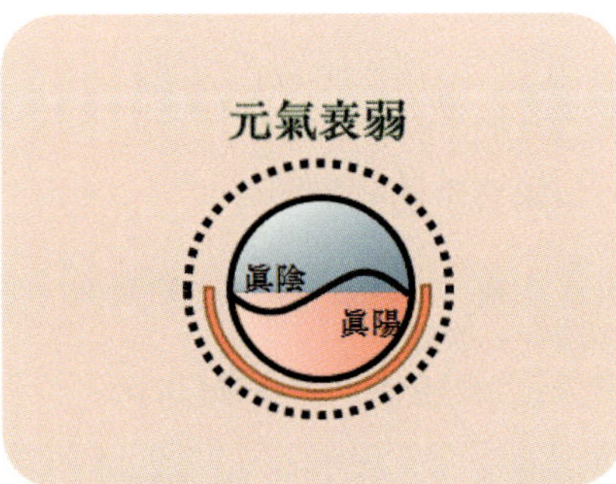

常見症狀

氣虛 → 失封藏 → 小便短頻, 淚出
↘ 機能活動失調
→ 陽虛 失溫煦推動 → 陽萎
→ 陰虛 失滋養濡潤 → 易擧不堅早泄

(2) 陰盛

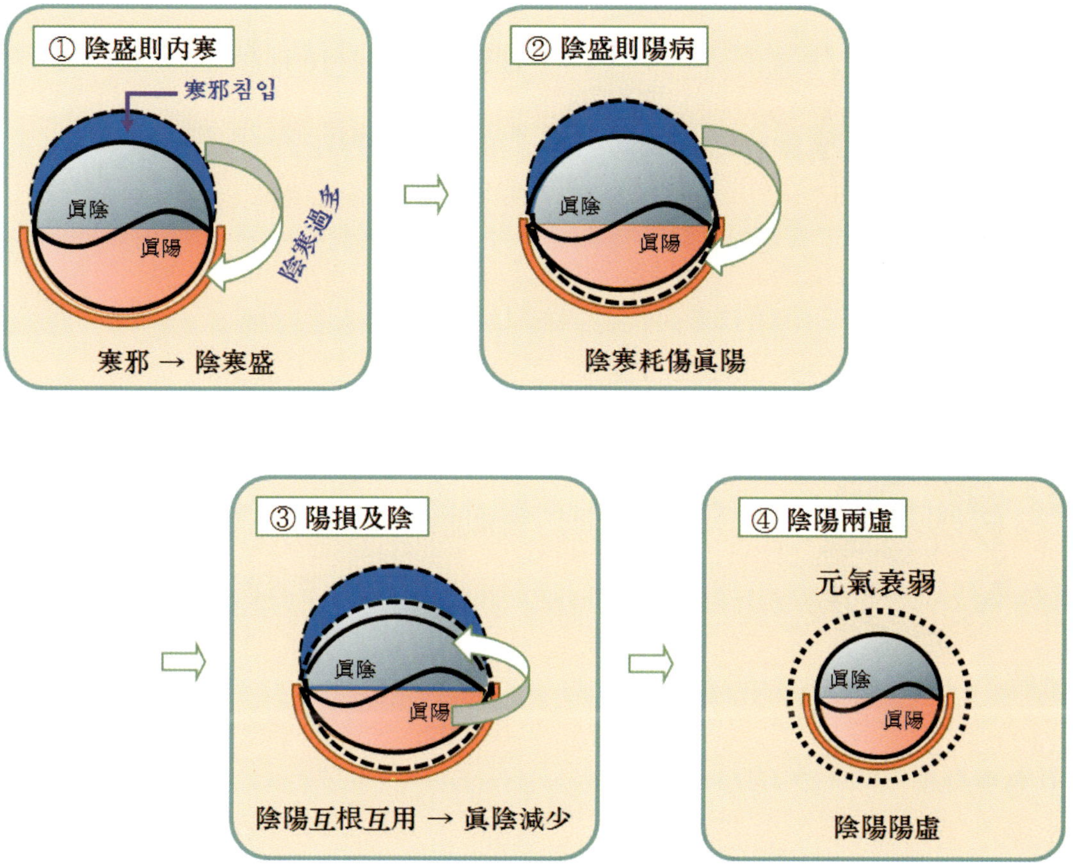

| 陰盛의 病程進展方向 |

① 陰盛則內寒

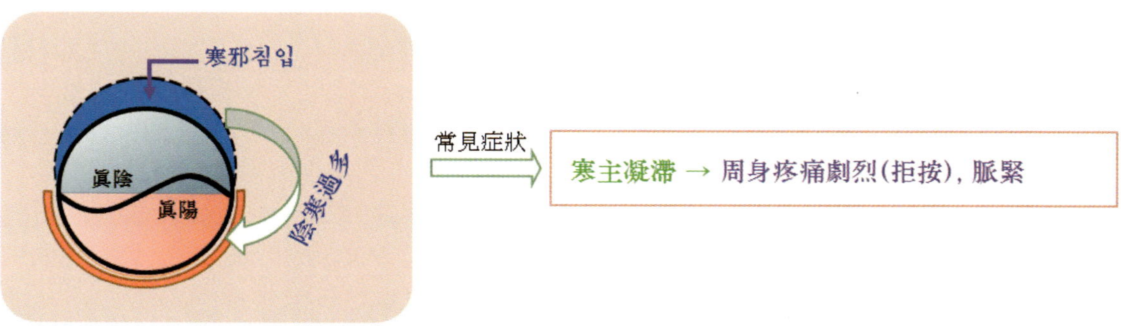

② 陰盛則陽病

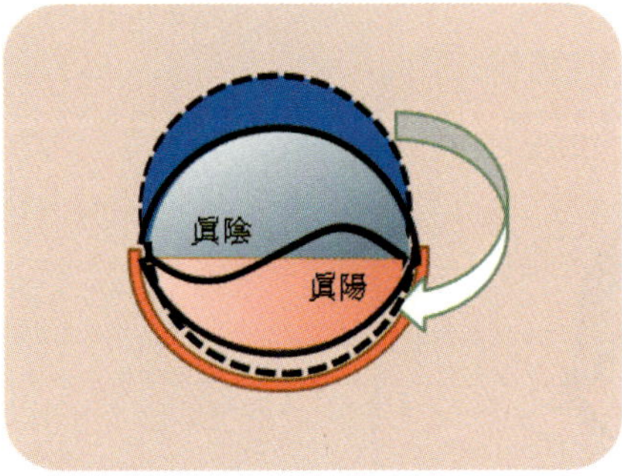

常見症狀

陽失溫煦 → 形寒肢冷

寒邪直中 → 泄瀉, 喘, 小便清長

陽失主動 → 陽萎, 倦臥

③ 陽損及陰

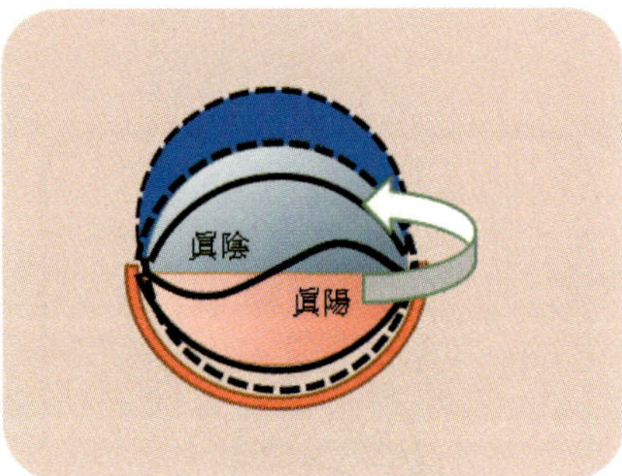

常見症狀

陰陽互根 : 眞陰減少 → 眞陽減少

陰虛 : 失滋養 → 腰膝腿足酸軟

④ 陰陽兩虛

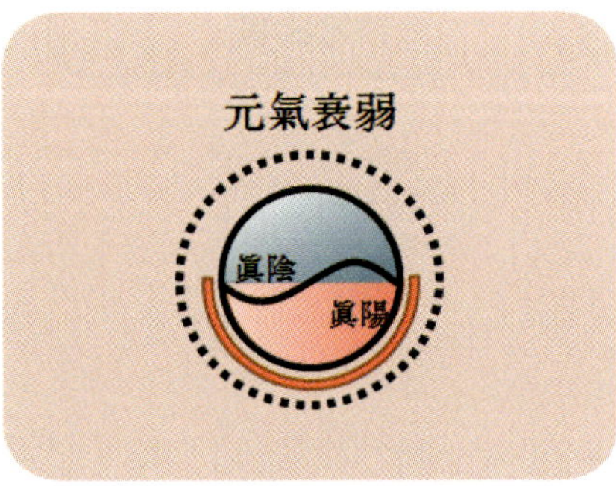

常見症狀

氣虛 → 失封藏 : 濁阻 → 小便短頻, 淚出

(3) 陽虛

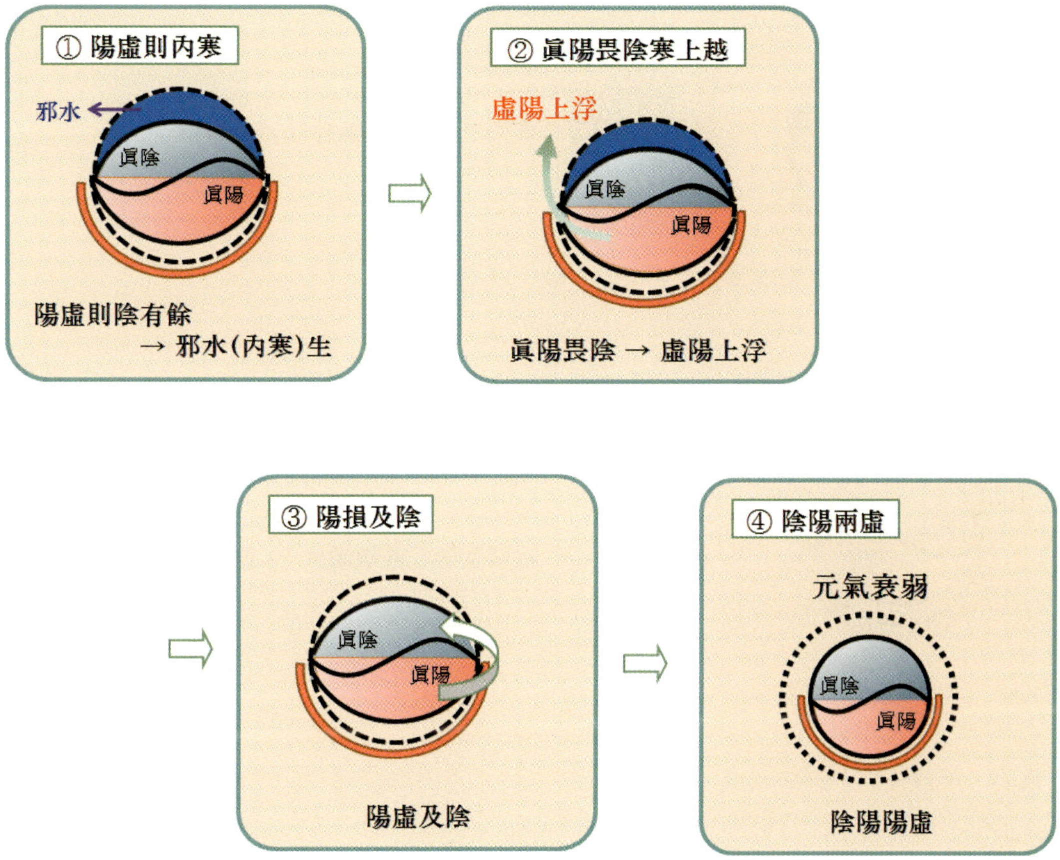

❙ 陽虛의 病程進展方向 ❙

① 陽虛則內寒

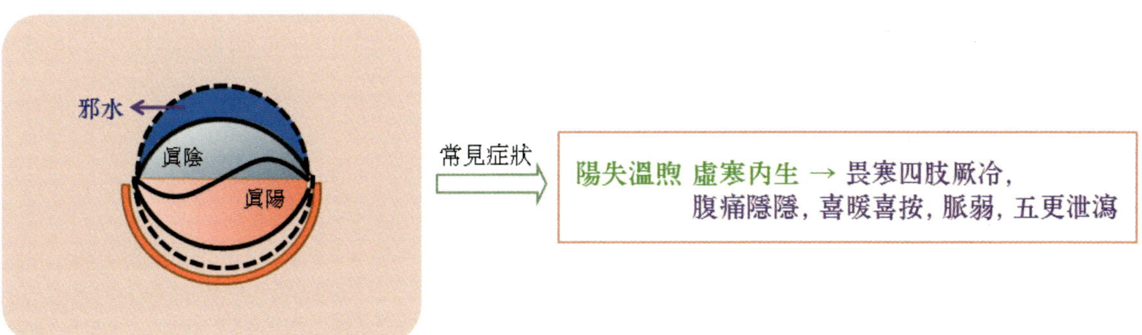

② 眞陽畏陰寒上越

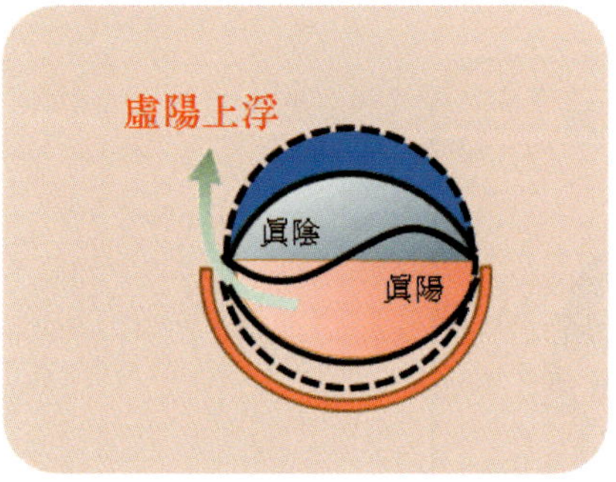

常見症狀

虛陽上浮 → 面如醉狀, 脈沈遲

③ 陽損及陰

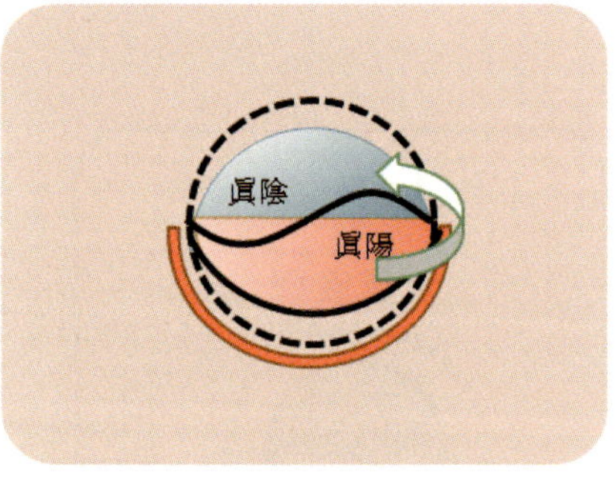

陰陽互根 : 眞陰減少 → 眞陽減少

④ 眞陽, 眞陰 不足으로 元氣 不足

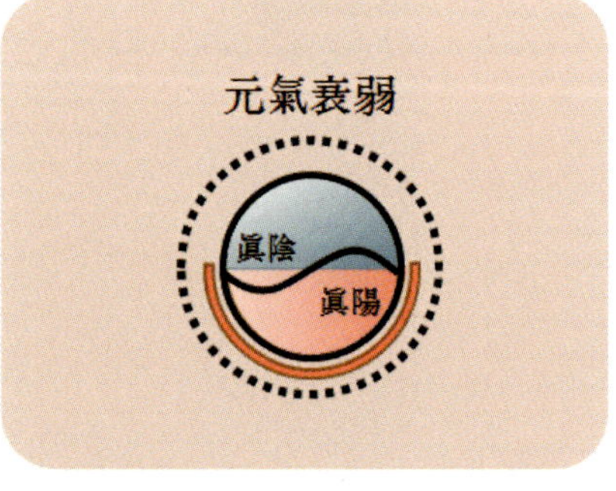

常見症狀

生長 發育 生殖에 影向
→ 生長發育 : 五官 形體 發育不盡
→ 生殖 : 陽萎

(4) 陰虛

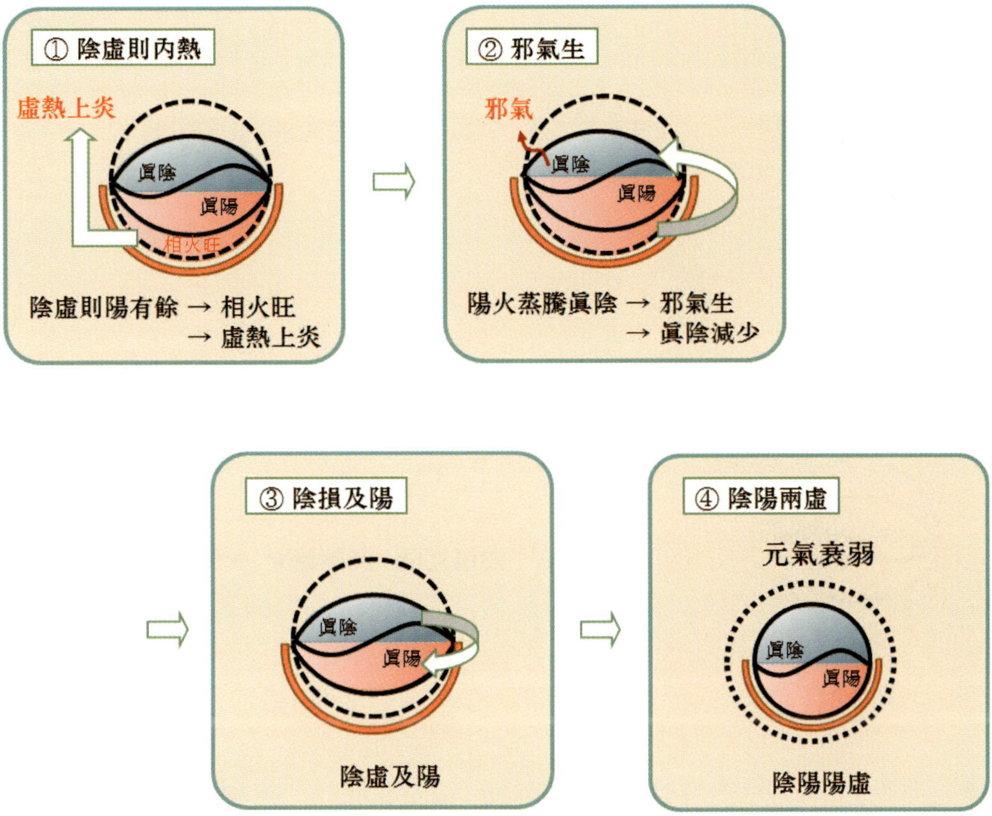

❙ 陰虛의 病程進展方向 ❙

① 陰虛則內熱

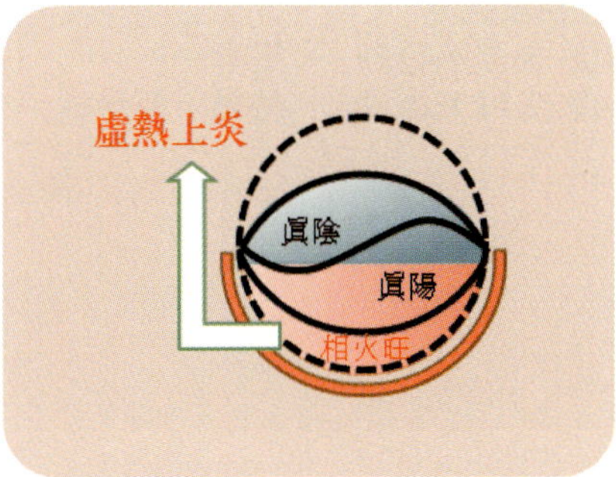

常見症狀 ⇨

陰虛失滋養 → 腰膝腿足酸軟健忘, 不眠

虛熱內生 上炎 → 五心煩熱, 燥熱, 盜汗

陰血不足甚 → 失滋養 → 失眠, 多夢, 健忘, 腰膝酸軟, 目澁眼花, 肢體麻木

└→ 虛熱內生 → 五心煩熱, 潮熱, 盜汗

② 邪氣生

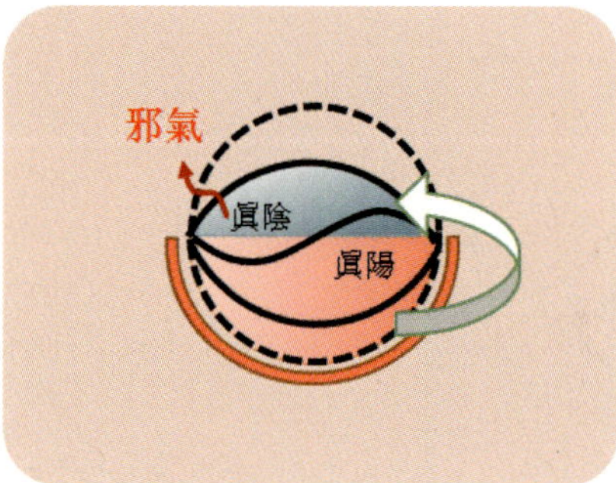

常見症狀

邪氣生 → 性慾過多, 집중력 低下

③ 陰損及陽

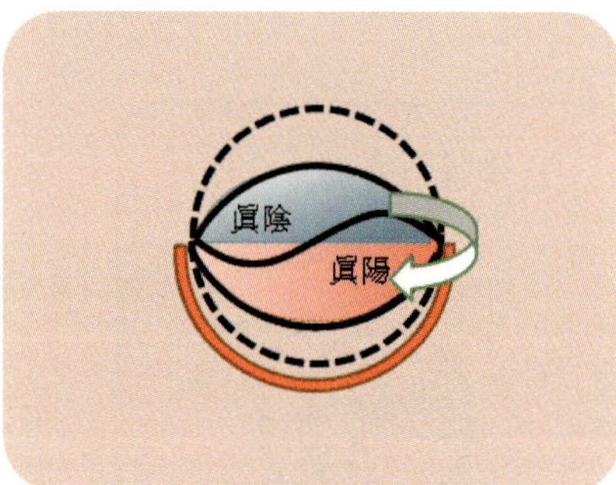

陰陽互根 : 眞陰減少 → 眞陽減少

④ 眞陽, 眞陰 不足으로 元氣 衰弱

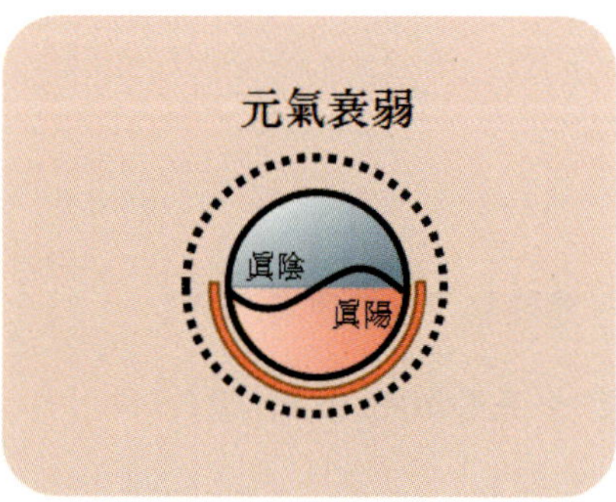

常見症狀

氣虛 → 失封藏 : 濁阻 → 小便短頻, 淚出
↘ 機能活動減低
陽虛 失溫煦推動 → 陽萎
陰虛 失滋養濡潤 → 易擧不堅早泄

3) 陰陽 病機의 구분

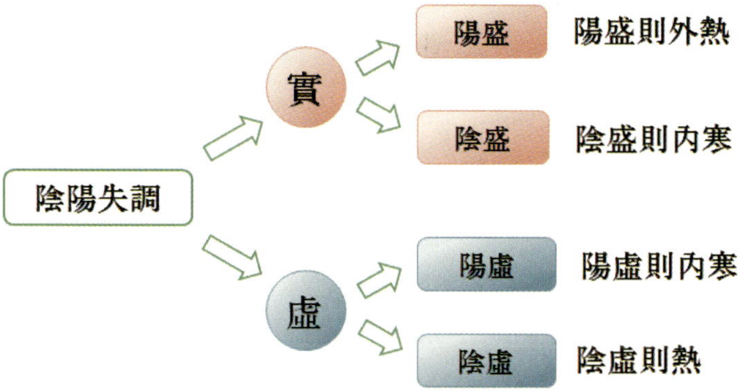

4) 陰陽失調의 비교

	虛	盛
陰	兩目乾澁, 口乾咽痛, 耳鳴(매미소리), 邪氣 生成(이상한 생각, 性慾과다)	惡寒, 四肢冷, 腹痛拒按, 腹痛喜暖, 邪氣 無, 虛陽上浮(紅肢冷)
陽	畏寒, 陽萎, 尿失禁, 五更泄瀉, 腹痛隱隱, 腰膝酸冷, 虛陽上浮(顴紅肢冷)	壯熱, 惡熱, 飮冷, 耳鳴(기차소리), 邪氣 生成(이상한 생각, 性慾과다)

5) 虛實錯雜

(1) 虛中挾實

≪素問・通評虛實論≫ "邪氣盛則實"

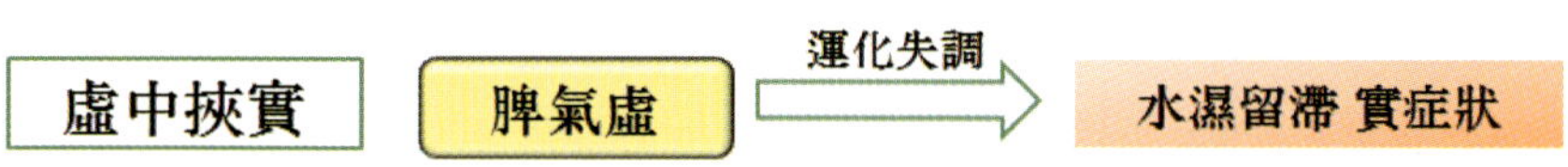

(2) 實中挾虛

≪素問・通評虛實論≫ "精氣奪卽虛"

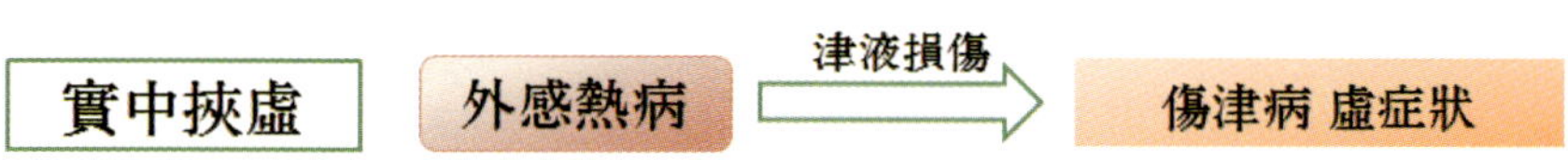

(3) 虛實轉化

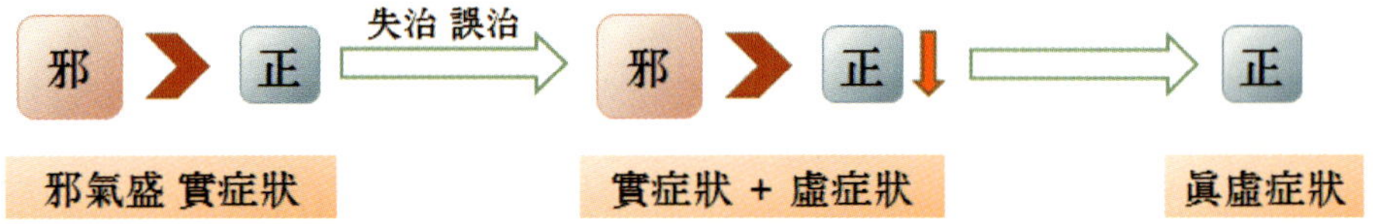
邪
正
失治 誤治
邪
正
正
邪氣盛 實症狀
實症狀 + 虛症狀
眞虛症狀

(4) 眞虛假實

≪景岳全書≫ "至虛之病 反見盛候"

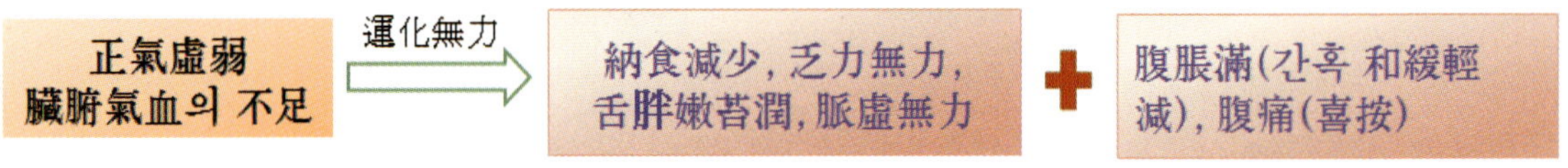

(5) 眞實假虛

≪景岳全書≫ "大實之病 反見羸狀"

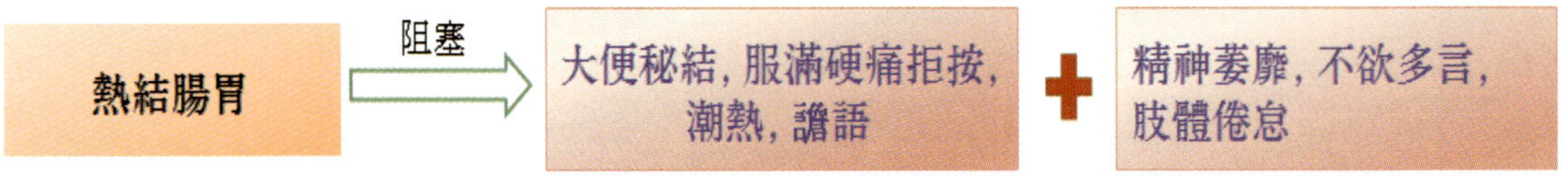

3. 氣失調

1) 氣의 개념

≪黃帝內經≫ "天地合氣, 命之日人"
≪直指方諸氣方論≫ "五臟六腑之所以升降者, 亦此氣也. 盛則盈, 衰則虛, 順則平, 逆則病"

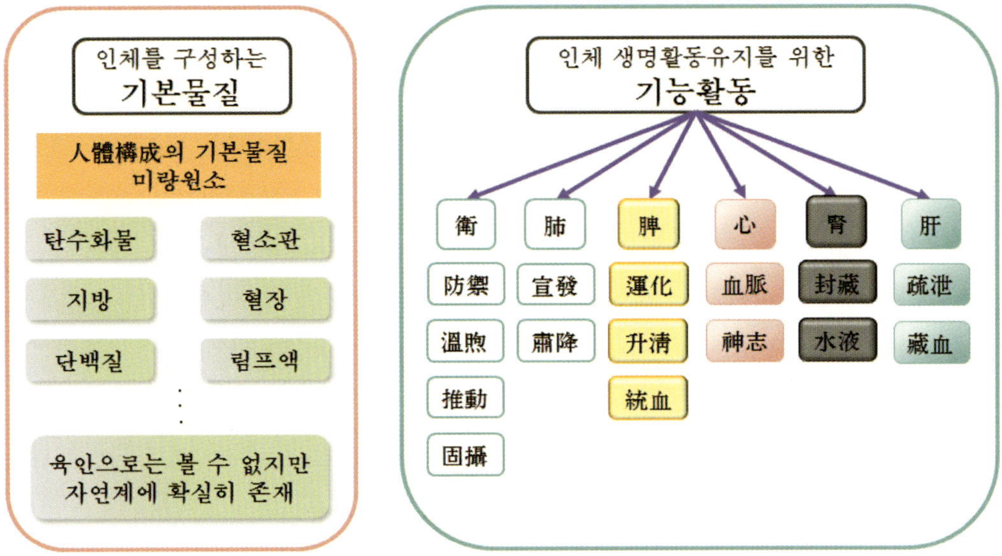
인체를 구성하는
기본물질
人體構成의 기본물질
미량원소
탄수화물
혈소판
지방
혈장
단백질
림프액
육안으로는 볼 수 없지만
자연계에 확실히 존재
인체 생명활동유지를 위한
기능활동
衛
肺
脾
心
腎
肝
防禦
宣發
運化
血脈
封藏
疏泄
溫煦
肅降
升淸
神志
水液
藏血
推動
統血
固攝

2) 氣의 病機 구분

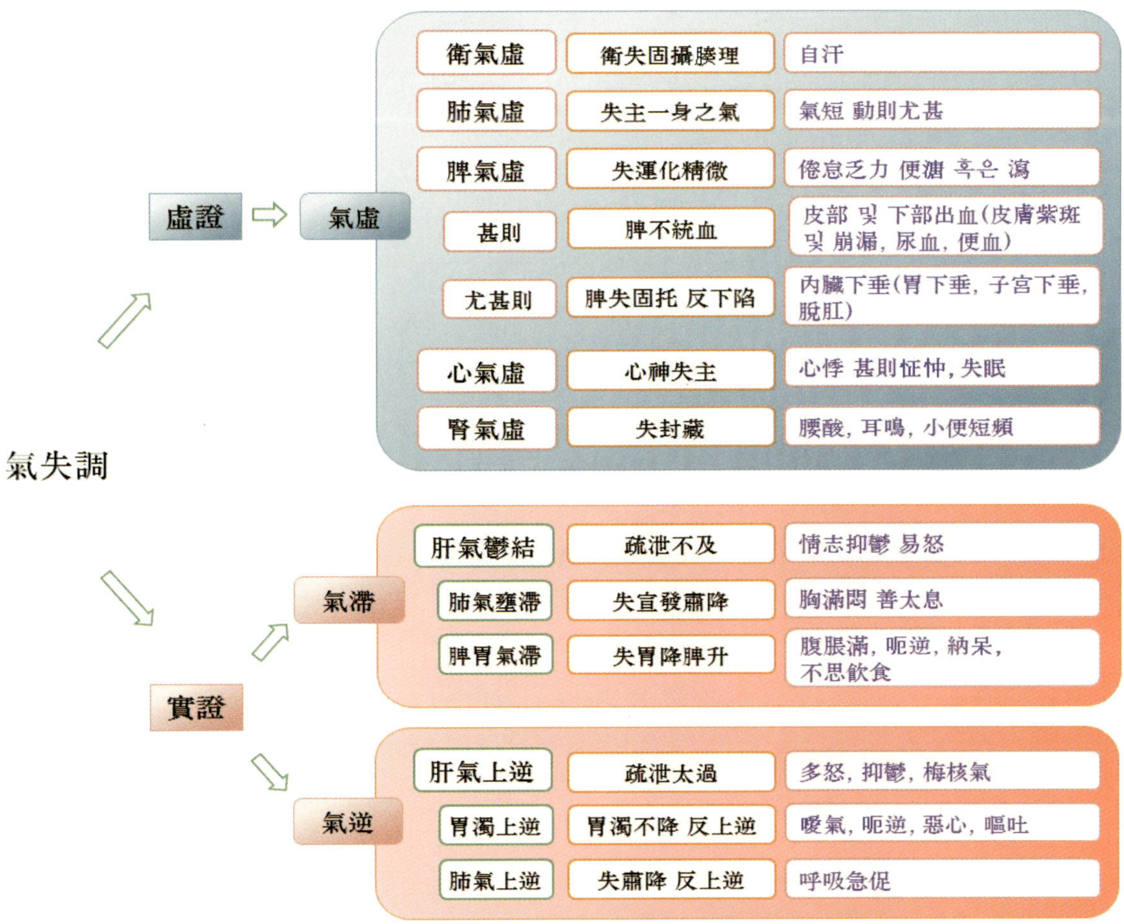
氣失調
虛證
氣虛
衛氣虛
衛失固攝腠理
自汗
肺氣虛
失主一身之氣
氣短 動則尤甚
脾氣虛
失運化精微
倦怠乏力 便溏 혹은 瀉
甚則
脾不統血
皮部 및 下部出血(皮膚紫斑 및 崩漏, 尿血, 便血)
尤甚則
脾失固托 反下陷
內臟下垂(胃下垂, 子宮下垂, 脫肛)
心氣虛
心神失主
心悸 甚則怔忡, 失眠
腎氣虛
失封藏
腰酸, 耳鳴, 小便短頻
實證
氣滯
肝氣鬱結
疏泄不及
情志抑鬱 易怒
肺氣壅滯
失宣發肅降
胸滿悶 善太息
脾胃氣滯
失胃降脾升
腹脹滿, 呃逆, 納呆, 不思飮食
氣逆
肝氣上逆
疏泄太過
多怒, 抑鬱, 梅核氣
胃濁上逆
胃濁不降 反上逆
噯氣, 呃逆, 惡心, 嘔吐
肺氣上逆
失肅降 反上逆
呼吸急促

3) 氣의 病機

(1) 氣虛

① 衛氣虛

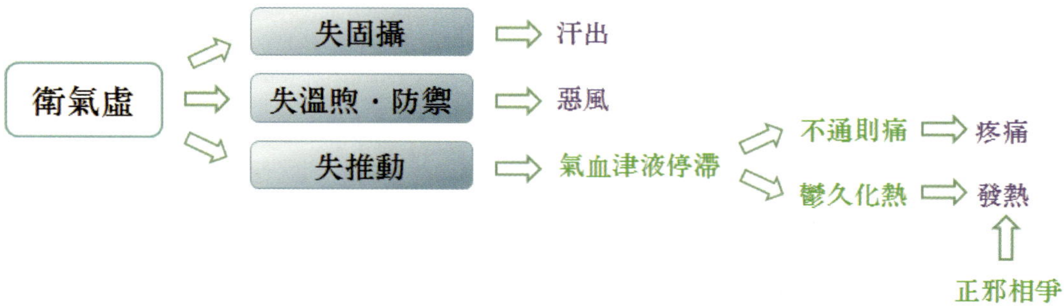

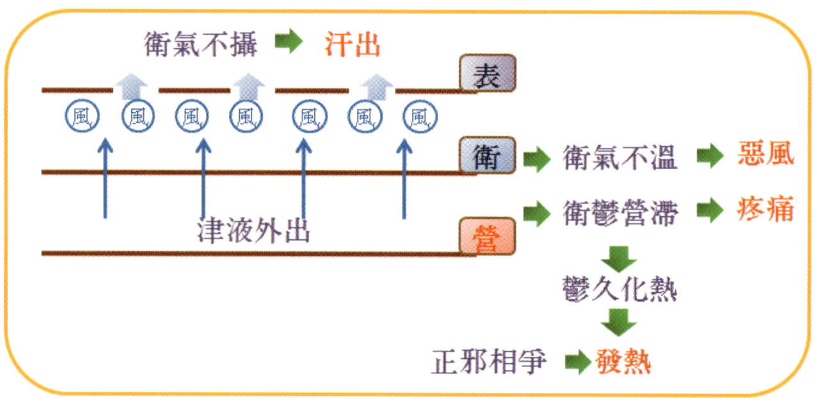

生理	發病機理	代表症狀
衛氣主固攝汗孔	固攝汗孔 失調	汗出
衛氣主溫煦防禦腠理	溫煦 · 防禦 失調	惡風
衛氣主推動氣血津液	推動無力 → 氣血津液停滯 → 不通則痛	疼痛
衛氣主推動氣血津液	推動無力 → 氣血津液停滯 → 鬱久化熱	發熱
衛氣主防禦腠理	正邪相爭	

❙ 衛氣虛의 病機 요약 ❙

② 肺氣虛

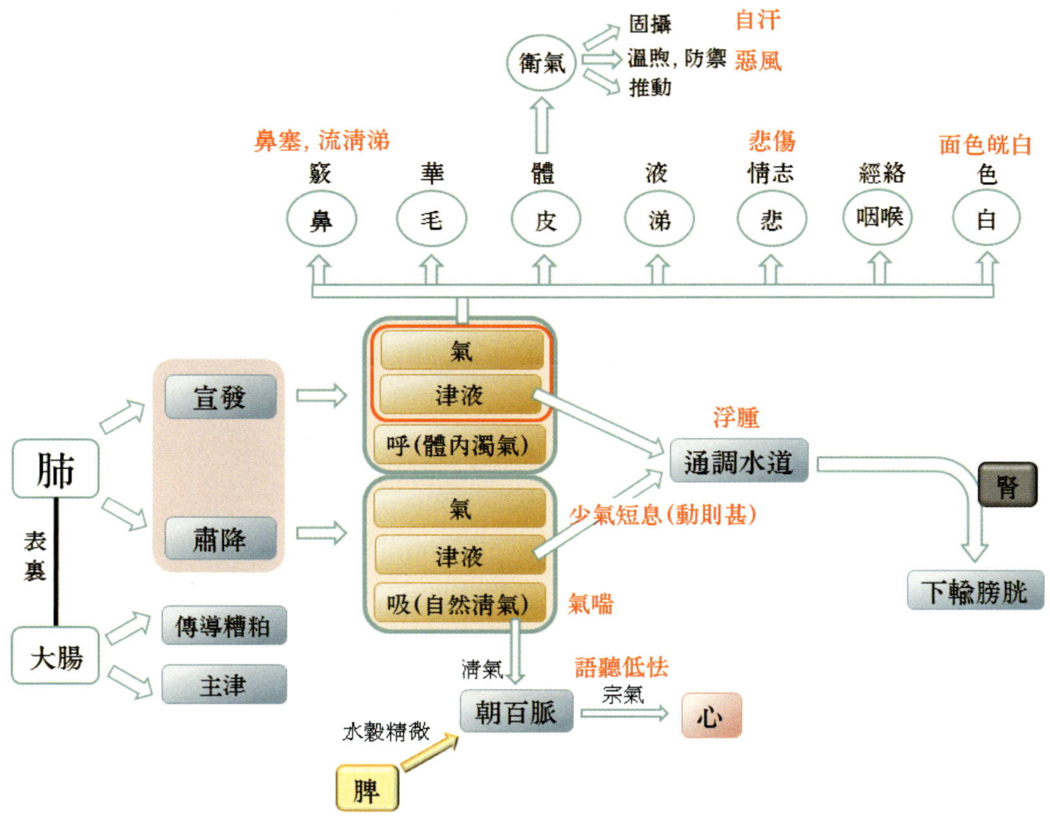

生理	發病機理	代表症狀
肺宣發衛氣 · 津液 (衛氣溫煦推動固澁)	衛氣虛	自汗, 惡風
肺開竅於鼻	通暢失調	鼻塞, 流淸涕
肺宣發衛氣 · 津液	宣發失調	神疲體倦, 面色㿠白
肺主一身之氣(朝百脈) 肺主聲	宗氣生成不足	語聲低怯
肺主宣發肅降 · 通調水道	水液代謝失調	浮腫
肺主肅降 吸自然淸氣	肅降失調 + 氣虛	氣喘, 少氣短息(動則甚)
悲爲肺之情志	滋養失調	悲傷
舌淡紅 苔薄白	淡舌白苔主氣虛 虛脈主虛	淡舌白苔 虛脈

| 肺氣虛의 病機 요약 |

③ 脾氣虛

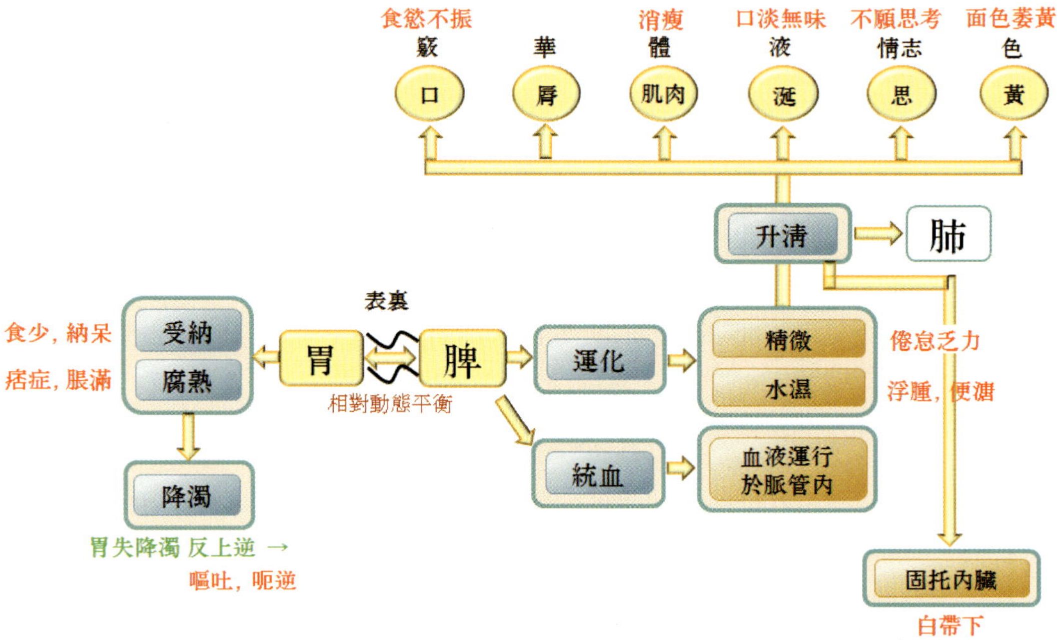

生理	發病機理	代表症狀
脾主升淸·運化 口·涎·思·四末爲脾系統	系統滋養失調	口淡無味, 消瘦, 不願思考
脾主運化精微 氣血生化之源 脾主黃色	淸陽不升	倦怠乏力, 面色萎黃, 食慾不振
脾主運化水濕 喜燥惡濕	水濕下注	浮腫, 便溏, 白帶下
脾胃表裏關係 胃主受納腐熟降濁	胃受納腐熟降濁失調 胃濁上逆	食少, 嘔吐, 噯氣, 呃逆 혹은 便秘, 痞症, 脹滿, 納呆
舌淡紅 苔薄白	白苔主脾氣虛 緩脈主脾虛	白苔 緩弱脈

脾氣虛의 病機 요약

④ 心氣虛

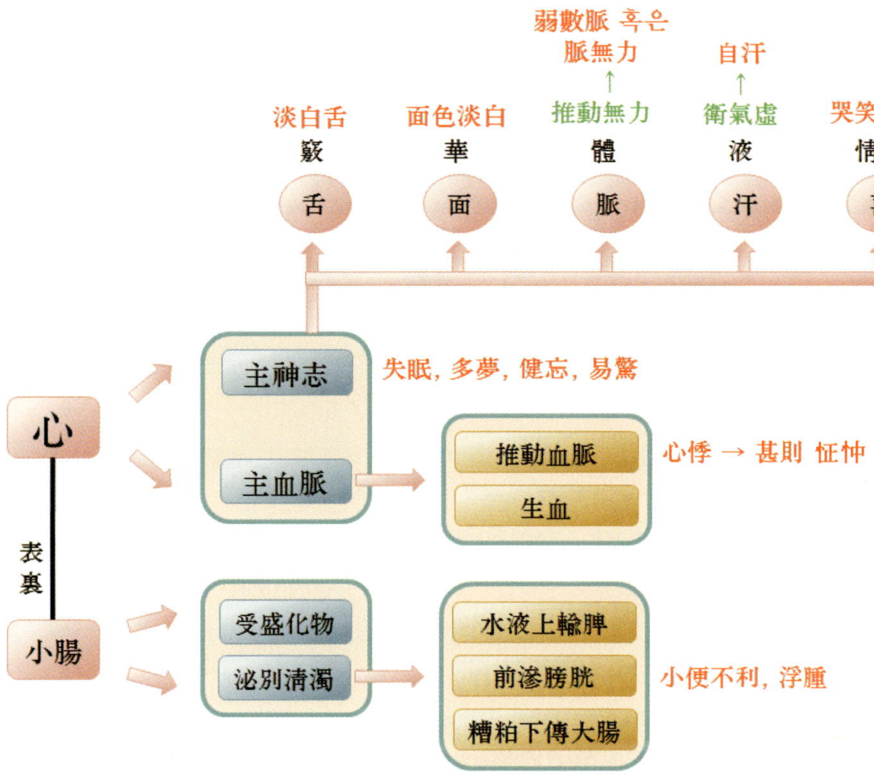

生理	發病機理	代表症狀
面爲心之華	失滋養	面色淡白
汗爲心之液	營陰不足 → 衛氣虛	自汗
心主神志 血은 神志活動의 基本物質	神志不安(氣虛 → 血虛)	失眠, 多夢, 健忘, 易驚
心主血脈	推動血脈無力	心悸 甚則 怔忡
心小腸表裏關係	小腸泌別淸濁 前滲膀胱 失調	小便不利, 浮腫
心主喜	心虛 則 五志이상	哭笑無常
舌淡紅 苔薄白 心主推動血脈	淡白舌主心氣虛 弱脈主氣虛, 脈無力主虛	淡白舌 弱數脈 혹은 脈無力

心氣虛 病機 요약

⑤ 腎(臟)氣虛

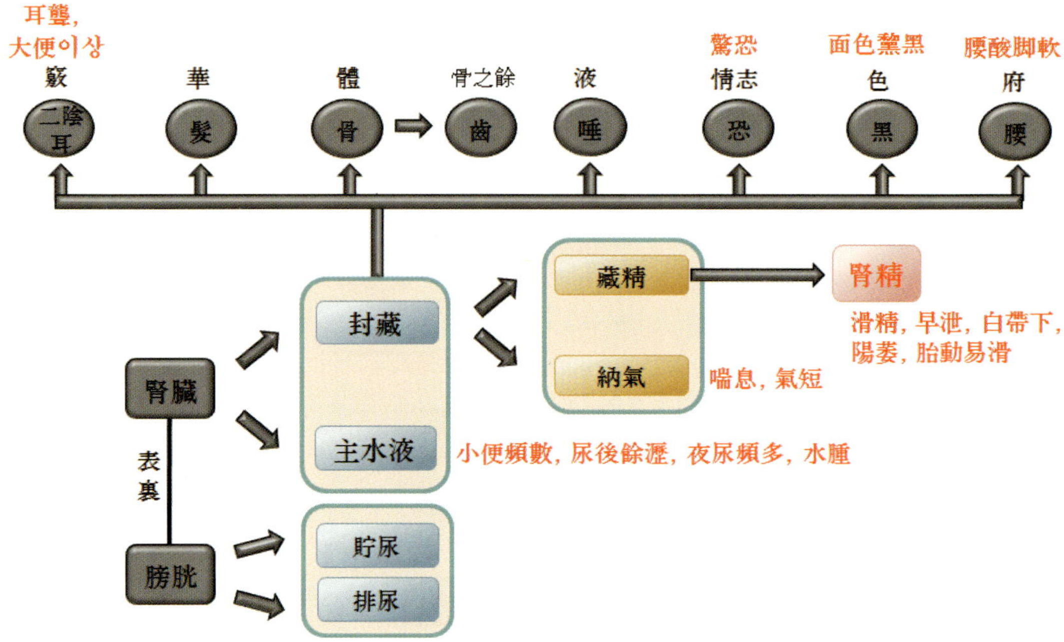

生理	發病機理	代表症狀
腎主骨 腰爲腎之府	滋養失調	腰酸脚軟
腎爲先天之本 主生長發育生殖	封藏失調 / 生殖失調	陽萎, 滑精, 早泄, 白帶下
腎主水 二陰爲腎系統	水液不輸	水腫, 大便이상, 小便短頻, 尿後餘瀝, 夜尿頻多
腎主納氣	納氣失調	喘息, 氣短
耳爲腎之竅	滋養失調	耳聾
恐爲腎之情志	滋養失調	驚恐
黑爲腎之色	滋養失調	面色黧黑
尺脈有力	尺脈無力主腎虛	尺脈無力

| 腎氣虛 病機 요약 |

(2) 氣滯

① 肝氣鬱結

肝은 主疏泄, 調暢氣機하는데 肝氣鬱結로 인한 氣滯는 五行生克관계에 의거하여 다른 장부기능실조의 병변을 초래한다. 그 중에서도 특히 肝乘脾胃로 인한 脾胃氣滯와 肝侮肺로 인한 肺氣壅滯가 多發한다.

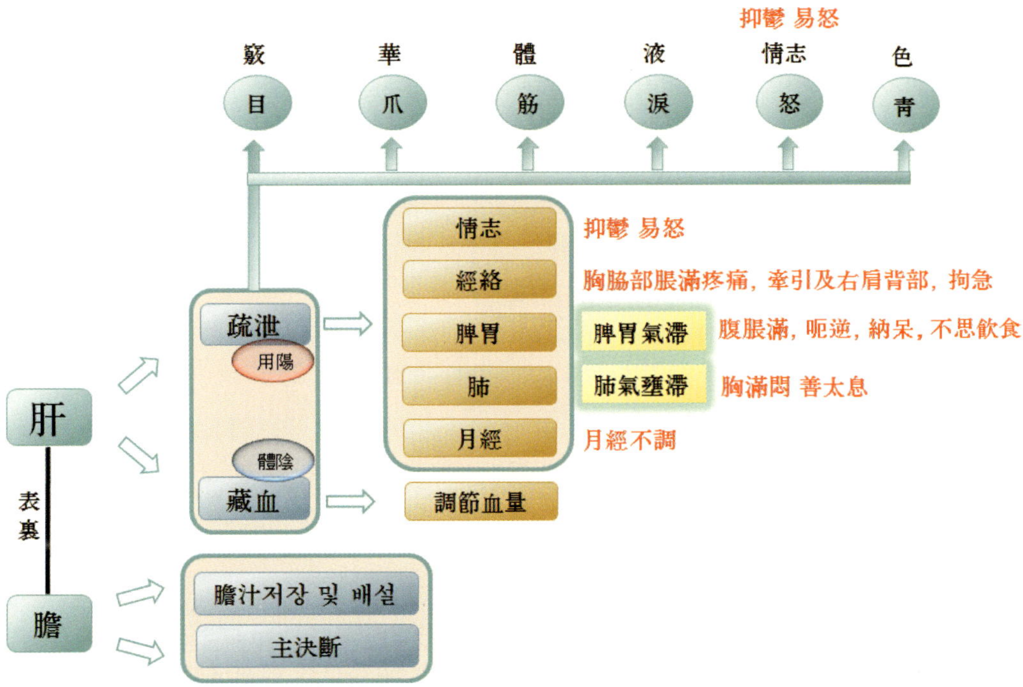

生理	發病機理	代表症狀
肝主疏泄 肝喜條達	肝疏泄失調(疏泄不及)	情志抑鬱易怒
肝膽經은 신체의 측면 및 上肩을 循行	肝膽經循行部位鬱滯 → 不通則痛	胸脇部脹滿疼痛, 牽引及右肩背部
肝은 脾胃 間의 動態平衡을 조절	肝乘脾胃 脾胃 運化·升降기능 失調	腹脹滿, 呃逆, 納呆, 不思飮食
肝左升 肺右降 升降 평형 유지	肝左升肺右降 失調 → 肺氣滯	胸滿悶, 善太息
肝主藏血·調節血量	肝調節血量 失調	月經不調
	弦脈主肝病	弦脈

▍肝氣鬱結의 病機 요약 ▍

② 肺氣壅滯

肺는 宣發肅降을 主하는 臟으로 肺氣壅滯가 심하지 않은 경우에는 주로 肺 자체 機能에만 영향을 미치지만, 肺氣壅滯가 더 심해지면 脾胃와 肝膽에까지 영향을 미치게 된다.

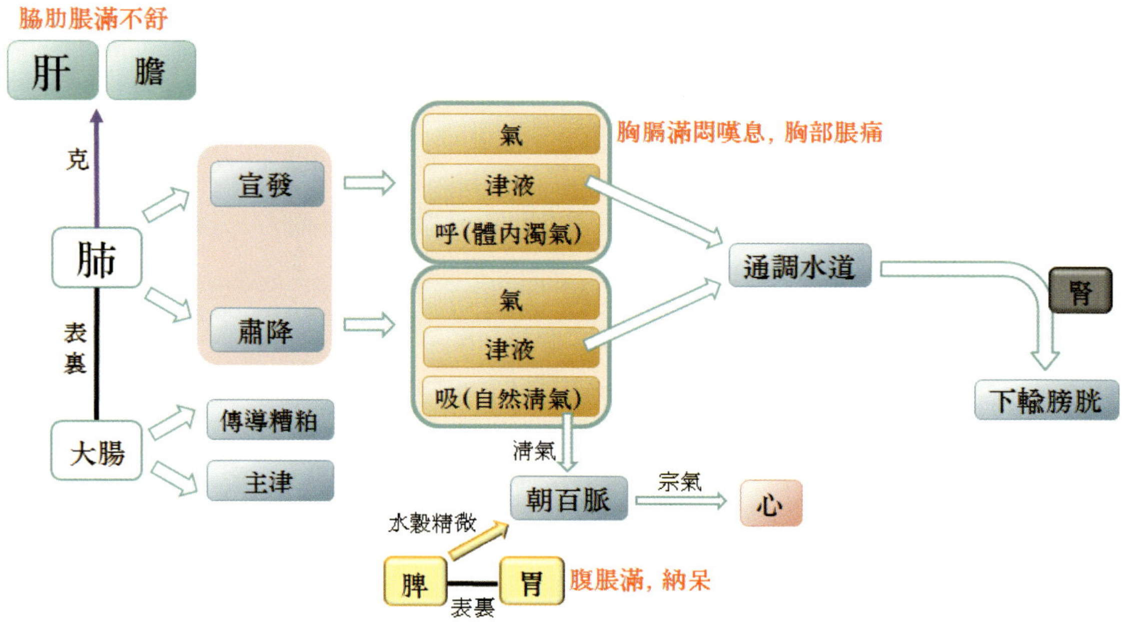

生理	發病機理	代表症狀
肺主宣發肅降	宣發肅降 失調	胸膈滿悶嘆息
肺主宣發肅降	肺氣壅滯 → 不通則痛	胸部脹痛
胃主受納腐熟降濁	肺氣壅滯 甚 → 脾胃에 影響 (子病累母) → (脾) 胃失和降	腹脹滿, 納呆
肝主疏泄	肺氣壅滯 甚 → 肝膽에 影響 (乘肝木) → 肝失疏泄	脇肋脹滿不舒

❙ 肺氣壅滯의 病機 요약 ❙

③ 脾胃氣滯

脾胃氣滯가 심하지 않은 경우에는 주로 胃 자체 機能에만 영향을 미치지만, 脾胃氣滯가 더 심해지면 肺에까지 영향을 미치게 된다.

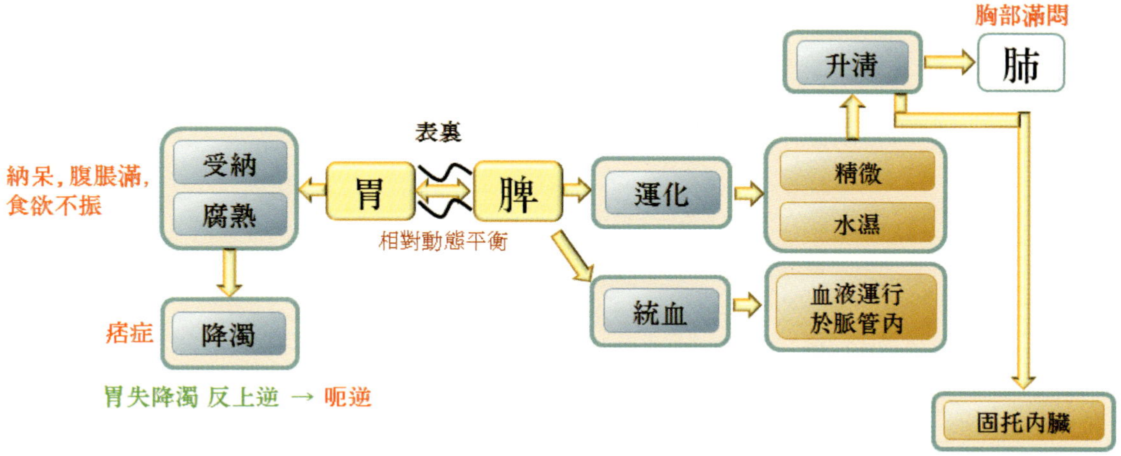

生理	發病機理	代表症狀
胃主受納腐熟	胃受納腐熟 失調	納呆, 腹脹滿, 食欲不振
胃以通降爲順	胃降濁 失調	痞症
胃主降濁	脾胃氣滯甚 → 胃濁不降 反上逆	呃逆
肺主宣發肅降	脾胃氣滯 尤甚 → 影響肺 (母病及子) → 肺失宣降	胸部滿悶

▎脾胃氣滯의 病機 요약 ▎

(3) 氣逆

① 肝氣上逆

肝은 主疏泄, 調暢氣機하는데 肝氣上逆으로 인한 氣機升降失常은 다른 臟腑의 氣가 逆上하는 병변을 초래한다. 그 중에서도 특히 肝乘脾胃로 인한 胃濁上逆과 肝疏泄太過로 인한 肺氣上逆이 多發한다.

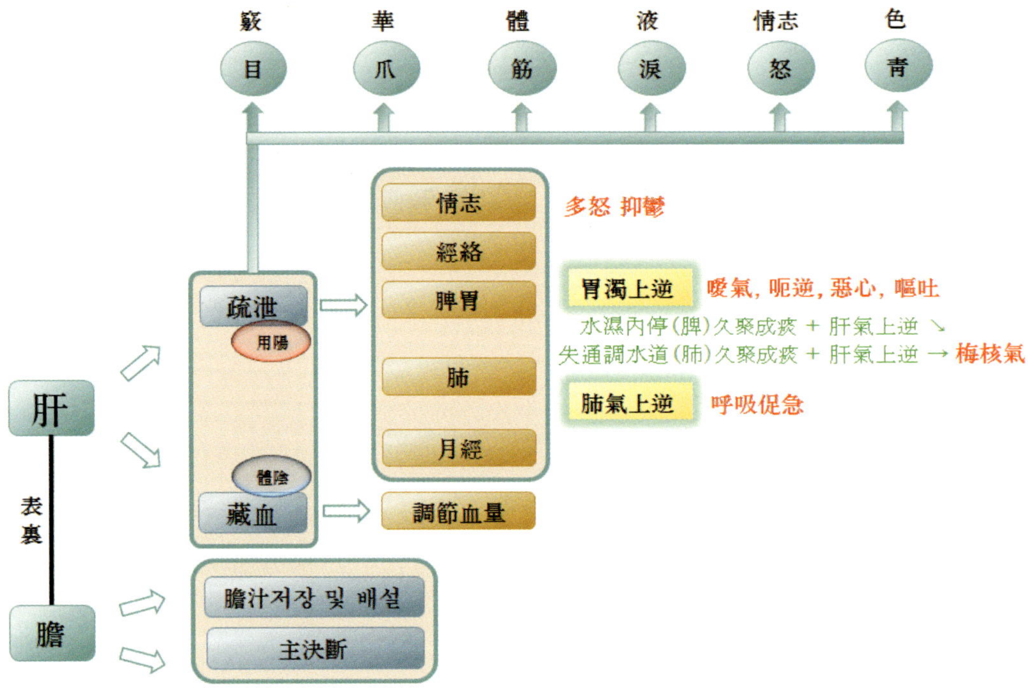

生理	發病機理	代表症狀
肝主疏泄 肝喜條達	肝疏泄太過	多怒, 抑鬱
肝은 脾胃 間의 動態平衡을 조절	肝乘脾胃 脾胃 運化·升降 失調	噯氣, 呃逆, 惡心, 嘔吐
肝左升 肺右降 升降 평형 유지	肝左升 肺右降 失調 反上逆 (肝侮肺)	呼吸促急
脾爲生痰之源 / 肝克脾	痰氣互結於咽喉部 (肝乘脾 → 水濕內停 +上逆 肝侮肺 → 失通調水道, 水濕內阻, 久聚成痰 +上逆)	梅核氣
	弦脈主肝病	脈弦

‖ 肝氣上逆 病機 요약 ‖

② 胃濁上逆

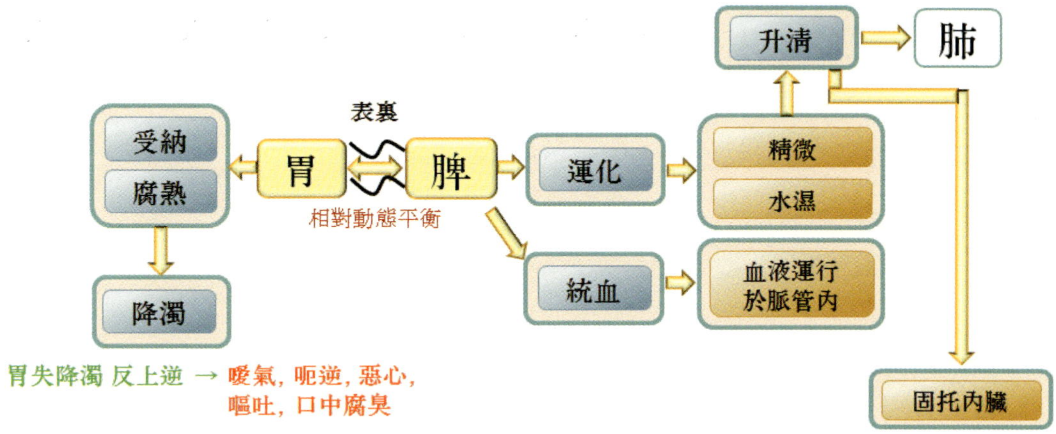

生理	發病機理	代表症狀
胃主降濁	胃濁不降 反上逆	噯氣, 呃逆, 惡心, 嘔吐
胃主降濁	食滯胃脘 胃濁不降 反上逆	口中腐臭

❙ 胃濁上逆 病機 요약 ❙

③ 肺氣上逆

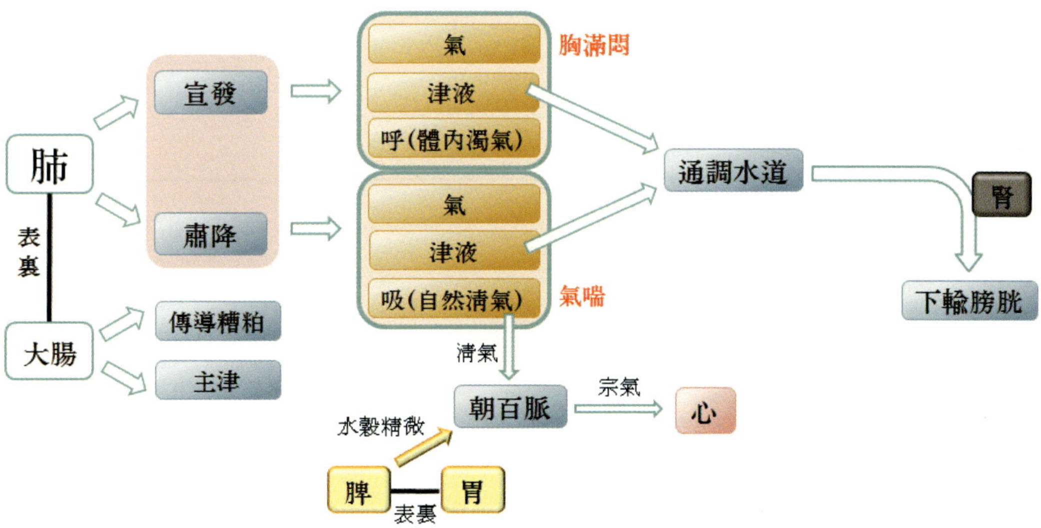

生理	發病機理	代表症狀
肺主宣發肅降	肺失宣發肅降	胸滿悶
肺主宣發肅降	肺失宣發肅降 反上逆	氣喘

❙ 肺氣上逆 病機 요약 ❙

4. 血失調

1) 血의 개념

적당량의 붉은색 액체가 일정한 속도로
미온 상태를 유지하면서 혈관 내를 흐르는 것

2) 血의 機能

≪素問・五臟生成篇≫ "肝受血而能視, 足受血而能步, 掌受血而能握, 指受血而能攝"
전신의 臟腑 조직 기관을 濡潤, 滋養한다.

참고 ❙ 血의 關聯 臟腑

≪靈樞・決氣≫ "中焦受氣取汁, 變化而赤, 是謂血"

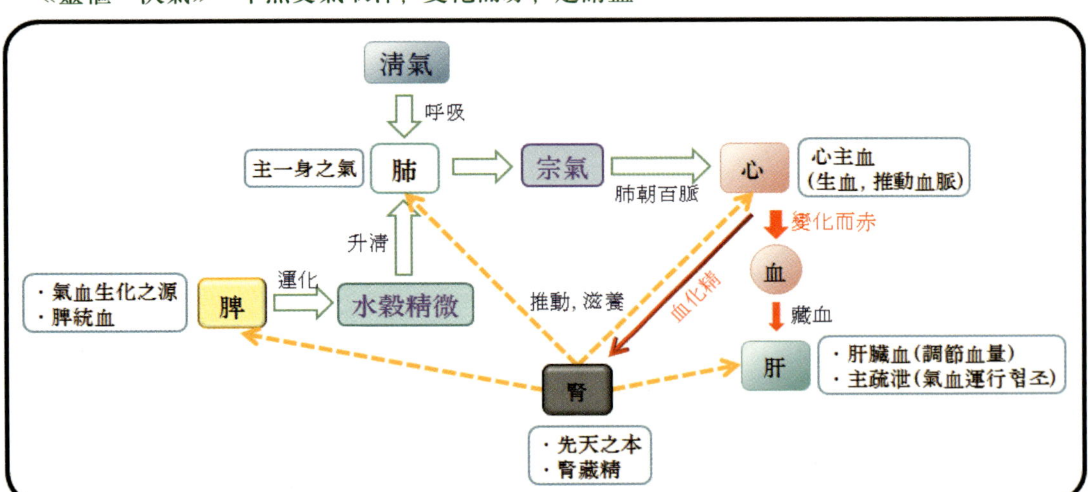

3) 血의 病證

① **혈관 내**에서 ② **미온 상태를 유지**하면서
(出血) (血燥, 血熱, 血寒)
③ **일정한 속도로** 흐르는 ④ **적당량**의 ⑤ **붉은색 액체**
(瘀血) (血虛)

4) 血證의 관계

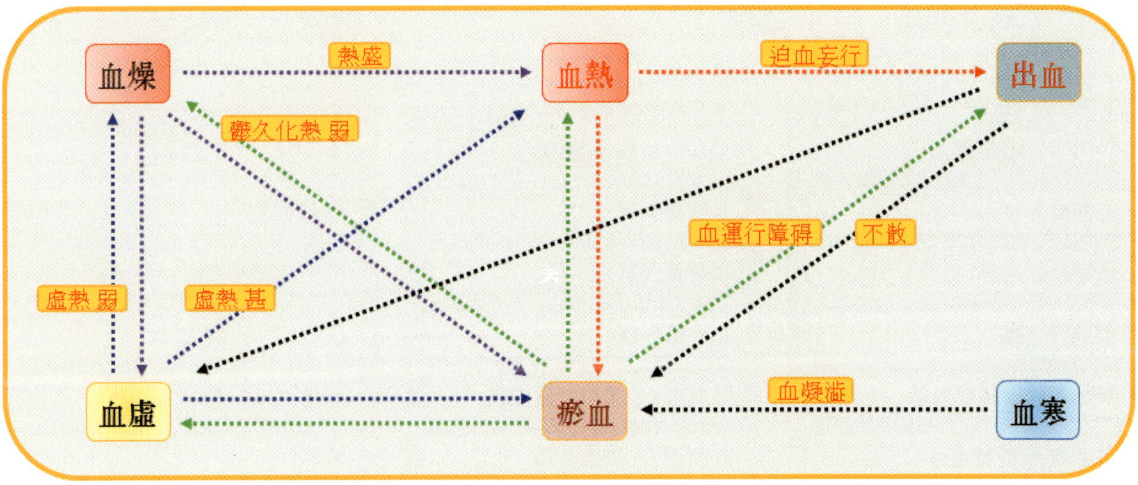

5) 血病의 종류

(1) 血虛

血虛란 血液不足이나 血의 滋養, 濡潤 機能減退로 臟腑百脈이 失養하는 病理狀態를 말한다. 주로 心·肝계통에서 증상이 나타나며, 症狀의 특징으로 面色淡, 血量少 등이 있다.

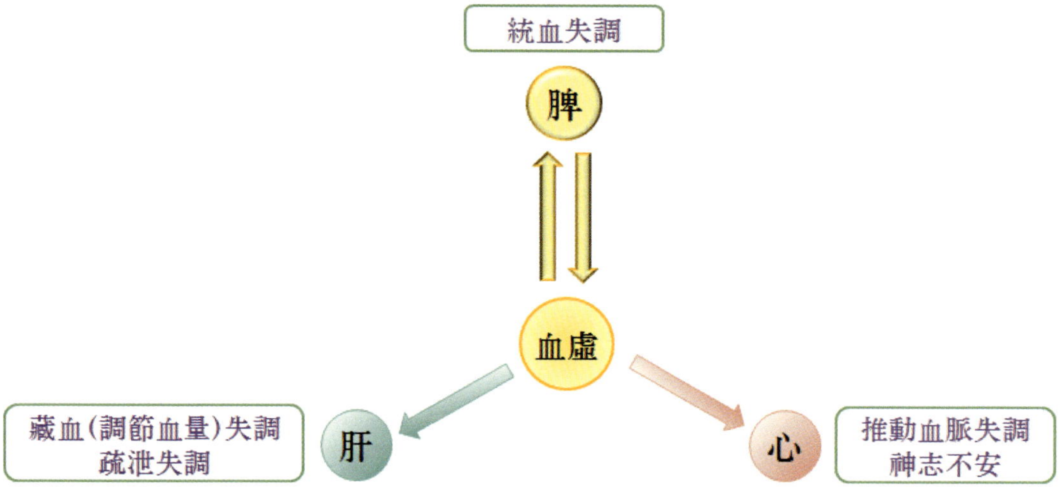

生理	發病機理	代表症狀
肝開竅於目	血滋養失調	兩目昏花
爪甲爲肝之華	血滋養失調	爪甲不榮(色淡, 皺迹)
筋爲肝之體	血滋養失調	易疲困, 肢體麻木
肝主藏血 · 調節血量	肝血虛 → 調節血量失調	月經量少, 色淺淡
肝主疏泄 肝喜條達	肝血虛 → 疏泄失調	抑鬱
心主血脈	推動血脈無力	心悸, 甚則怔忡
面爲心之華	心生血不足 或 脾不統血 → 面滋養失調	面色蒼白
心主神志	血不養神 神志不安	失眠, 多夢, 健忘, 易驚
脾主統血(血液運行於脈中)	皮部 · 下部出血	尿血, 便血, 崩漏, 月經量多色鮮, 淋漓不止

血虛의 病機 요약

(2) 血瘀

血瘀란 血液循環이 遲緩하거나 鬱滯하여 血行이 流通不暢한 病理상태를 말한다. 대표적 症狀의 특징은 刺痛, 出血, 腫塊와 口脣, 面部, 舌質이 紫紺色으로 나타나는 등이 있다.

生理	發病機理	代表症狀
心主推動血脈	氣虛 → 推動血脈失調 → 血瘀阻滯 → 不通則痛	心胸弊悶脹刺痛 時發時止, 口脣青紫
肝膽經은 신체의 측면 및 上肩을 循行	肝氣鬱滯 → 肝血瘀滯 → 肝膽經循行部位瘀阻 → 不通則痛	胸脇刺痛
肝主疏泄 肝主藏血 · 調節血量 (肝體陰而用陽) 血은 疏泄機能의 기본물질	肝氣鬱滯 → 肝血瘀滯 → 疏泄 · 藏血(調節血量)失調	月經不調, 經痛, 經閉, 紫黑色 經血
爪甲爲肝之華	肝氣鬱滯 → 肝血瘀滯	爪甲紫暗
	熱爲陽邪 → 燔灼陰血 → 瘀血內阻 → 新血不生 → 肌膚失潤養	肌膚甲錯, 面色黧黑
舌淡紅 苔薄白	紫暗舌 紫斑主瘀血 澁脈主瘀血	紫暗舌 見紫斑紫點 澁脈 혹은 結代脈

❙ 血瘀의 病機 요약 ❙

(3) 血熱

血熱이란 血液運行이 가속되거나 血液妄行하는 病理상태를 말한다. 대표적 症狀의 특징으로 面色淡紅, 出血 등이 있다.

生理	發病機理	代表症狀
心主神志	火炎上 熱擾心神	心煩, 不眠, 發狂
血得溫則行	熱勢熾盛	身熱이 夜間에는 더 심해짐
	熱爲陽邪 → 燔灼陰血 → 瘀血內阻 → 新血不生 → 肌膚失潤養	肌膚甲錯
	熱邪迫血妄行	衄血, 吐血, 喀血, 經前量多
舌淡紅 苔薄白	舌紅絳主血熱 數脈主熱	紅絳舌 數脈

❙ 血熱의 病機 요약 ❙

(4) 血寒

血寒이란 局部의 血脈에 凝聚하여 血行이 不暢한 病理상태를 말한다. 대표적 症狀의 특징으로 面色暗, 劇痛 등이 있다.

生理	發病機理	代表症狀
血得溫則行	寒邪凝滯 → 血液停滯 → 不通則痛	冷痛 得溫則痛減 遇寒加重
陽主溫煦	寒陰邪 → 傷陽 → 陽失溫煦	形寒肢冷
舌淡紅 苔薄白	淡暗舌白苔主血寒 沈遲澁脈主血寒	淡暗舌, 白苔 沈遲澁脈

血寒의 病機 요약

6) 血과 氣의 관계

≪醫學眞傳・氣血≫ "氣爲血之帥, 血爲氣之母"
≪醫林改錯・隔下逐瘀湯所治癥目・積塊≫ "氣無形不能結塊, 結塊者, 必有形之血也"

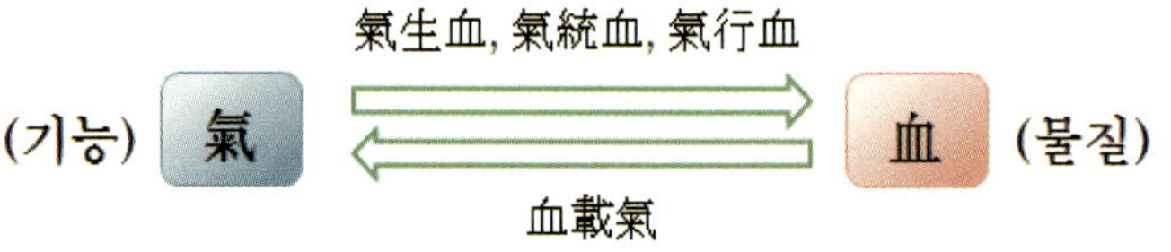

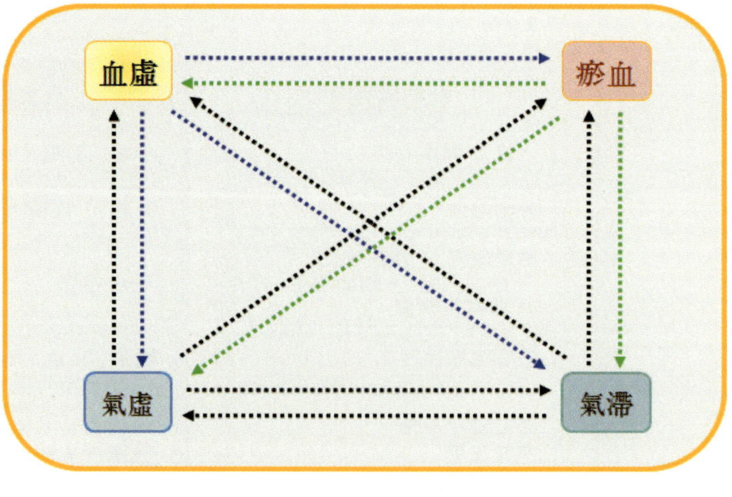

(1) 氣虛血虛

生理	發病機理	代表症狀
脾主運化·升淸 肺主一身之氣 衛氣固攝	脾肺衛氣虛	身倦乏力, 少氣懶言, 自汗
心主神志·血脈 心生血	心氣虛 → 推動無力, 生血失調	心悸, 怔忡, 失眠, 多夢
脾主運化·升淸, 氣血生化之源 心主神志·血脈 心生血 面爲心之華	心脾氣虛 → 氣血生化失調 → 血不養神	精神疲憊, 面色淡白, 健忘
脾主統血(血液運行於脈中)	脾統血失調 血液外溢	甚則 下部出血(尿血, 便血, 崩漏, 月經超前 量多 色淡 혹은 淋漓不止), 皮部出血 혹은 帶下
淡紅舌 薄白苔	淡舌主氣虛血虛 細脈主血虛, 緩脈主氣虛	淡舌 脈細緩

(2) 氣虛血瘀

生理	發病機理	代表症狀
脾主運化升淸 氣血生化之源 肺主一身之氣 衛氣固攝	脾肺衛氣虛	身倦乏力, 少氣懶言, 自汗
脾爲氣血生化之源 肺主氣 心主推動血脈 面爲心之華	氣虛 → 推動無力 → 血行瘀阻	痛如針刺, 痛處不移, 拒按 面色淡白 혹은 晦滯
淡紅舌 薄白苔	淡舌主氣虛, 舌暗或紫斑主血瘀 澁脈主瘀血	淡暗舌 혹은 有紫斑 沈澁脈

(3) 氣滯血瘀

生理	發病機理	代表症狀
肝主疏泄 肝喜條達	肝疏泄失調	情志抑鬱 易怒
肝膽經은 신체의 측면 · 胸脇 및 上肩을 循行	肝氣鬱結 → 肝膽經循行部位 鬱滯 → 不通則痛	胸脇肩部脹滿 · 脹刺痛
肝主藏血 · 調節血量 肝經下饒陰器	肝調節血量 失調 氣機血瘀於胞宮 → 不通則痛	月經不調, 痛經
淡紅舌 薄白苔	紫暗舌主瘀血 弦脈主肝病	舌邊 紫暗 혹은 紅色 弦澁脈

(4) 血虛氣虛

生理	發病機理	代表症狀
面爲心之華	心血虛 不能上嘗於面	面色蒼白
心主神志	脾虛 → 血虛 → 心虛 → 心神失養	臟躁(精神恍惚, 悲傷欲哭, 不能自主, 睡眠不安, 甚則言行失常, 阿欠頻作)
舌淡紅 薄白苔	淡舌主血虛 芤脈則大出血	淡舌 芤脈 혹은 沈細而微脈

(5) 血虛(脾虛)氣滯

生理	發病機理	代表症狀
脾主運化 胃受納腐熟降濁	脾虛 精微運化失調 胃受納機能減弱	神疲, 食少
脾爲氣血化生之源 脾主升淸	脾虛 → 血虛 → 血不上營於淸竅	眩暈
肝主疏泄 肝喜條達	血虛 肝失疏泄(血虛 → 氣鬱)	情志 憂鬱 易怒
肝膽經은 신체의 측면 · 胸脇 및 上肩을 循行	肝膽經循行部位鬱滯 (血虛 → 氣滯)	乳房作脹(婦女)
肝主藏血 · 肝調節血	肝調節血量 失調	月經不調, 月經量少
	虛脈主虛 弦脈主肝病	脈弦而虛

5. 津液代謝 失調

1) 津液의 개념

津液이란 人體를 濡潤하는 모든 종류의 水液을 총칭한다.

2) 津液代謝 과정

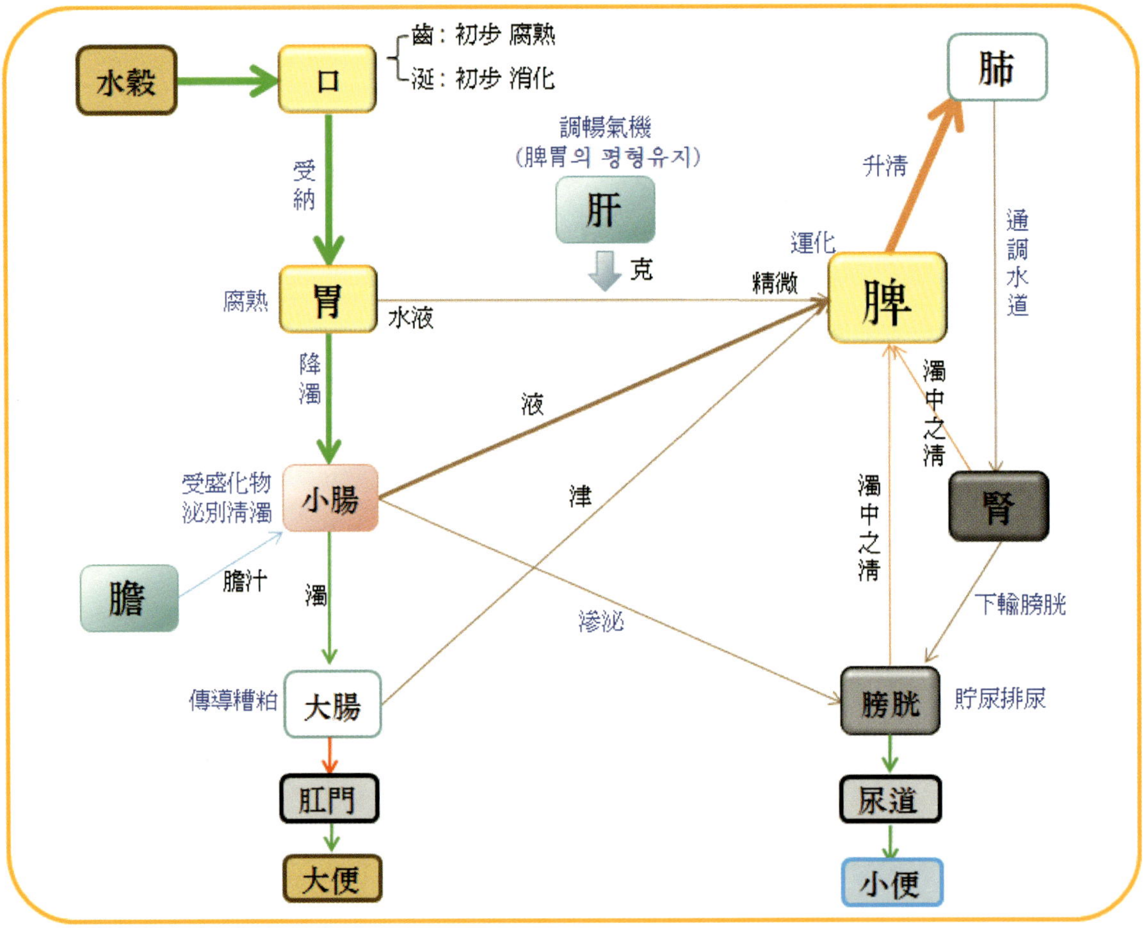

3) 津液失調 病機

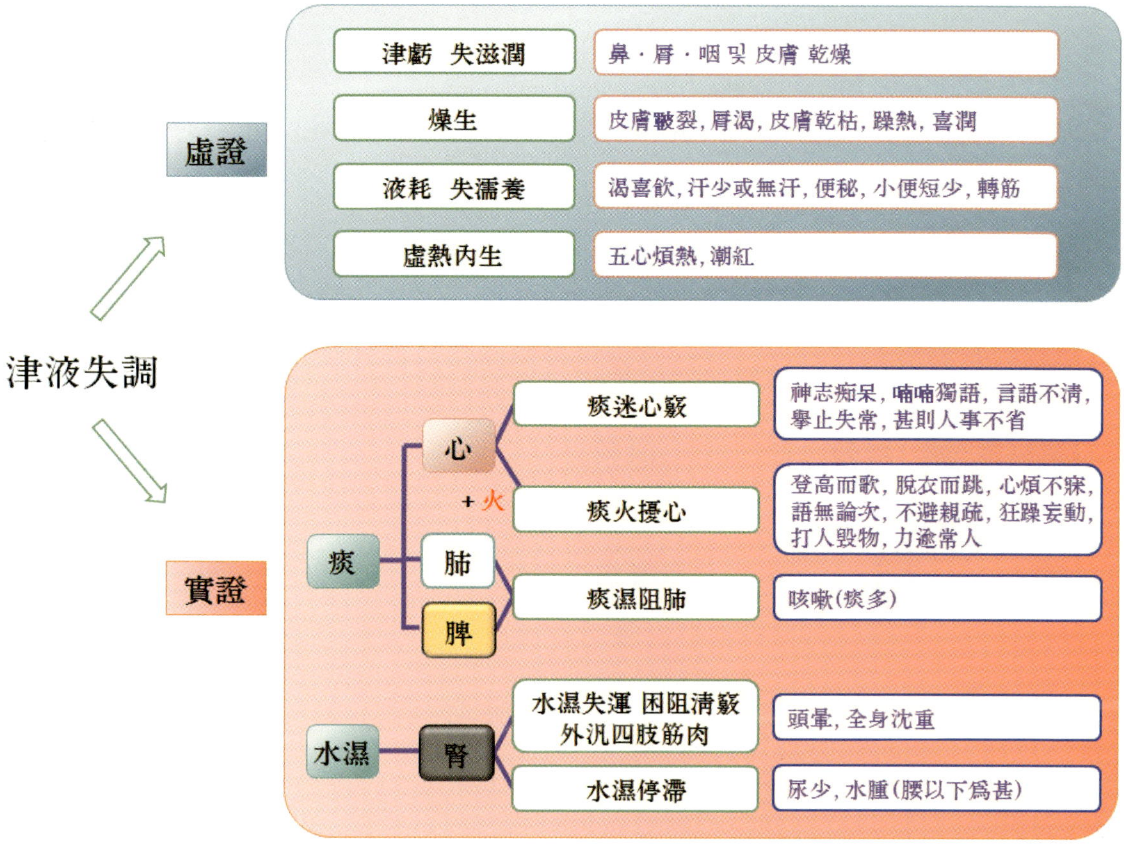

제2절 內生五邪 病機

1. 內生五邪의 개념

內生五邪란 疾病의 變化과정 중 臟腑機能의 減退로 인하여 內部에서 風·寒·濕·燥·火의 病理상태가 發生하는 것을 말하는 것으로, 단 暑는 外感에만 존재한다. 內生五邪가 인체 내에서의 疾病을 자연현상과 연관시켜 표현하는 것이기 때문에 六淫의 外邪와 구분하기 위해 內風, 內寒, 內濕, 內燥, 內火라 한다.

2. 內生五邪 病機

1) 肝風內動(風氣內動)

≪素問・至眞要大論≫ "諸暴强直, 皆屬於風." "諸風掉眩, 皆屬於肝"

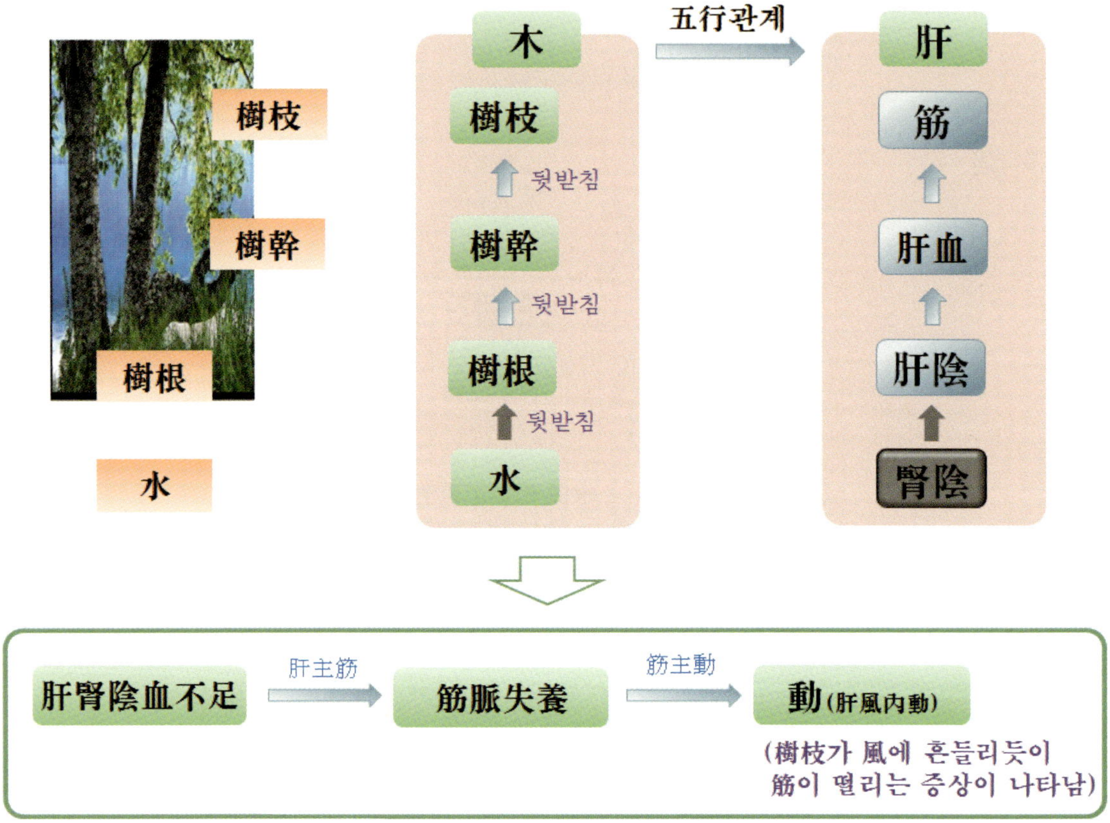

(1) 肝風內動(風氣內動) 病機의 구분

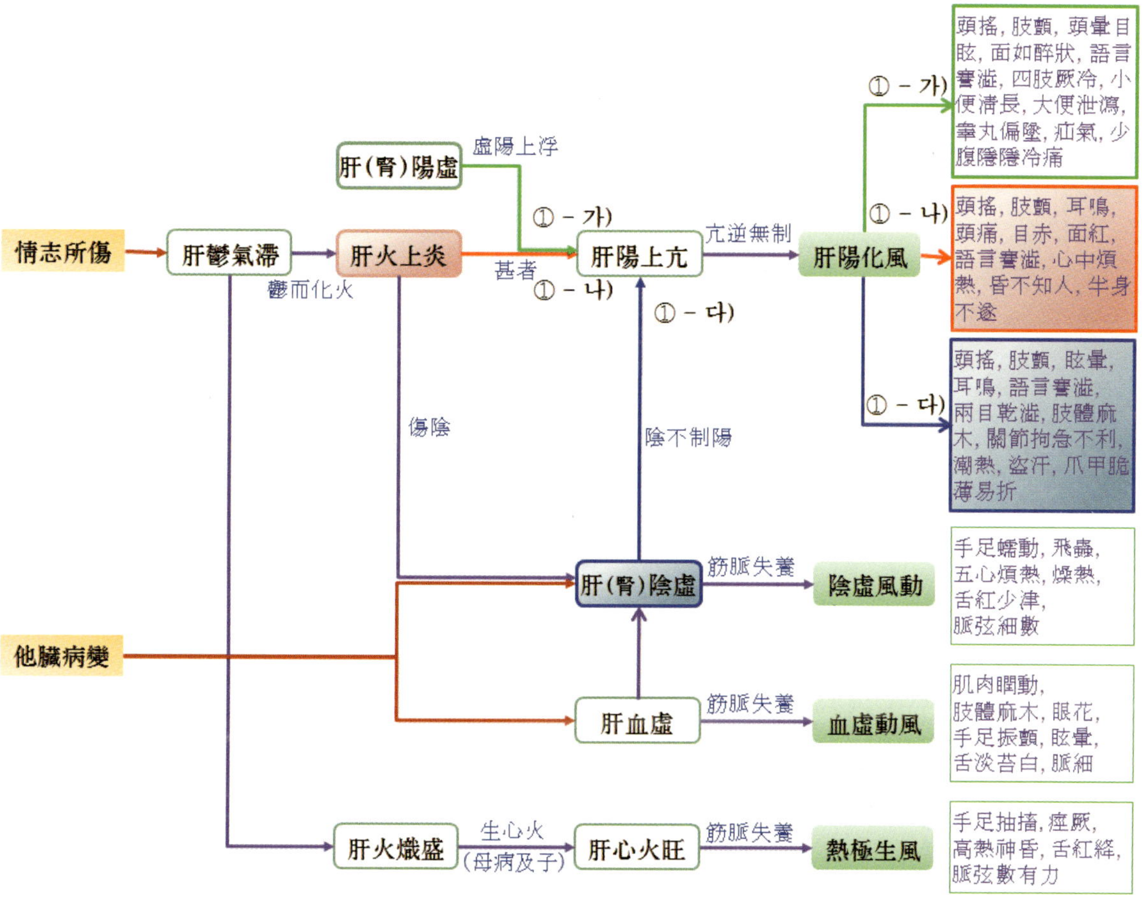

(2) 肝風內動의 病機

肝風內動은 肝陽化風, 熱極生風, 血虛動風, 陰虛風動의 네 가지 경우로 발생한다.

① 肝陽化風

①-가) 肝(腎)陽虛 → 肝陽上亢 → 肝陽化風

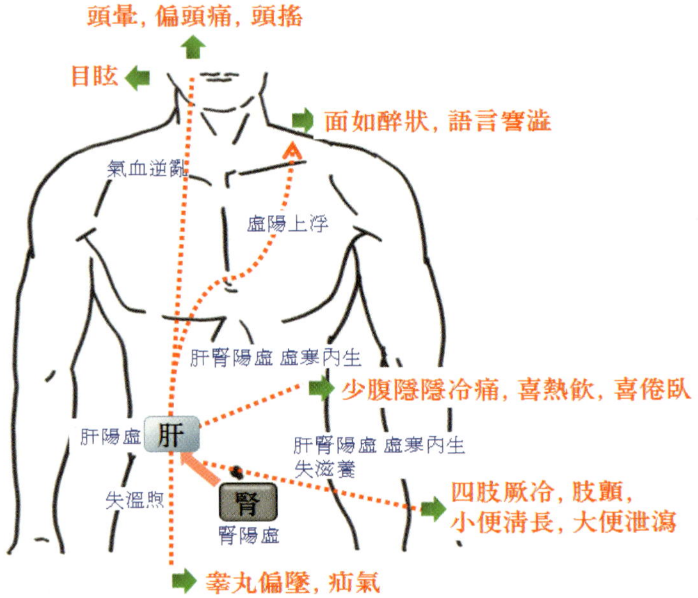

| 肝(腎)陽虛유래 肝陽化風의 人體圖解 |

生理	發病機理	代表症狀
	肝陽虛 – 虛陽上浮	面如醉狀, 頭暈
肝膽經行於偏頭部 肝開竅於目	肝膽經循行部位鬱滯	目眩
肝膽經行於偏頭部	氣血逆亂	頭搖, 語言謇澁
筋爲肝之體 筋主動	筋脈滋養失調	肢顫
肝腎陽主溫煦	肝腎陽虛 → 溫煦失調, 虛寒內生	四肢厥冷, 小便淸長, 大便泄瀉, 疝氣, 睾丸偏墜, 喜倦臥, 喜溫喜按, 喜熱飮
肝經下繞陰器	肝膽經循行部位鬱滯	少腹隱隱冷痛
舌淡紅 苔薄白	淡舌主陽虛 虛脈主虛 弦脈主肝病	淡舌 虛弦脈

| 肝(腎)陽虛유래 肝陽化風의 病機 요약 |

①-나) 肝火上炎 → 肝陽上亢 → 肝陽化風

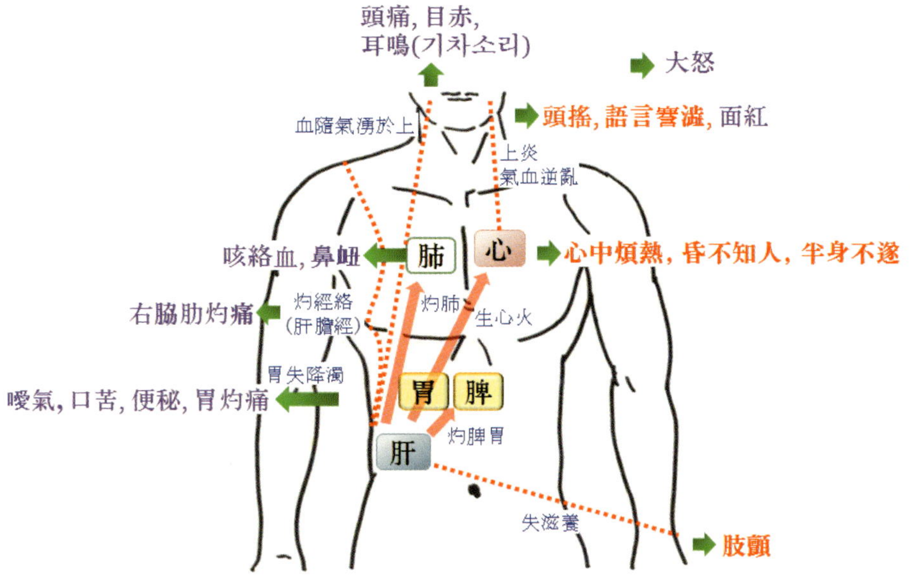

肝火上炎유래 肝陽化風의 人體圖解

生理	發病機理	代表症狀
肝主疏泄 肝喜條達	肝疏泄失調(疏泄太過)	大怒
肝膽經은 偏頭部 · 耳로 循行 및 開竅於目	肝火循經上擾諸竅	頭痛, 目赤, 耳鳴(기차소리)
肝膽經은 신체의 측면 · 胸脇 및 上肩을 循行	肝火灼經絡 · 血脈	右脇肋灼痛
血得溫而行	血得熱則妄行 灼傷肺鼻絡	咳絡血, 鼻衄
木生火 面爲心之華	肝火生心火, 上炎	面紅
肝生成膽汁, 膽主膽汁貯藏排泄, 膽汁流入於腸胃 脾胃消化促進	膽汁上逆	口苦
肝膽經行於偏頭部	氣血逆亂	頭搖
筋爲肝之體	筋脈滋養失調	肢顫, 語言謇澁
肝心 母子관계	肝火生心火	心中煩熱, 昏不知人, 半身不遂
肝克脾胃	肝灼脾胃絡脈	便秘, 胃灼痛, 常時噯氣
舌淡紅 苔薄白	紅舌黃苔主熱證 弦脈主肝病 數脈主熱證	紅舌, 黃苔 弦滑數脈

肝火上炎유래 肝陽化風의 病機 요약

①-다) 肝(腎)陰虛 → 肝陽上亢 → 肝陽化風

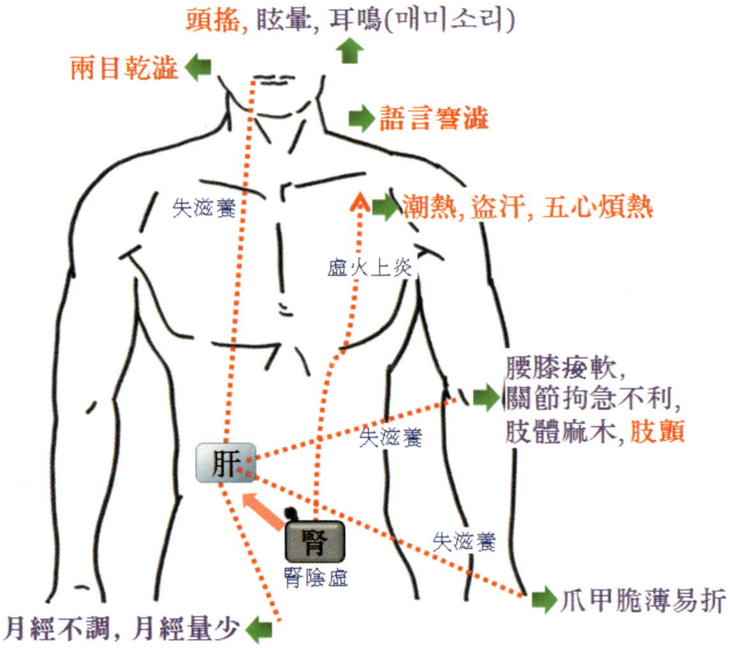

❙ 肝(腎)陰虛유래 肝陽化風의 人體圖解 ❙

生理	發病機理	代表症狀
肝膽經行於偏頭部	氣血逆亂	頭搖
筋爲肝之體	筋脈滋養失調	肢顫, 語言謇澁
肝開竅於目	滋養失調	兩目乾澁
爪甲爲肝之華	滋養失調	爪甲脆薄, 易折
筋爲肝之體	滋養失調	腰膝痠軟, 關節拘急不利, 肢體麻木
肝膽經은 偏頭部 · 耳로 循行 및 開竅於目	滋養失調	眩暈, 耳鳴(매미소리)
肝主疏泄, 肝主藏血 · 調節血量 血은 疏泄機能의 基本物質	陰血不足 肝調節血量失調	月經不調, 月經量少
陰陽互根互用	陰虛虛熱內生 虛火上炎	陰虛潮熱, 盜汗, 五心煩熱
舌淡紅 苔薄白	紅舌主熱, 少苔主陰虛 細脈主虛, 數脈主熱	紅舌, 少苔 細數脈

❙ 肝(腎)陰虛유래 肝陽化風의 病機 요약 ❙

② 熱極生風

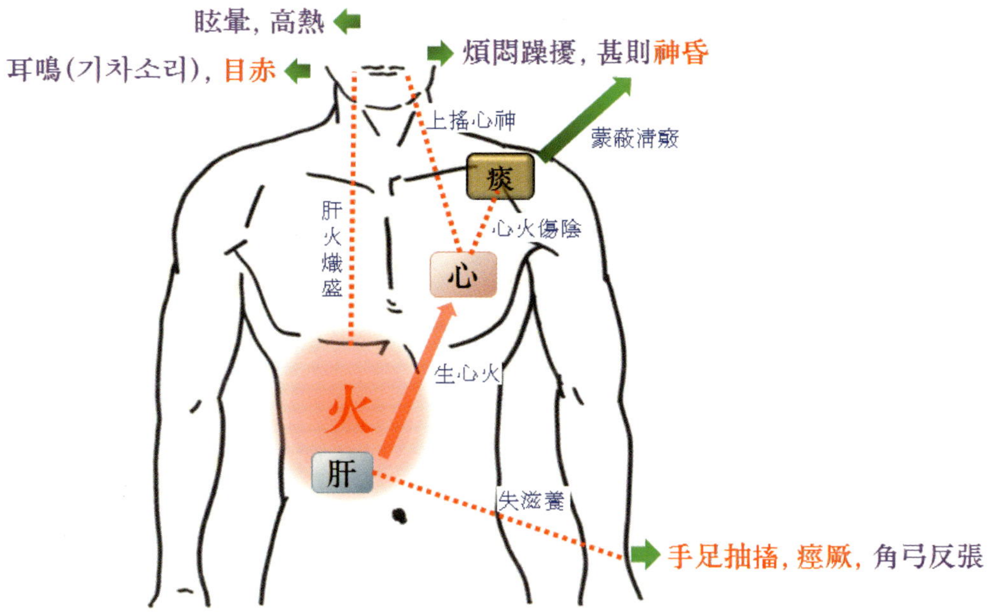

熱極生風의 人體圖解

生理	發病機理	代表症狀
肝主筋	熱灼傷血 血不養筋	手足抽搐, 頸項强直, 角弓反張
肝開竅於目	熱邪上擾頭目	眩暈, 目赤, 耳鳴(기차소리)
肝心 母子관계	肝火生心火	煩悶躁擾, 高熱
心主神志	火炎上 熱擾心神	熱甚則神昏
舌淡紅 苔薄白	紅絳舌主熱 弦脈主肝病 數脈主熱 有力主實	紅絳舌 脈弦數有力

熱極生風 肝風內動의 病機 요약

③ 血虛動風(肝血不足)

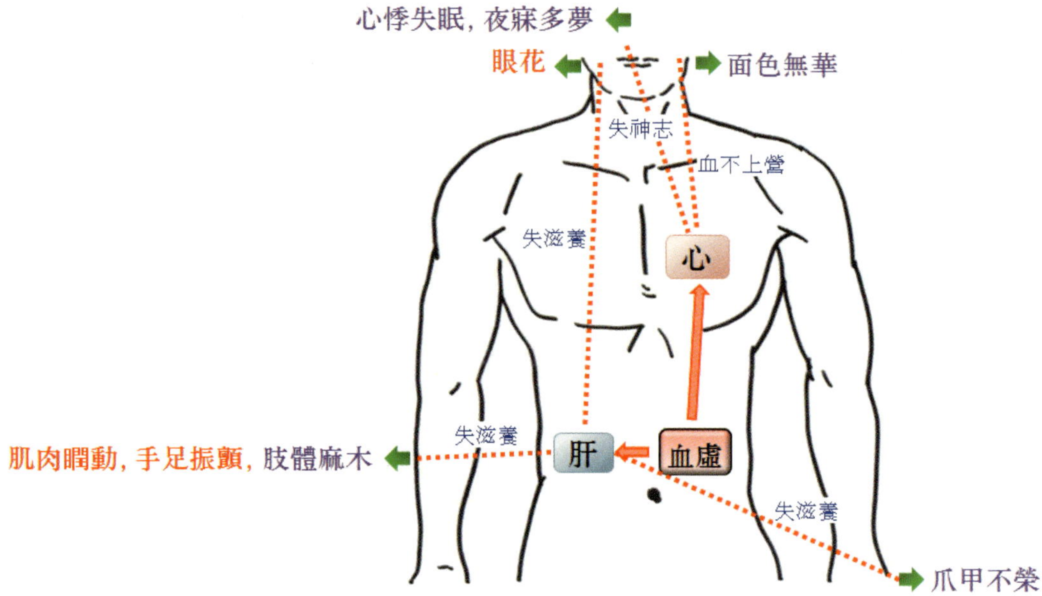

▌ 血虛動風(肝血不足)의 人體圖解 ▌

生理	發病機理	代表症狀
肝開竅於目	血滋養失調	兩目昏花, 眩暈
肝主筋	血不養筋	肌肉瞤動, 手足振顫, 易疲困, 肢體麻木, 關節拘急不利
爪甲爲肝之華	血滋養失調	爪甲不榮(色淡, 劒迹) [6]
肝主疏泄 肝喜條達	肝血虛→疏泄失調	抑鬱
肝藏血 · 調節血量	調節血量 失調	月經量少
面爲心之華	血不養面	面色無華
心主血脈 主神志	血不養心 神志不安	心悸失眠, 夜寐多夢
舌淡紅 苔薄白	淡舌主血虛 弦脈主肝病 細脈主血虛	淡舌 弦細脈

▌ 血虛動風(肝血不足)의 病機 요약 ▌

6) 色淡, 劒迹 : 손톱이 滋養되지 못하여 손톱이 淡色이고 劍의 측면에 있는 격임무늬가 나타난다.

④ 陰虛風動

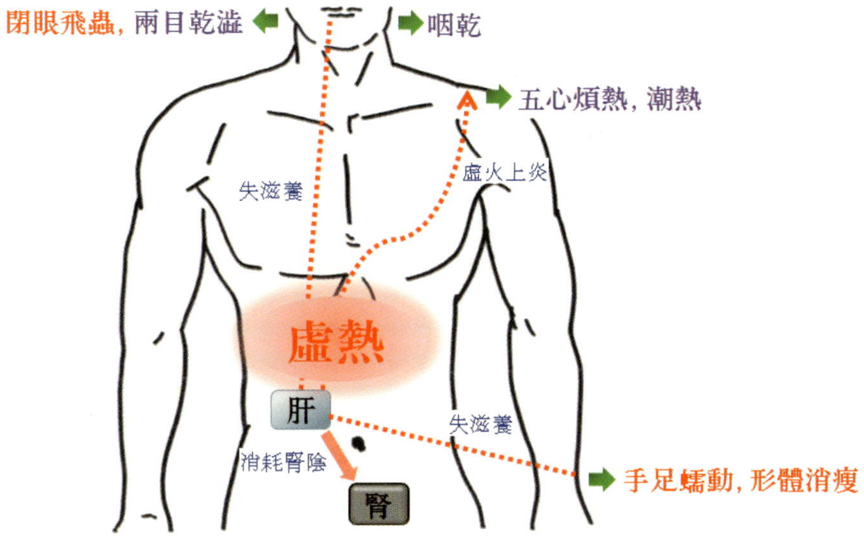

陰虛風動의 人體圖解

生理	發病機理	代表症狀
肝開竅於目	滋養失調	兩目乾澁, 閉眼飛蟲
肝膽經은 偏頭部 · 耳로 循行 및 開竅於目	滋養失調	眩暈, 耳鳴(매미소리)
爪甲爲肝之華	滋養失調	爪甲脆薄, 易折
肝主筋	陰血不養筋	手足蠕動, 腰膝痠軟, 關節拘急不利, 肢體麻木
陰陽互根互用	陰虛虛熱內生 虛火上炎	陰虛潮熱, 盜汗, 五心煩熱
肝主疏泄, 肝主藏血 · 調節血量 血은 疏泄機能의 基本物質	陰血不足 肝調節血量失調	月經不調, 月經量少
舌淡紅 苔薄白	紅舌主熱 少苔主陰虛 細脈主虛 數脈主熱	紅舌, 少苔 細數脈

陰虛風動의 病機 요약

2) 虛寒內生

≪素問・至眞要大論≫ “諸寒收引, 皆屬於腎”
“諸病水液, 澄澈淸冷, 皆屬于寒”

(1) 虛寒內生의 發生 과정

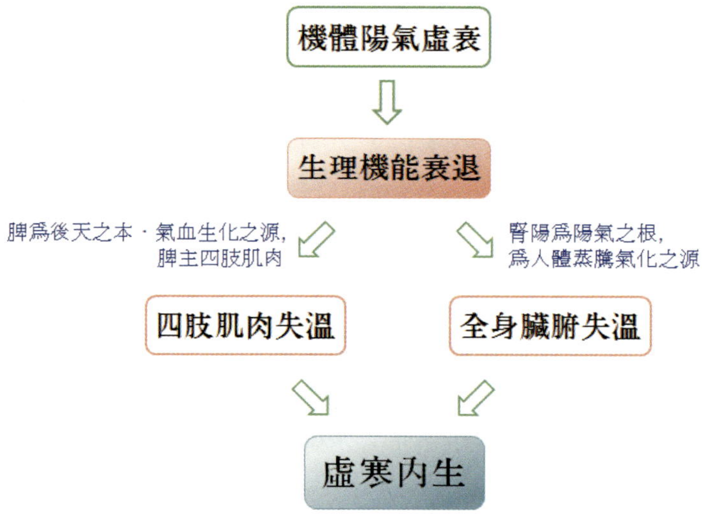

(2) 虛寒內生의 病機

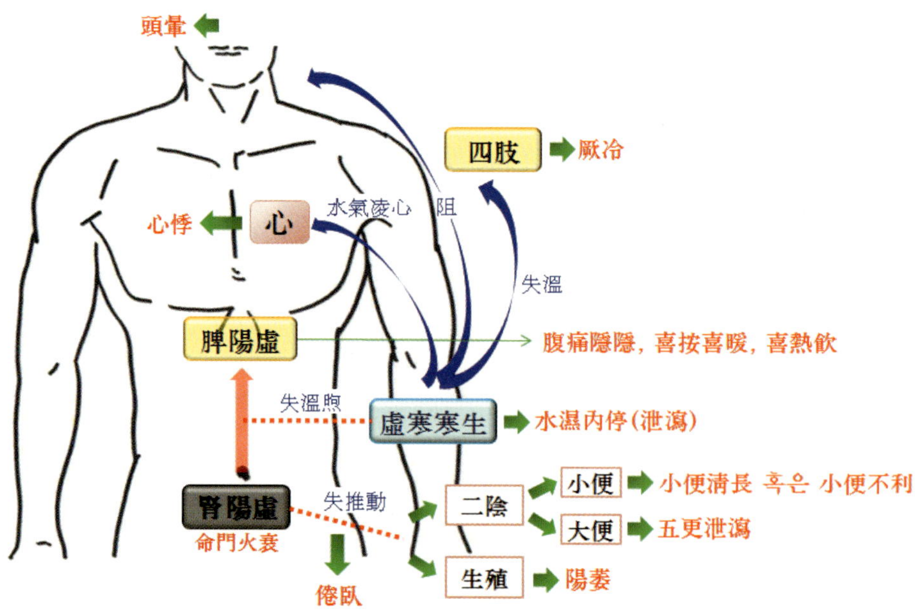

❙ 虛寒內生의 人體圖解 ❙

生理	發病機理	代表症狀
		脾氣虛證과 同一
陽主溫煦	陽虛 虛寒內生	腹痛喜按喜暖, 喜熱飮 五更泄瀉, 畏寒肢冷
陽主溫煦	陽虛 虛寒內生 水氣凌心	心悸
陽主推動	推動失調	小便淸長 혹은 小便不利, 陽萎, 倦臥
舌淡紅 苔薄白	淡胖舌主陽氣虛 滑苔主濕 脈沈遲無力主陽氣虛	淡胖舌 白滑苔 脈沈遲無力

虛寒內生의 病機 요약

3) 濕濁內生

≪素問・至眞要大論≫ "諸病腫滿, 皆屬于脾." "諸痙項强, 皆屬于濕"

(1) 濕濁內生의 原因

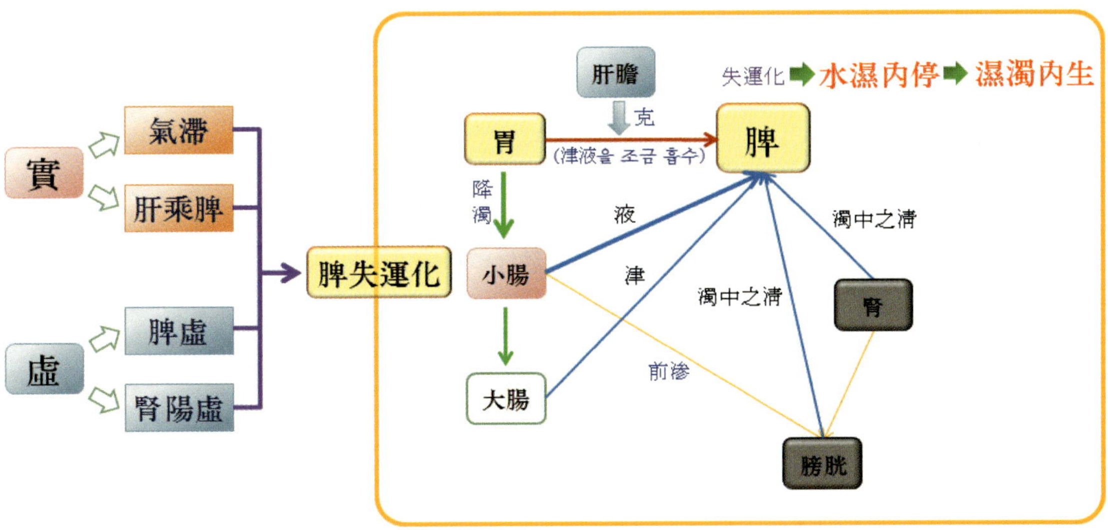

(2) 濕濁內生의 과정과 대표 症狀

寒濕濕濁內生을 과정을 살펴보면, 脾의 水濕運化 기능 失調로 인하여 人體內水濕이 內停되고

水濕이 不運됨으로써 上部(肺, 頭面) 및 四肢에 영향을 미치고, 또한 脾에도 다시 영향을 주어 困脾하게 한다.

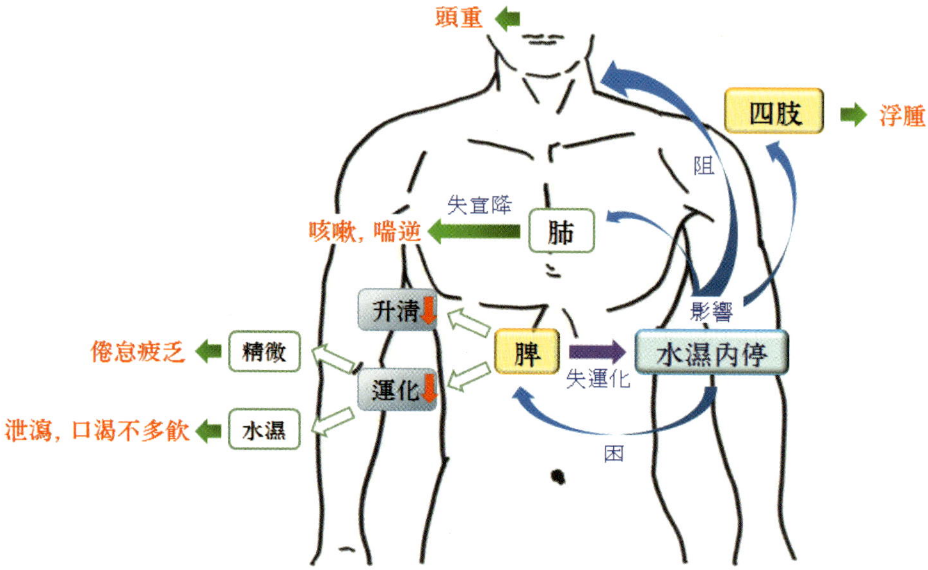

(3) 濕濁內生의 病機

濕濁內生은 寒濕에 의한 濕濁內生과 濕熱에 의한 濕濁內生 두 가지로 구분된다.

① 寒濕 濕濁內生의 병기

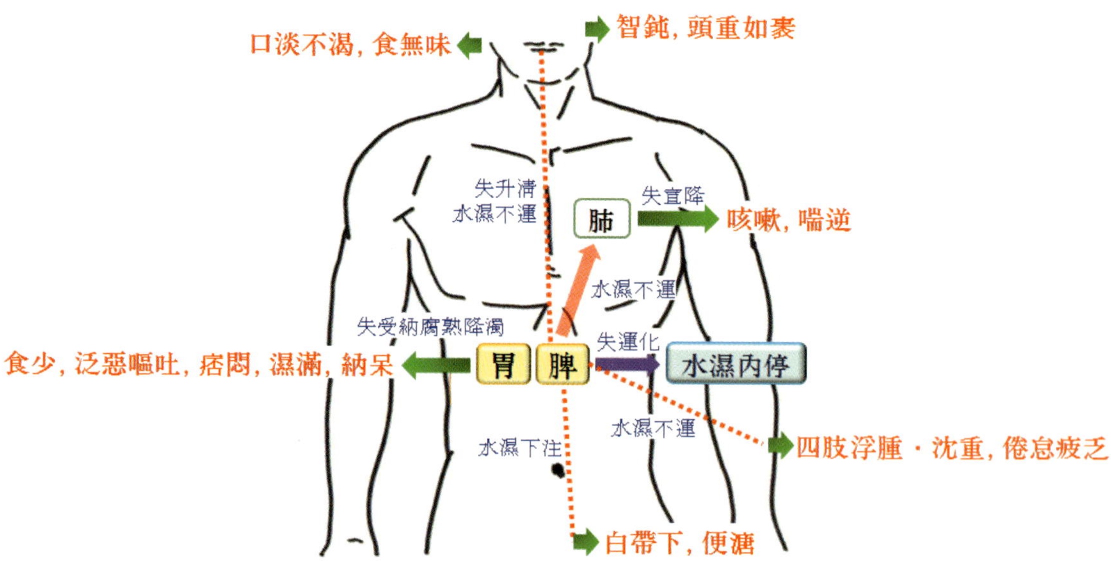

▎寒濕 濕濁內生의 人體圖解 ▎

生理	發病機理	代表症狀
脾主升淸・運化 口・涎・思・四末爲脾系統	寒濕困脾 → 升淸・運化 失調 系統阻滯	口淡不渴, 食無味, 智鈍, 四肢浮腫・沈重, 頭重如裹
脾主運化水濕 喜燥惡濕	寒濕困脾 水濕下注	帶下, 便溏
脾胃表裏關係 胃主受納腐熟降濁	寒濕困胃 胃受納腐熟降濁 失調	食少, 嘔惡, 痞悶, 濕滿, 納呆
舌淡紅 苔薄白	白苔主氣虛 膩苔主濕 濡脈主濕 緩脈主脾虛	白膩苔 濡緩脈

寒濕 濕濁內生의 病機 요약

② 濕熱 濕濁內生의 病機

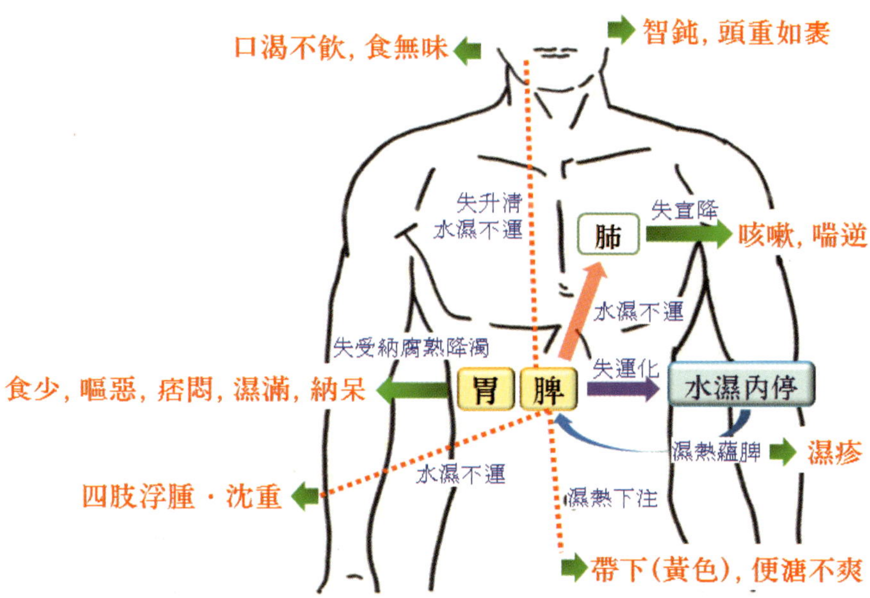

濕熱 濕濁內生의 人體圖解

生理	發病機理	代表症狀
脾主升淸・運化 口・涎・思・四末爲脾系統	濕熱蘊脾 升淸・運化 失調 系統阻滯	口渴不飮,[7] 食無味, 智鈍 四肢浮腫・沈重, 濕疹, 頭身如裹
脾主運化水濕 喜燥惡濕	濕熱下注 水濕不運	帶下(黃色), 便溏不爽
脾胃表裏關係 胃主受納腐熟降濁	濕熱蘊脾 胃受納腐熟降濁失調	食少, 嘔惡, 痞悶, 濕滿, 納呆
舌淡紅 苔薄白	紅舌主熱 黃苔主熱 苔膩主濕 濡脈主濕 數脈主熱	紅舌, 黃膩苔 濡數脈

濕熱 濕濁內生의 病機 요약

4) 津傷化燥

≪素問玄機原病式・六氣爲病≫ "諸澁枯涸, 乾勁皴揭, 皆屬于燥"

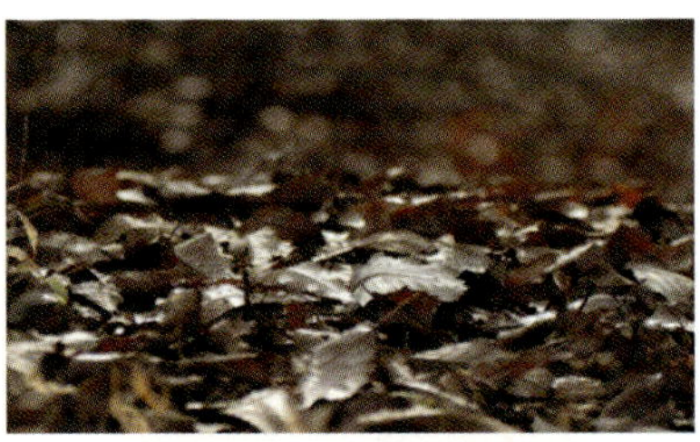

落葉 : 乾枯, 萎

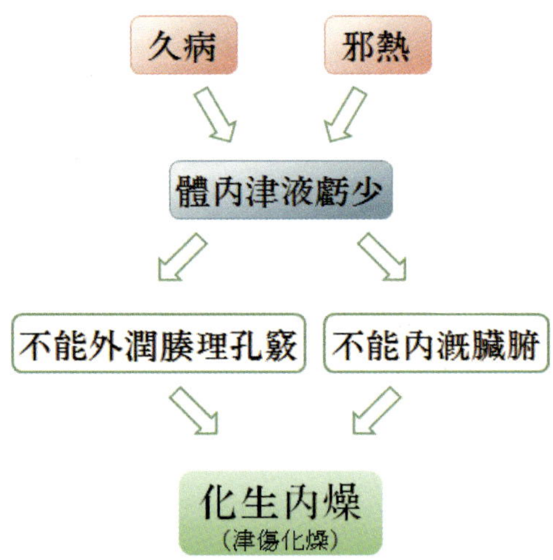

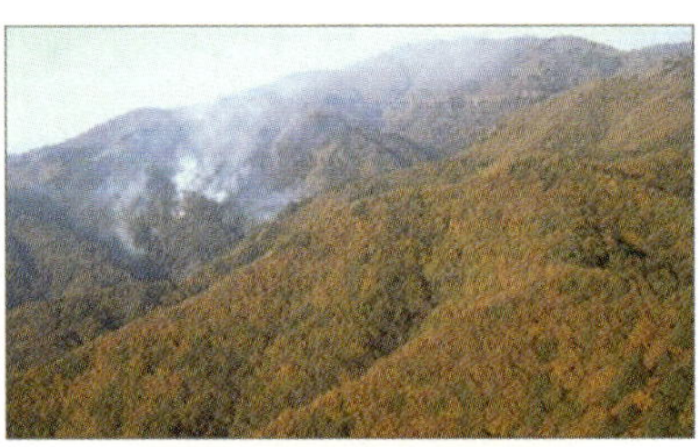

着火冒烟 : 傷津

7) 口渴不飮 : 津液不足으로 인하여 口渴한 것이 아니라 濕熱로 인하여 水濕이 阻滯되어 水濕이 원활하게 輸布되지 않아 口渴이 생긴 것이므로 飮水를 마시고자 하지는 않는다.

(1) 津傷化燥의 病機

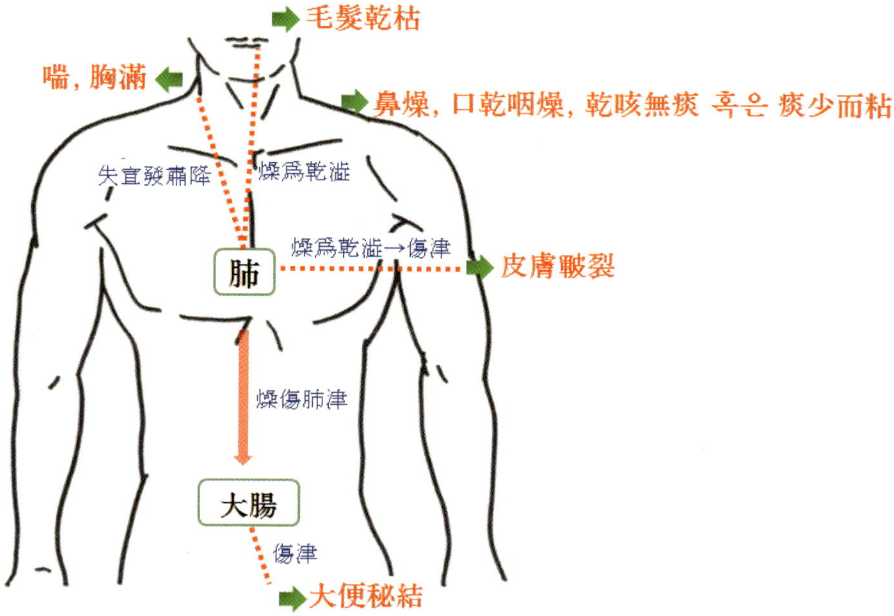

| 津傷化燥의 人體圖解 |

生理	發病機理	代表症狀
肺開竅於鼻 咽喉爲肺經相通	通暢失調, 燥乾澁 傷津	鼻燥, 咽喉乾燥
肺主皮毛	燥乾澁 傷津	毛髮乾枯, 皮膚皸裂
肺宣發肅降 通調水道	失宣發肅降	氣喘, 胸滿, 煩燥
	燥傷肺津 肺津不布	乾咳無痰 혹은 痰少而粘
肺大腸表裏關係	燥邪傷津	大便秘結
舌淡紅 苔薄白	乾舌主燥 數脈主熱 細脈主裏虛	乾舌 細數脈

| 津傷化燥의 病機 요약 |

5) 火熱內生

《素問・至眞要大論》"諸熱瞀瘛, 皆屬于火." "諸躁狂越, 皆屬于火"

(1) 火熱內生의 과정

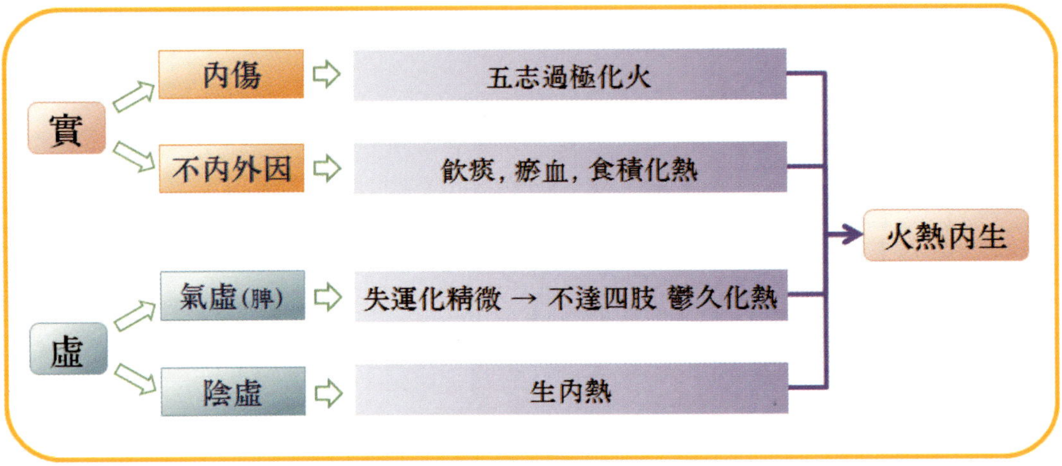

(2) 火熱內生의 病機

① 實證 - 五志過極化火(肝火上炎)

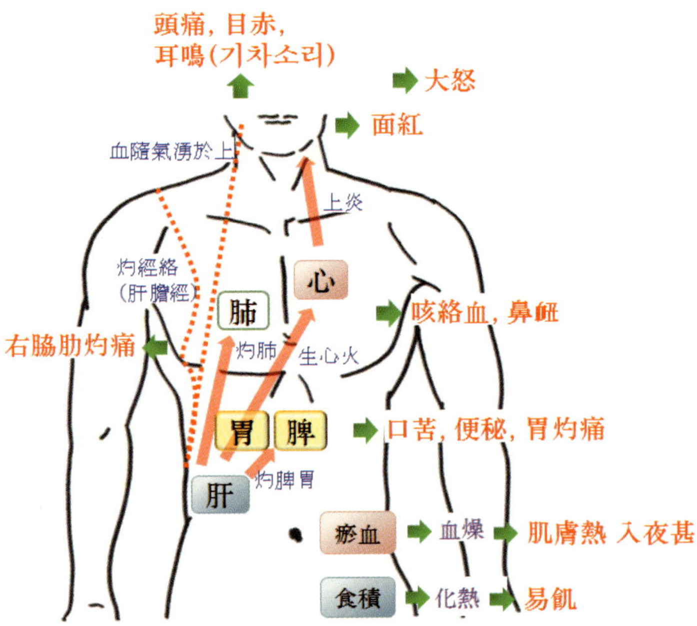

實證 五志過極化火(肝火上炎)의 人體圖解

生理	發病機理	代表症狀
肝主疏泄 肝喜條達	肝疏泄失調(疏泄太過)	大怒
肝膽經은 偏頭部 · 耳로 循行 및 開竅於目	肝火循經上擾諸竅	頭痛, 目赤, 耳鳴(기차소리)
肝膽經은 신체의 측면 · 胸脇 및 上肩을 循行	肝火灼經絡 · 血脈	右脇肋灼痛
血得溫而行	血得熱則妄行 灼傷肺鼻絡	咳絡血, 鼻衄
木生火 面爲心之華	肝火生心火, 上炎	面紅
肝生成膽汁, 膽主膽汁貯藏排泄, 膽汁流入於腸腔 脾胃消化促進	膽汁上逆	口苦
肝克脾胃	肝灼脾胃絡脈	便秘, 胃灼痛
血屬陰	瘀血化燥	肌膚熱 入夜甚
胃主受納腐熟降濁	食積化熱	易飢
舌淡紅 苔薄白	紅舌黃苔主熱證 弦脈主肝病 數脈主熱證	紅舌, 黃苔 弦滑數脈

實證 五志過極化火(肝火上炎)의 病機 요약

② 虛證 - 虛熱內生(氣陰兩虛)

≪類證治裁 · 火證≫ "虛火, 飮食勞倦, 內生虛熱, 此傷脾陽也. 思慮房勞, 血虛火亢, 此傷腎陰也"

≪景岳全書 · 雜證模≫ "陰虛者能發熱, 此以眞陰虧損, 水不制火也"

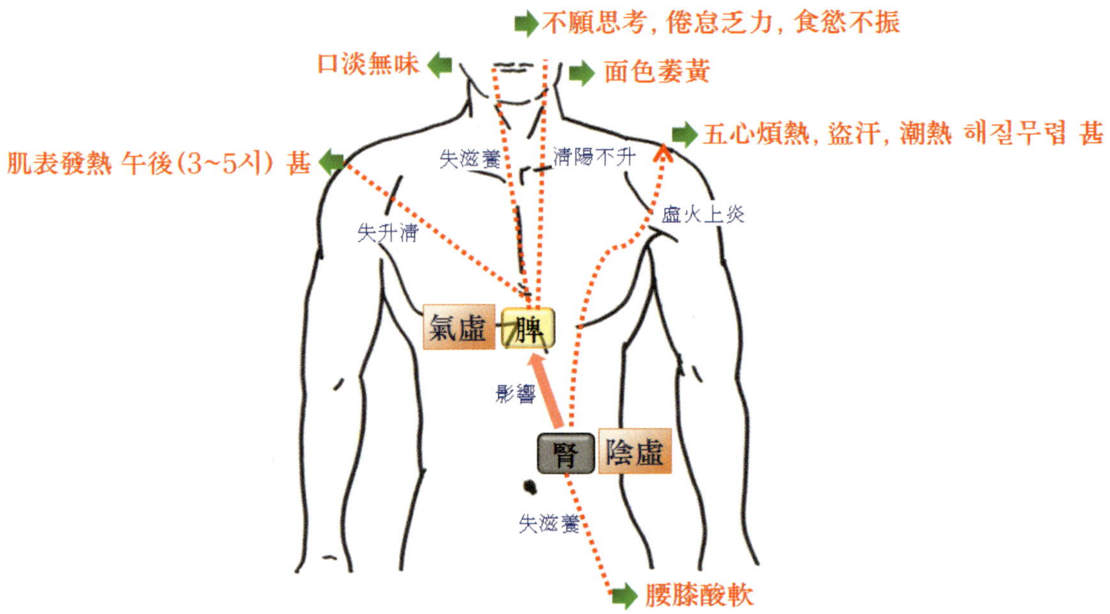

虛證 – 虛熱內生(氣陰兩虛)의 人體圖解

生理	發病機理	代表症狀
腎主骨 腰爲腎之府	滋養失調	腰酸腿軟
腎生髓通於腦 耳爲腎之竅	滋養失調	耳鳴耳聾
腎中之精 可分陰陽 陰陽互根互用	陰虛虛熱內生 虛火上炎	五心煩熱, 盜汗, 潮熱 해질무렵 甚
脾主升淸·運化 口·涎·思·四末爲脾系統	寒濕困脾 → 升淸·運化 失調 系統阻滯	口淡無味, 消瘦, 不願思考 肌表發熱 오후(3~5시) 甚
脾主升淸·運化 氣血生化之源 脾主黃色	筋骨滋養失調	倦怠乏力, 面色萎黃, 食慾不振
舌淡紅 苔薄白	紅舌少苔主陰虛 細脈主陰血虛 數脈主熱	紅舌, 少苔 細脈 혹은 數脈

虛證 – 虛熱內生(氣陰兩虛)의 病機 요약

제3절 臟腑病機

1. 心系 病機

1) 心의 系統表

自然界					五行	人體界					
五味	五色	五氣	五方	五季		五臟	六腑	五官	形體	情志	五液
酸	青	風	東	春	木	肝	膽	目	筋	怒	淚
苦	赤	暑	南	夏	火	心	小腸	舌	脈	喜	汗
甘	黃	濕	中	長夏	土	脾	胃	口	肉	思	涎
辛	白	燥	西	秋	金	肺	大腸	鼻	皮毛	悲	涕
鹹	黑	寒	北	冬	水	腎	膀胱	耳	骨	恐	唾

2) 心의 특성

① 心爲君主之官 五臟六腑之大主
② 心爲神之府 神明出焉
③ 心主一身之血

3) 心과 小腸의 生理

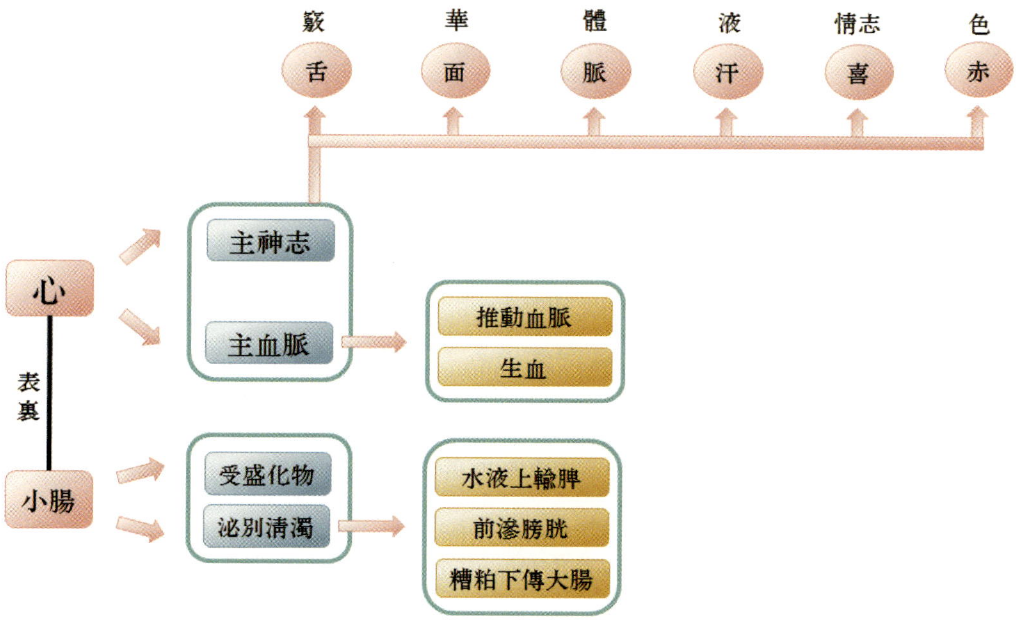

참고 | 生血의 原理

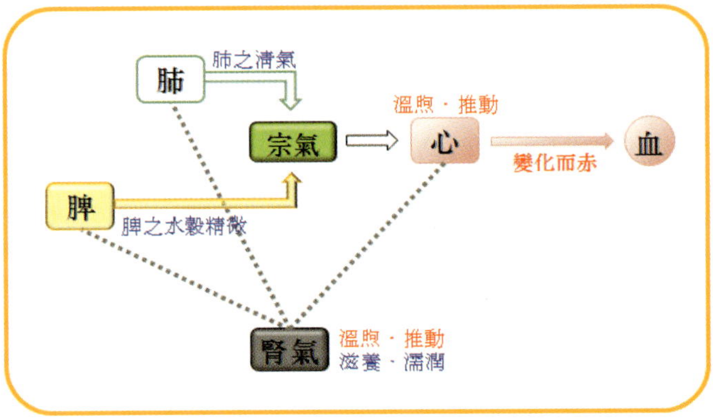

4) 心의 病機 구분

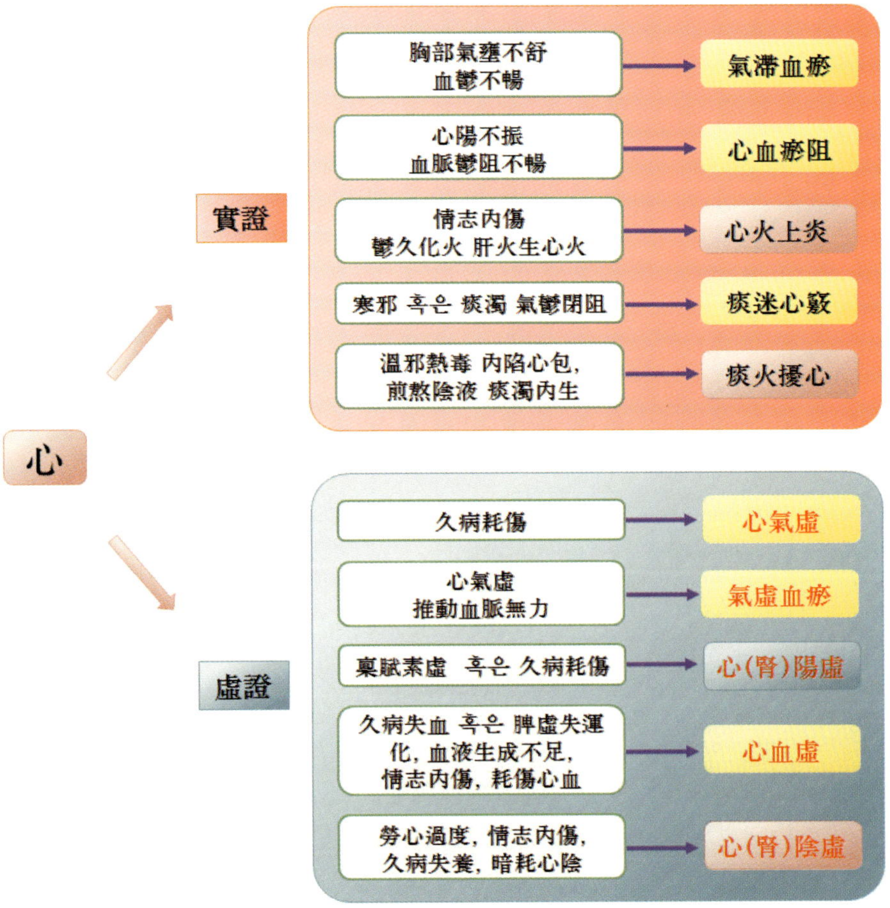

5) 心系 病機

(1) 氣滯血瘀

① 氣滯血瘀의 人體圖解

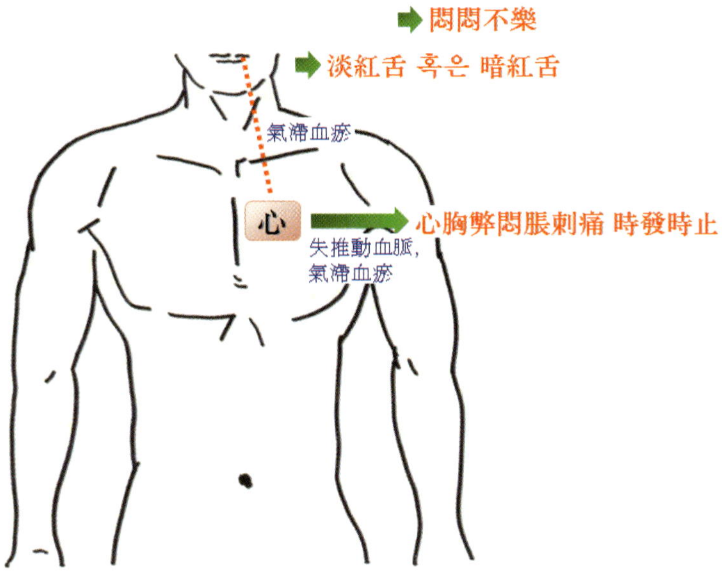

② 氣滯血瘀의 系統別 증상

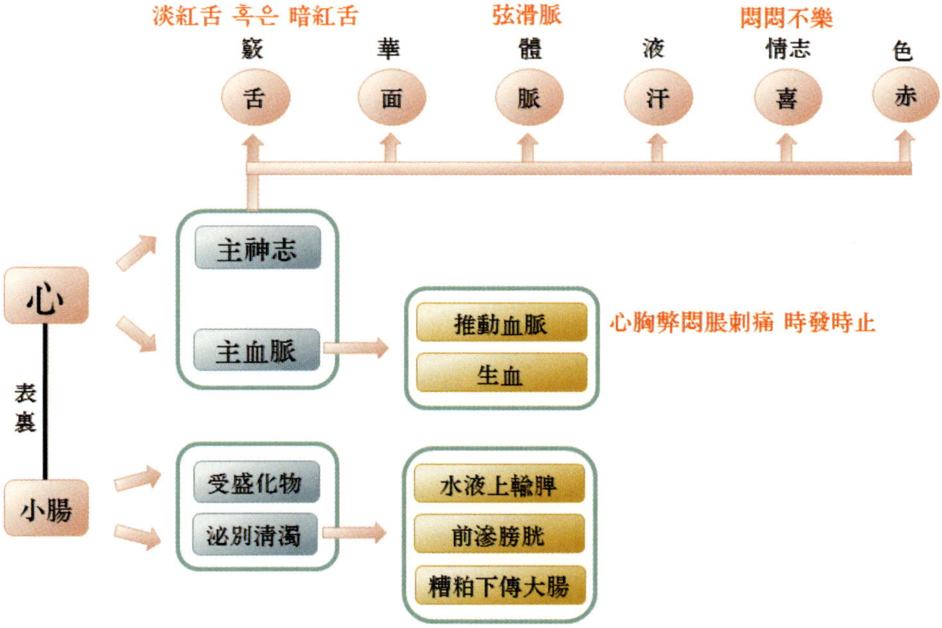

生理	發病機理	代表症狀
心主推動血脈	氣滯血瘀 → 推動血脈失調 → 不通則痛	心胸弊悶脹刺痛 時發時止
心主喜	五志(喜) 異常	悶悶不樂
舌淡紅 苔薄白	暗紅舌主瘀血 弦脈主肝病 滑脈主血瘀	淡紅舌 혹은 暗紅舌 弦滑脈

氣滯血瘀의 病機 요약

(2) 心血瘀阻

① 心血瘀阻의 人體圖解

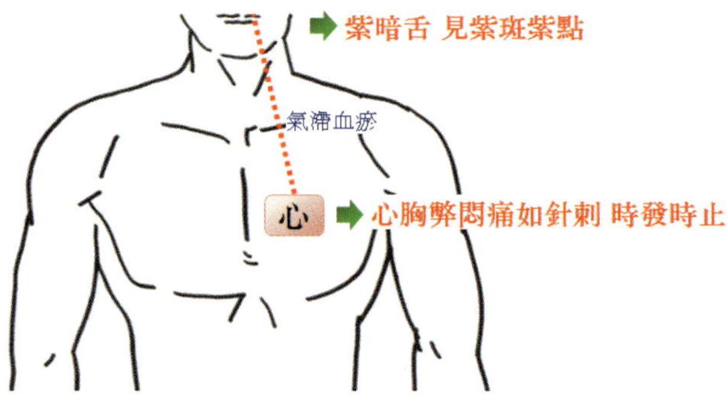

② 心血瘀阻의 系統別 증상

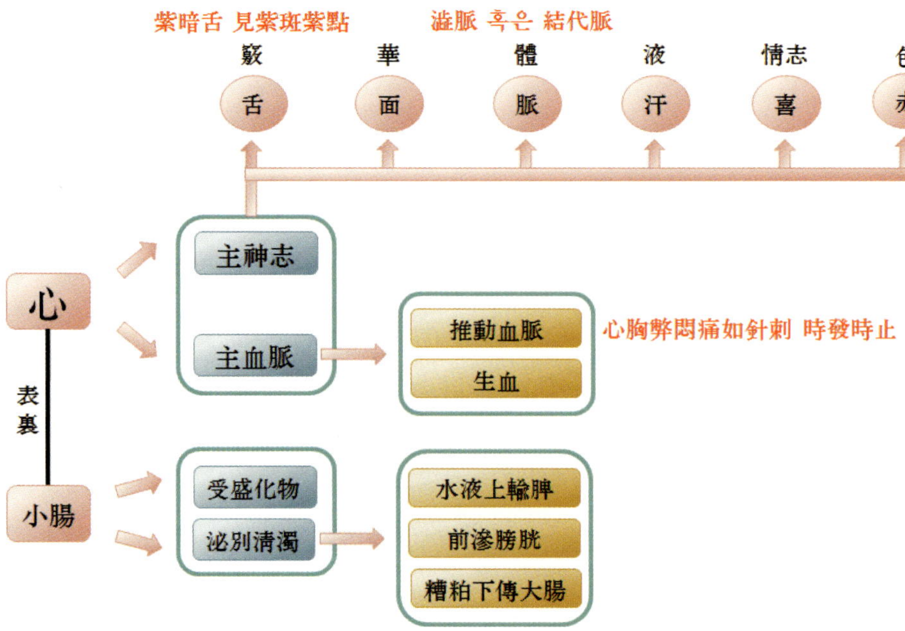

生理	發病機理	代表症狀
心主推動血脈	血瘀阻滯血脈 → 不通則痛	心胸弊悶痛如針刺 時發時止
舌淡紅 苔薄白	紫暗舌 紫斑主瘀血 澁脈主瘀血	紫暗舌 見紫斑紫點 澁脈 혹은 結代脈

▎心血瘀阻의 病機 요약 ▎

(3) 心火上炎

① 心火上炎의 人體圖解

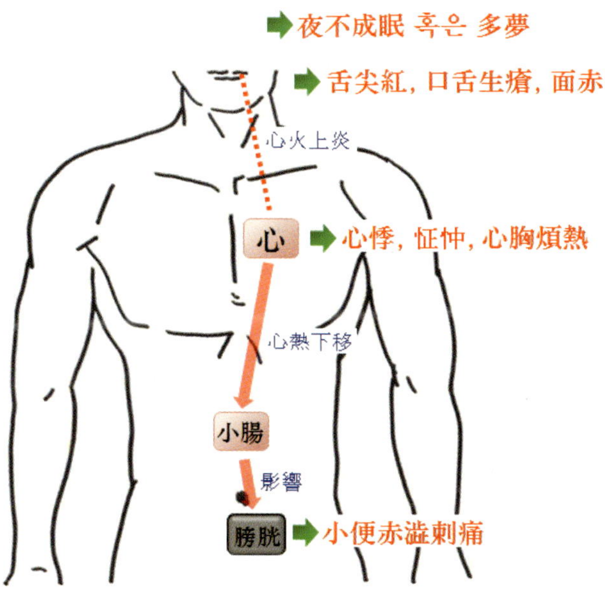

② 心火上炎의 系統別 증상

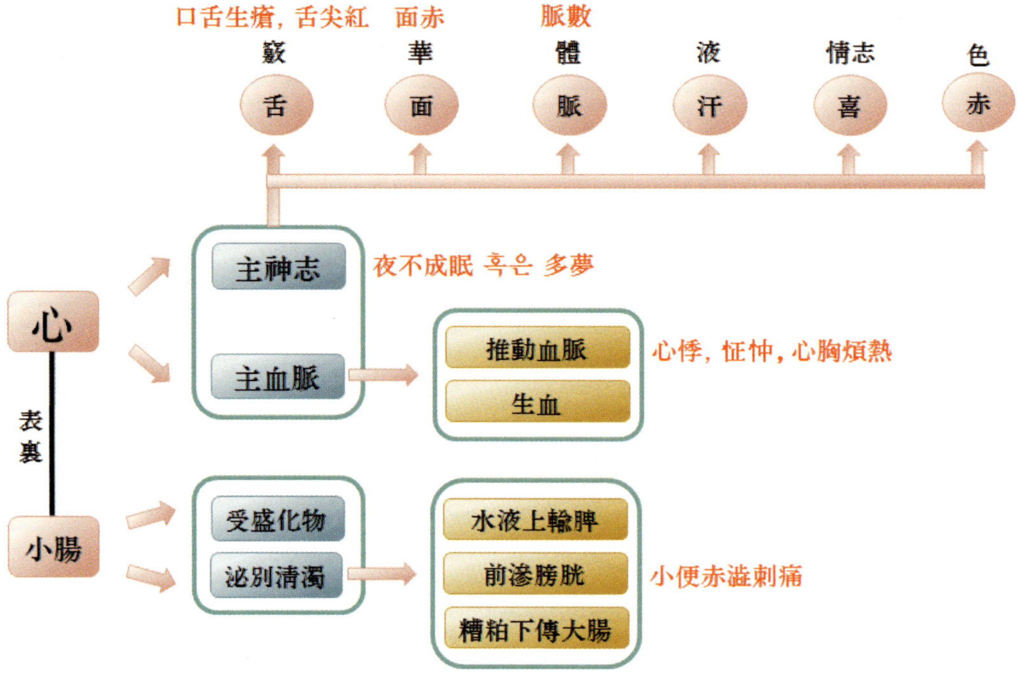

生理	發病機理	代表症狀
面爲心之華 心開竅於舌	心火上炎 循經上擾	面赤, 口舌生瘡
心主神志	熱擾心神	夜不成眠 혹은 多夢
心主推動血脈	熱擾心	心悸, 怔忡, 心胸煩熱
心小腸表裏關係 小腸主泌別淸濁 · 前滲膀胱	心熱下移小腸 影響膀胱	小便赤澁刺痛
舌淡紅 苔薄白	舌尖紅主心熱 數脈主熱	舌尖紅 數脈

▎心火上炎의 病機 요약 ▎

(4) 痰迷心竅

① 痰迷心竅의 人體圖解

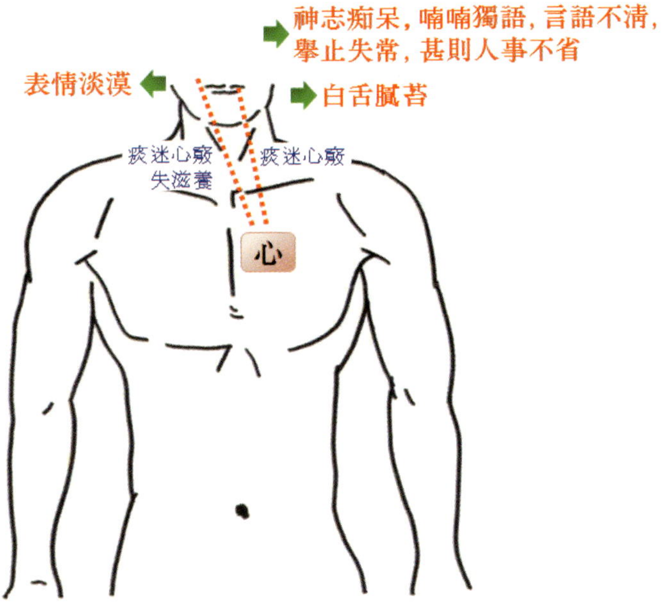

② 痰迷心竅의 系統別 증상

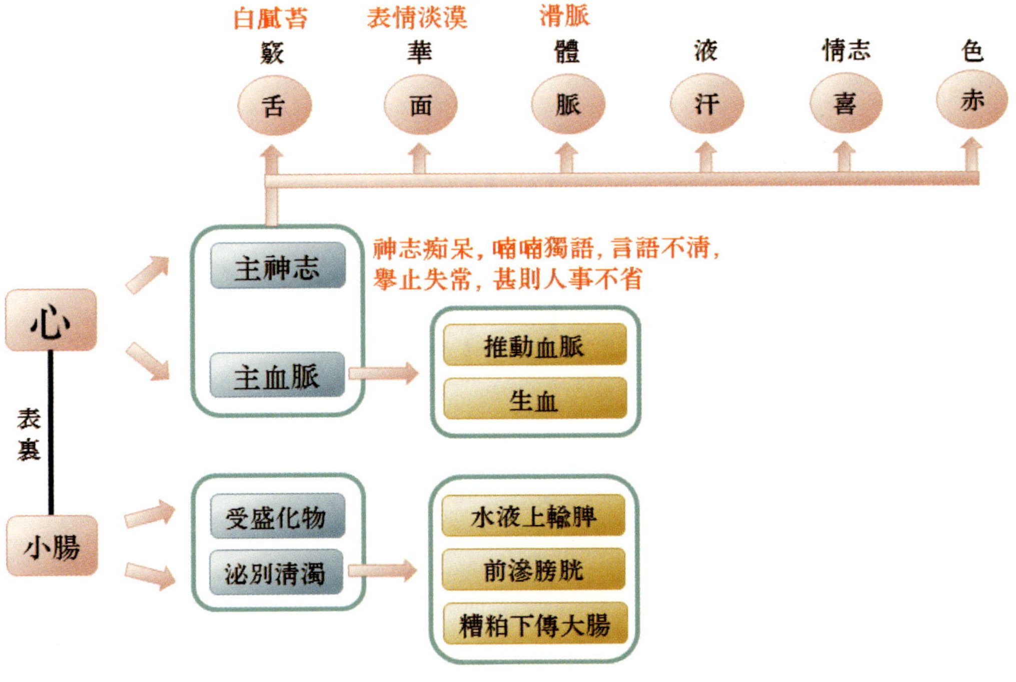

生理	發病機理	代表症狀
面爲心之華	痰迷心竅 滋養失調	表情淡漠
陰主靜 心主神志	痰迷心竅(痰屬陰)[8] 神志錯亂	神志痴呆 ,喃喃獨語, 言語不淸, 擧止失常, 甚則人事不省
舌淡紅 苔薄白	白膩苔主痰 滑脈主痰	白膩苔 滑脈

痰火擾心의 病機 요약

(5) 痰火擾心

① 痰火擾心의 人體圖解

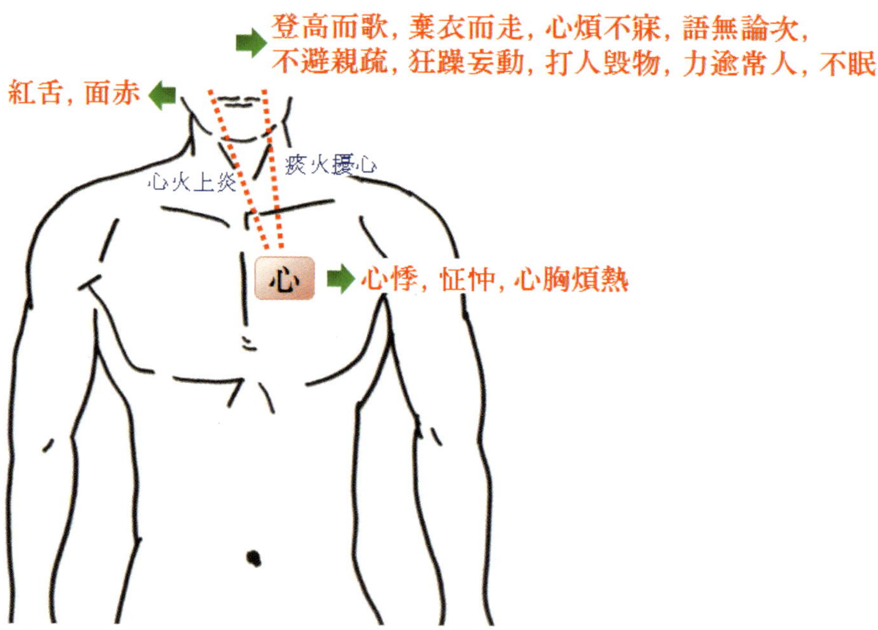

8) 痰屬陰 : 痰이 陰에 속하기 때문에 증상들이 대체적으로 차분한 편이다.

② 痰火擾心의 系統別 증상

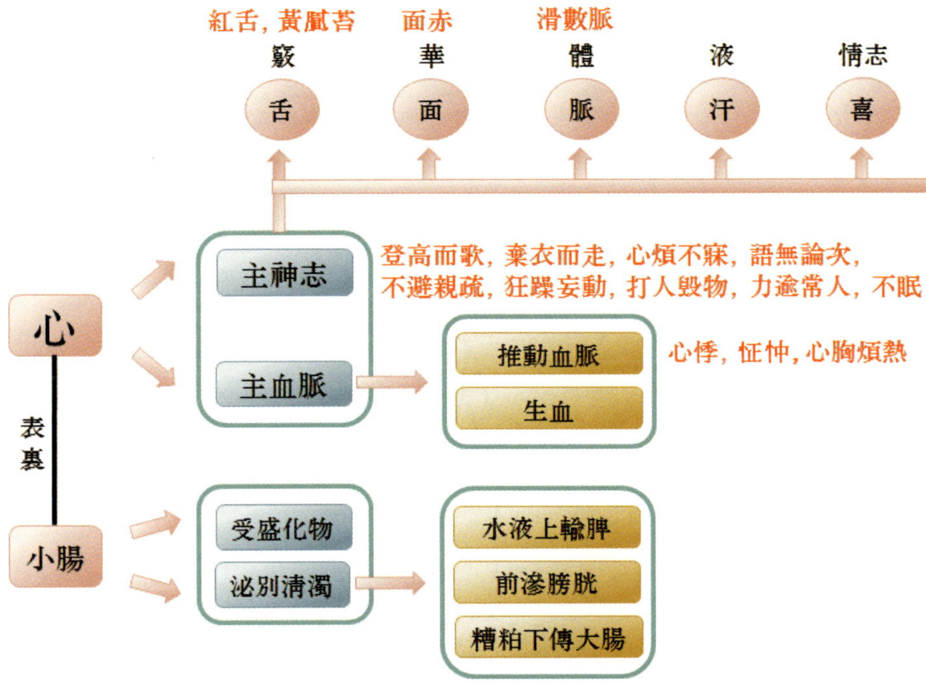

生理	發病機理	代表症狀
面爲心之華	心火上炎	面赤
陽主動 心主神志	痰火擾心(火屬陽)[9] 神志錯亂	登高而歌, 棄衣而走, 心煩不寐, 語無論次, 不避親疏, 狂躁妄動, 打人毁物, 力逾常人
心主神志	陽不入陰 神志不安	不眠
心主推動血脈	熱擾心	心悸, 怔忡, 心胸煩熱
舌淡紅 苔薄白	紅舌主熱 黃苔主熱 膩苔主痰 滑脈主痰 數脈主熱	紅舌, 黃膩苔 滑數脈

ㅣ 痰火擾心의 病機 요약 ㅣ

9) 火屬陽 : 火는 陽에 속하기 때문에 증상들이 대체적으로 과장되고 과격한 편이다.

(6) 心氣虛

① 心氣虛의 人體圖解

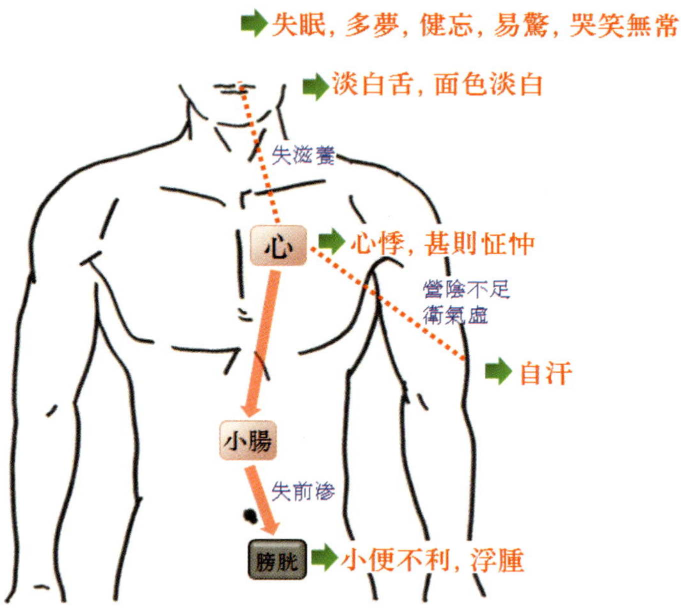

② 心氣虛의 系統別 증상

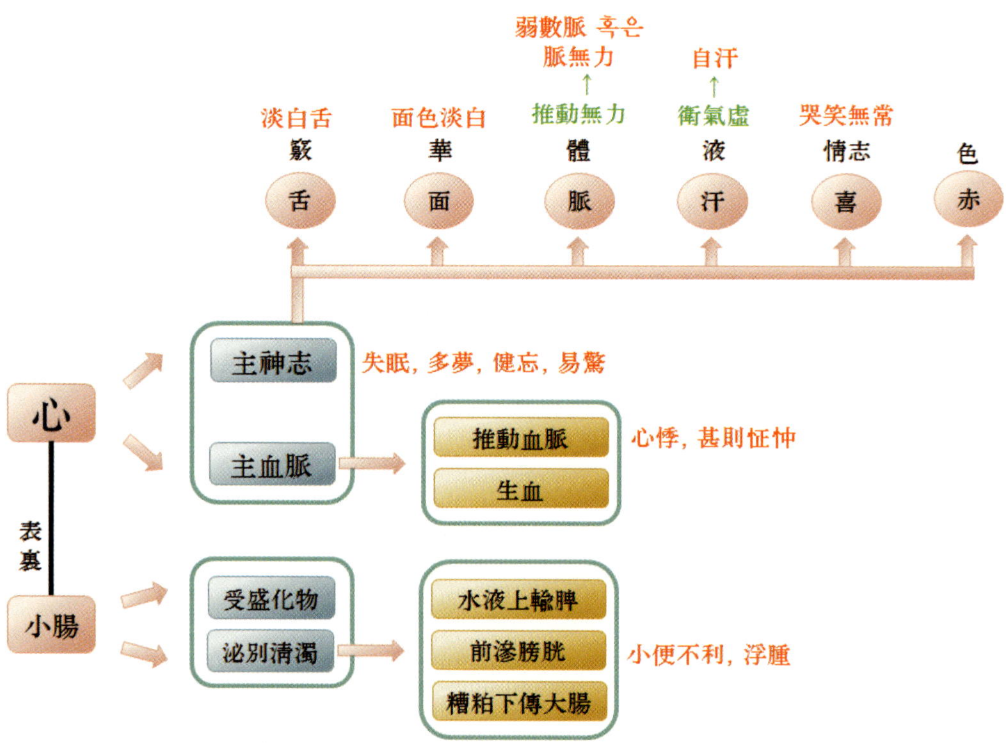

生理	發病機理	代表症狀
面爲心之華	滋養失調	面色淡白
汗爲心之液	營陰不足 → 衛氣虛	自汗
心主神志 血은 神志活動의 基本物質	神志不安(氣虛 → 血虛)	失眠, 多夢, 健忘, 易驚
心主血脈	推動血脈無力	心悸, 甚則怔忡
心小腸表裏關係	小腸泌別淸濁 前滲膀胱 失調	小便不利, 浮腫
心主喜	心虛則 五志(喜)의 이상	哭笑無常
舌淡紅 苔薄白 心主推動血脈	淡白舌主心氣虛 弱脈主氣虛 脈無力主虛	淡白舌 弱數脈 혹은 脈無力

心氣虛의 病機 요약

(7) 氣虛血瘀 → 心血瘀阻

① 氣虛血瘀 → 心血瘀阻의 人體圖解

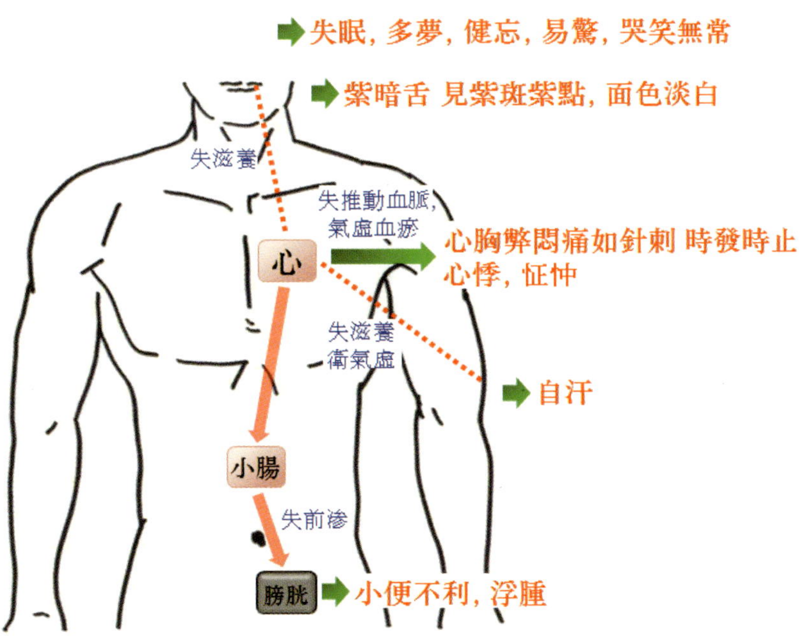

② 氣虛血瘀 → 心血瘀阻의 系統別 증상

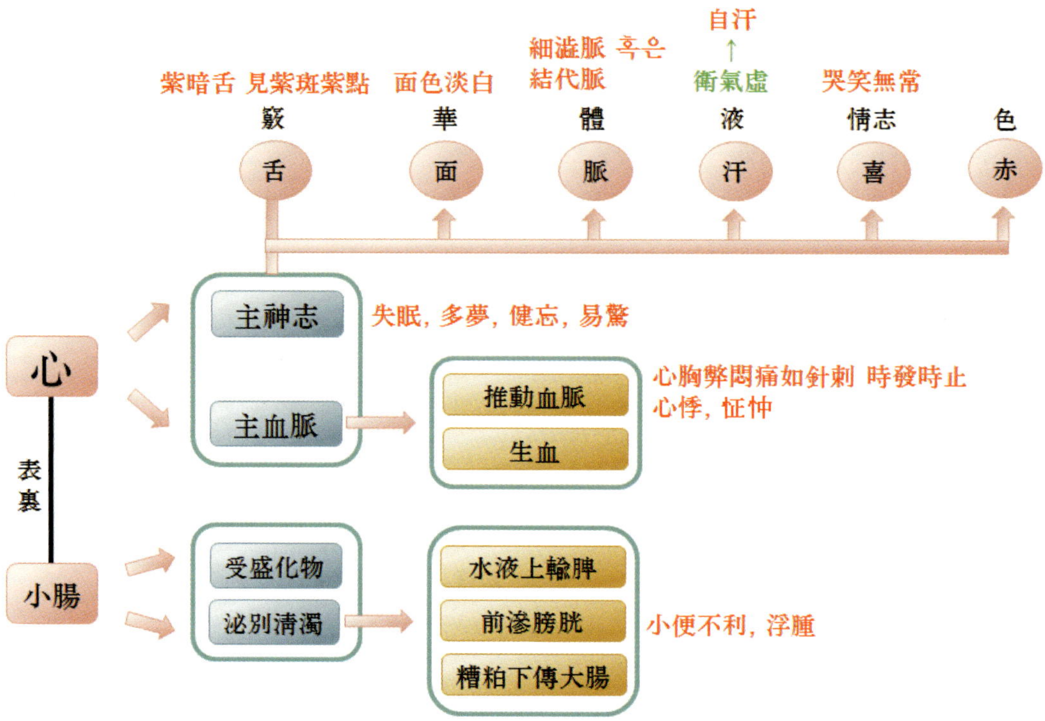

生理	發病機理	代表症狀
		氣虛證과 同一
心主推動血脈	氣虛血瘀 → 推動血脈失調 → 不通則痛	心胸弊悶痛如針刺 時發時止
舌淡紅 苔薄白	紫暗舌 紫斑主瘀血 細脈主虛 澁脈主瘀血	紫暗舌 見紫斑紫點 細澁脈 혹은 結代脈

| 氣虛血瘀 → 心血瘀阻의 病機 요약 |

(8) 心(腎)陽虛

① 心(腎)陽虛의 人體圖解

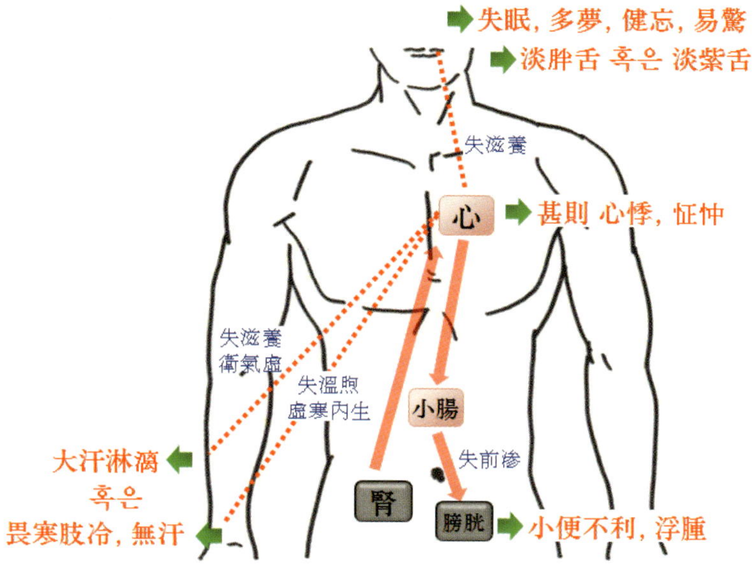

② 心(腎)陽虛의 系統別 증상

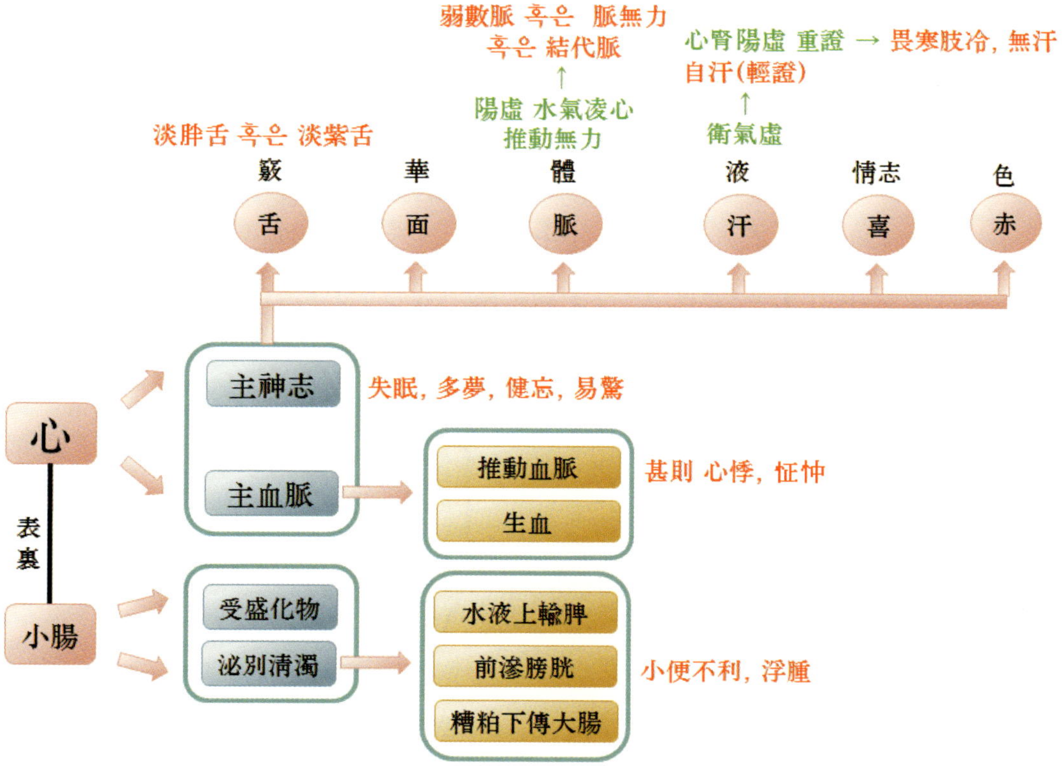

生理	發病機理	代表症狀
汗爲心之液 陽主溫煦	心腎陽虛(輕證) → 失溫煦 → 衛氣虛 腎心陽虛(重證) → 虛寒內生	自汗 畏寒肢冷, 無汗[10]
心腎上下相濟	腎陽虛 寒水內成 上泛凌心 擾亂心神	失眠, 多夢, 健忘, 易驚 甚則 心悸, 怔忡
心生血	血氣不上升 淸竅失養	頭暈
心小腸表裏關係 小腸主泌別淸濁 · 前滲膀胱	心陽虛 → 小腸泌別淸濁失調	小便不利, 浮腫
舌淡紅 苔薄白 心氣推動血脈	淡胖舌主陽氣虛 結代脈主臟衰	淡胖舌 혹은 淡紫舌, 白滑苔 弱數脈(水氣凌心), 脈無力, 심하면 結代脈

心(腎)陽虛의 病機 요약

(9) 心血虛

① 心血虛의 人體圖解

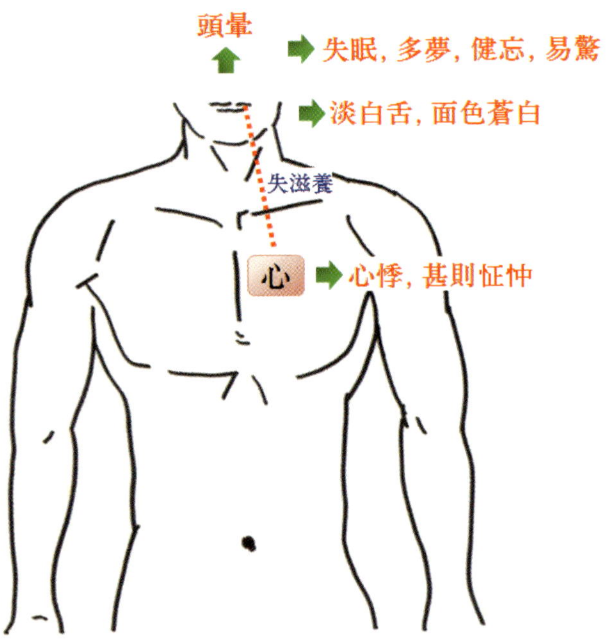

10) 心腎陽虛가 輕할 때는 大汗出로 식은땀이 많이 나오나 心腎陽虛가 重할 때는 虛寒內生으로 오히려 無汗증상이 나타난다.

② 心血虛의 系統別 증상

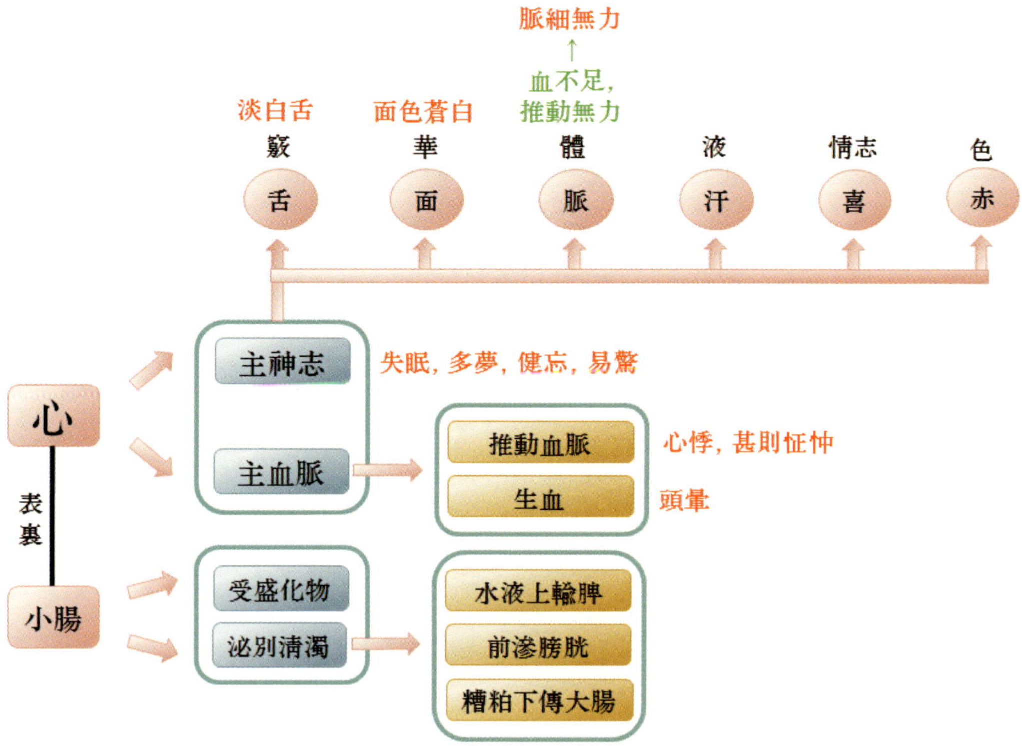

生理	發病機理	代表症狀
面爲心之華	生血不足 → 滋養失調	面色蒼白
心主神志	血不養神 神志不安	失眠, 多夢, 健忘, 易驚
心主血脈	推動血脈無力	心悸, 甚則怔忡
心生血	滋養失調	頭暈
舌淡紅 苔薄白	淡白舌主氣血虛 細脈主血虛 脈無力主虛	淡白舌 脈細無力

心血虛의 病機 요약

(10) 心(腎)陰虛

① 心(腎)陰虛의 人體圖解

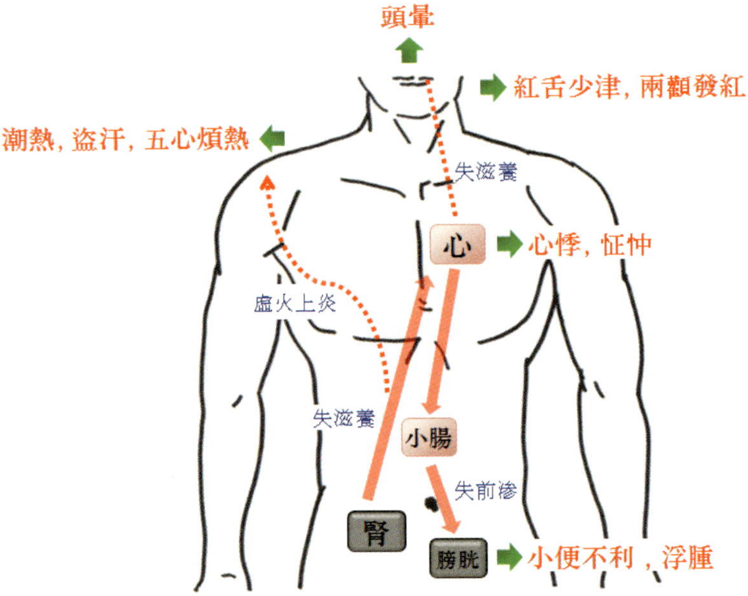

② 心(腎)陰虛의 系統別 증상

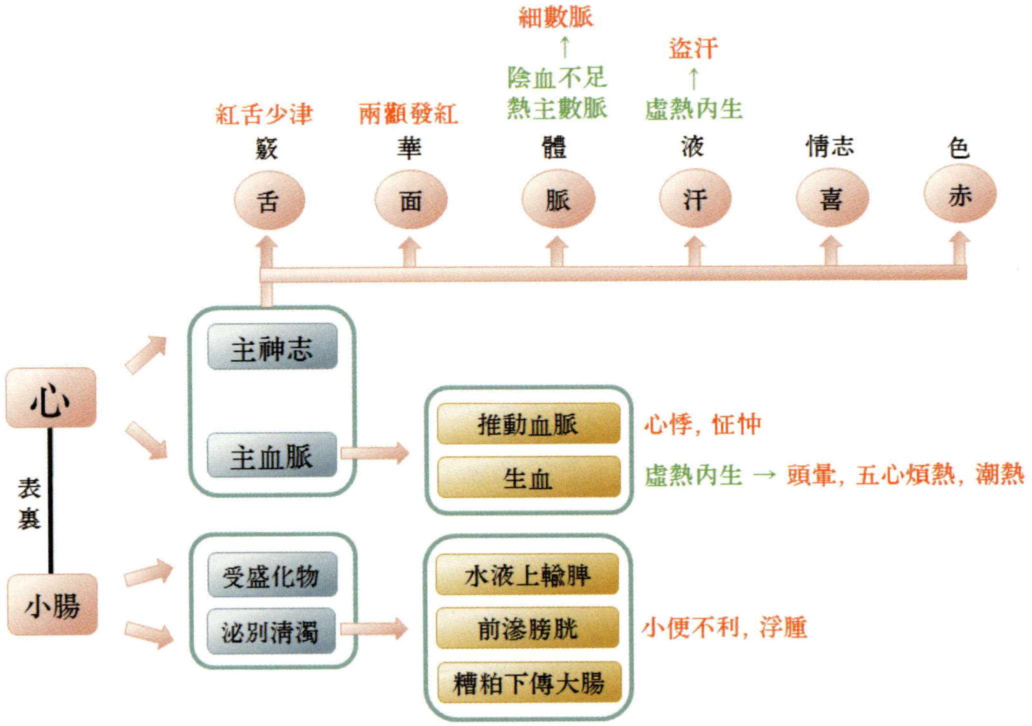

生理	發病機理	代表症狀
面爲心之華	虛火上炎	兩顴發紅
心主推動血脈	推動血脈無力	心悸, 怔忡
心生血	陰血虛 → 血不上升 淸竅失養	頭暈
心小腸表裏關係 小腸主泌別淸濁 · 前滲膀胱	心腎陰虛 → 小腸泌別淸濁失調	小便不利, 浮腫
陰陽互根互用	陰虛虛熱內生 虛火上炎	五心煩熱, 潮熱, 盜汗
舌淡紅 苔薄白	紅舌主熱 少津主津液不足 細脈主虛 數脈主熱	紅舌, 少津 細數脈

心(腎)陰虛의 病機 요약

2. 肺系 病機

1) 肺의 系統表

自然界					五行	人體界					
五味	五色	五氣	五方	五季		五臟	六腑	五官	形體	情志	五液
酸	靑	風	東	春	木	肝	膽	目	筋	怒	酸
苦	赤	暑	南	夏	火	心	小腸	舌	脈	喜	汗
甘	黃	濕	中	長夏	土	脾	胃	口	肉	思	涎
辛	白	燥	西	秋	金	肺	大腸	鼻	皮毛	悲	涕
鹹	黑	寒	北	冬	水	腎	膀胱	耳	骨	恐	唾

2) 肺의 특성

① 肺爲五臟之華蓋
② 肺爲嫩臟, 不耐寒熱
③ 肺主一身之氣

3) 肺와 大腸의 生理

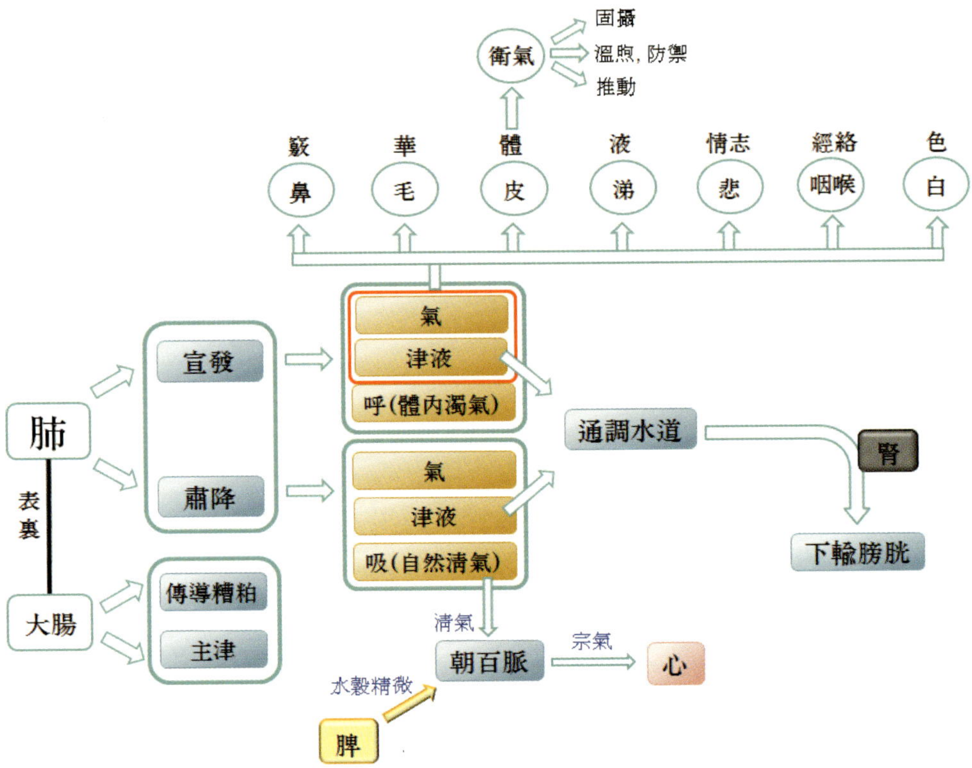

4) 肺의 病機구분

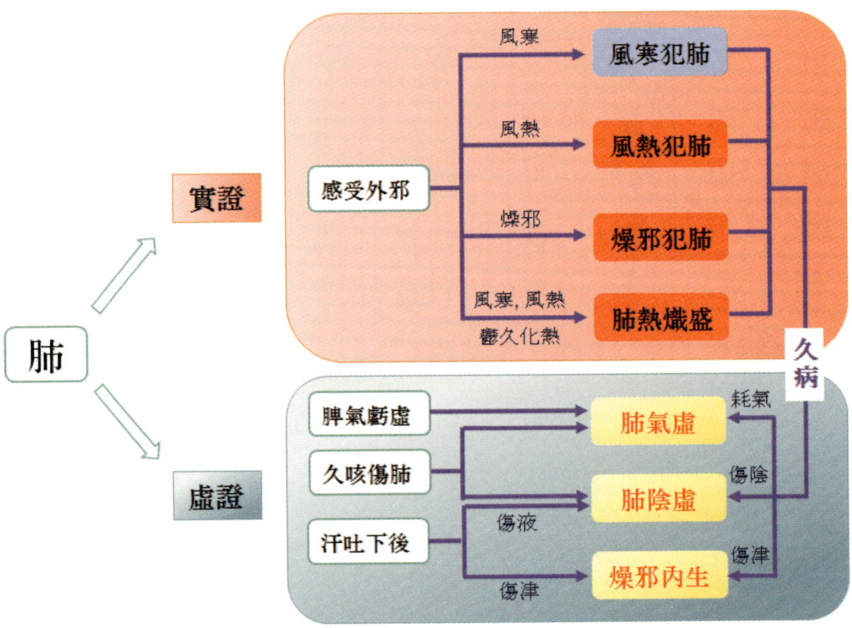

5) 肺系 病機

(1) 風寒犯肺

① 風寒犯肺의 人體圖解

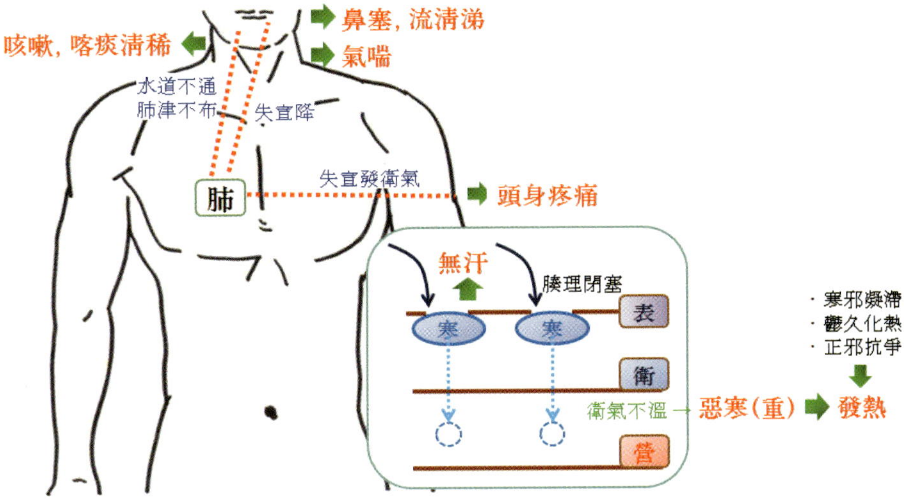

② 風寒犯肺의 系統別 증상

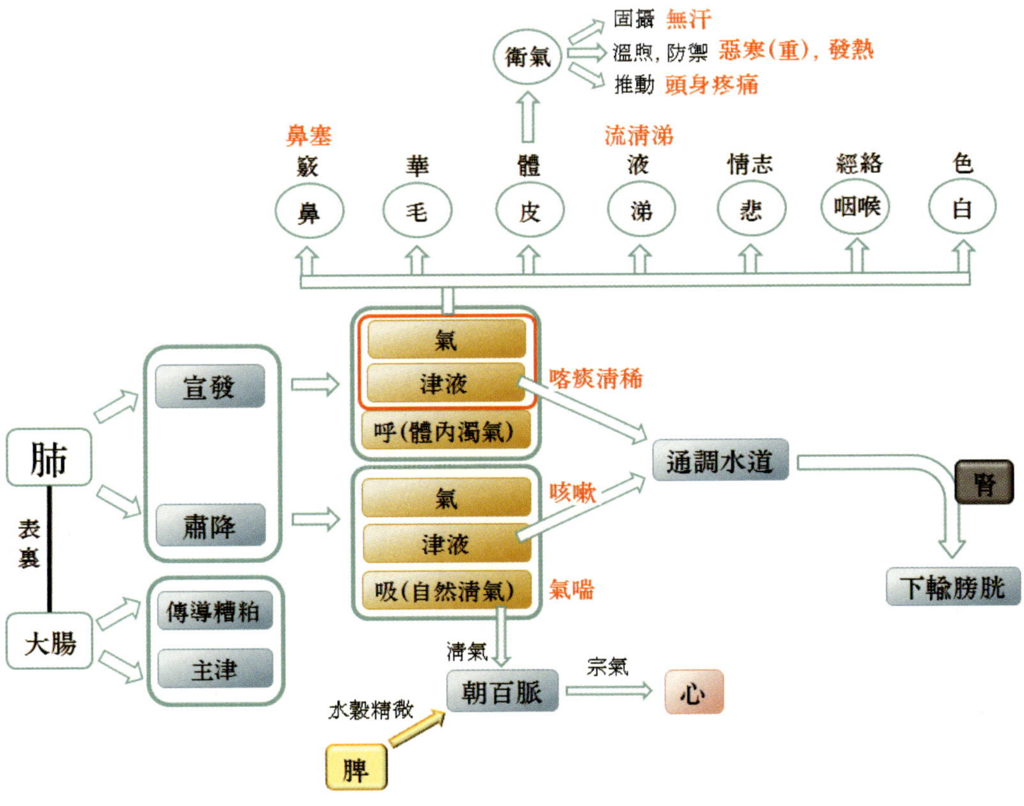

生理	發病機理	代表症狀
肺開竅於鼻	通暢失調	鼻塞, 流清涕
肺主宣發衛氣·津液 (衛氣主溫煦推動固攝)	寒邪凝滯 腠理閉塞	無汗
	衛氣溫煦失調	惡寒(重)
	衛氣鬱遏 鬱久化熱 正邪相爭	發熱
	寒邪凝滯 → 氣血津液停滯 → 不通則痛	頭身疼痛
肺主宣發肅降·通調水道	通調水道失調 肺津不布 聚成痰飮	咳嗽, 咯痰清稀
肺主肅降	肅降失調	氣喘
苔薄白	白苔主氣虛 浮脈主表 緊脈主寒	薄白苔 浮緊脈

風寒犯肺의 病機 요약

(2) 風熱犯肺

① 風熱犯肺의 人體圖解

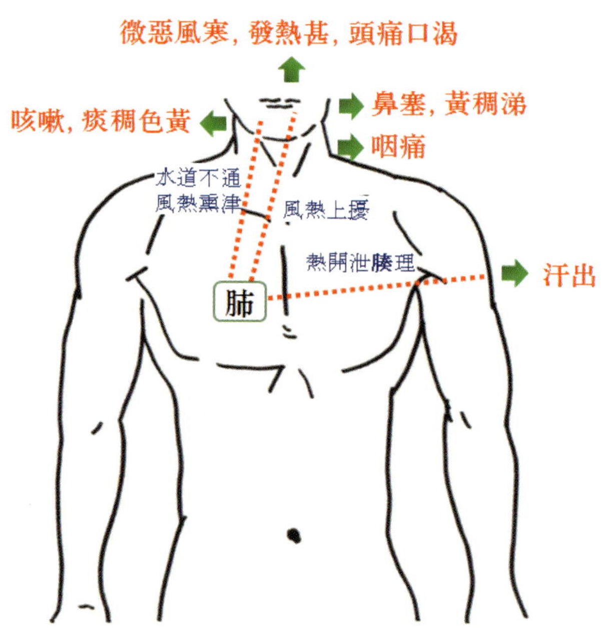

② 風熱犯肺의 系統別 증상

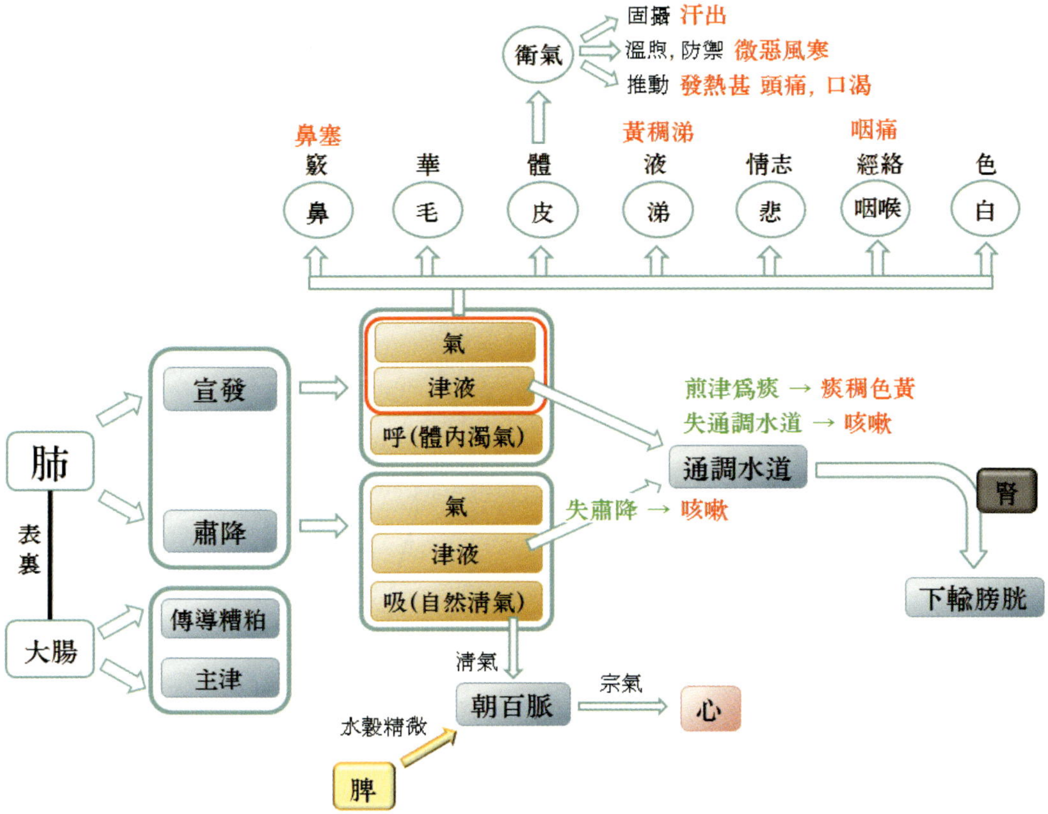

生理	發病機理	代表症狀
肺開竅於鼻 咽喉與肺經相通	風熱熏津 通暢失調 風熱上擾, 咽喉不利	鼻塞, 黃稠涕 咽痛
肺主宣發衛氣 · 津液 (衛氣主溫煦推動固攝)	熱開泄腠理 衛氣鬱遏 風熱上擾	汗出 (輕)惡風寒, (重)發熱, 頭痛, 口渴
肺主宣發肅降 · 通調水道	通調水道失調 肺津不布 聚成痰飮 風熱熏津	咳嗽 痰稠色黃
舌淡紅 苔薄白	舌尖紅主肺心熱 黃苔主實熱 數脈主熱 浮脈主表	舌尖紅, 薄白苔 或 薄黃苔 浮數脈

風熱犯肺의 病機 요약

(3) 燥邪犯肺

① 燥邪犯肺의 人體圖解

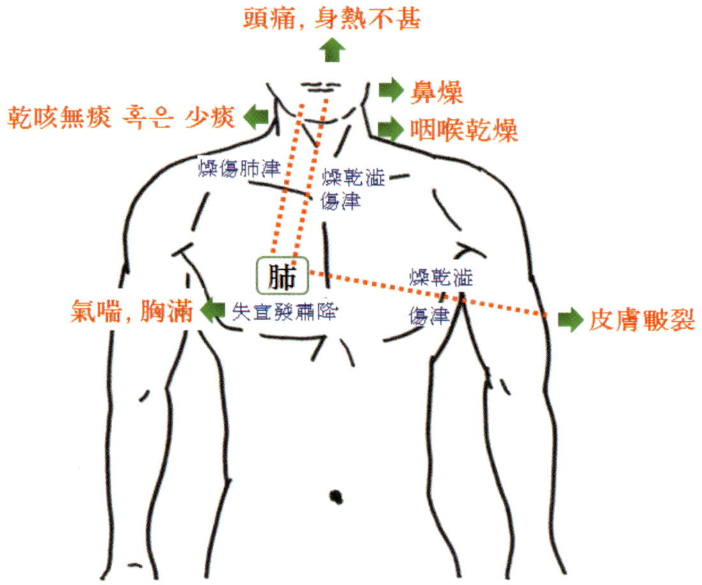

② 燥邪犯肺의 系統別 증상

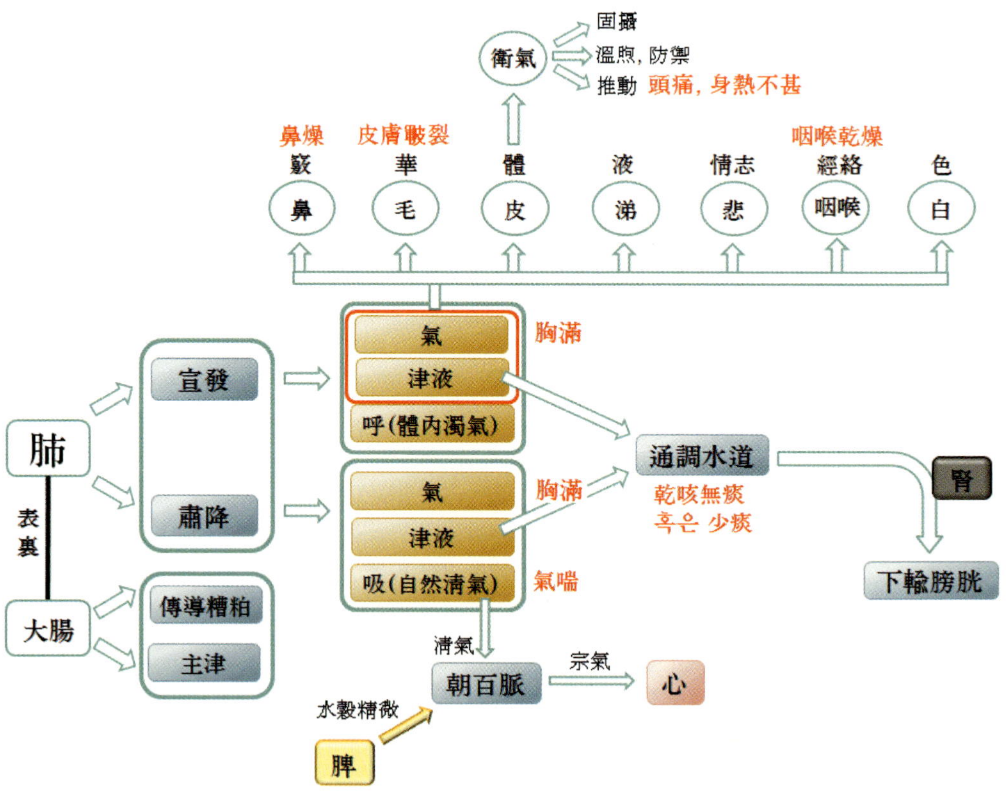

生理	發病機理	代表症狀
肺開竅於鼻 咽喉與肺經相通	燥乾澁傷津 通暢失調	鼻燥, 咽喉乾燥
肺主皮毛	燥邪爲陽邪 → 燥乾澁傷津	皮膚皸裂
肺主宣發衛氣 · 津液 (衛氣溫煦推動固澁)	燥邪爲陽邪 → 傷津液 灼血脈 → 不通則痛	頭痛, 身熱不甚
肺主宣發肅降 · 通調水道	宣發肅降失調	氣喘, 胸滿
	燥傷肺津 肺津不布	乾咳無痰 혹은 少痰
舌淡紅 苔薄白	乾舌主燥 數脈主熱 脈浮主表	乾舌 浮數脈

燥邪犯肺의 病機 요약

(4) 肺熱熾盛

① 肺熱熾盛의 人體圖解

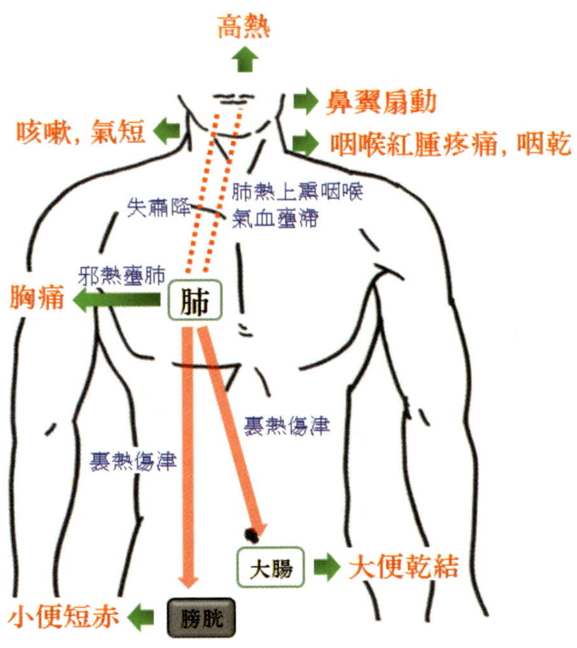

② 肺熱熾盛의 系統別 증상

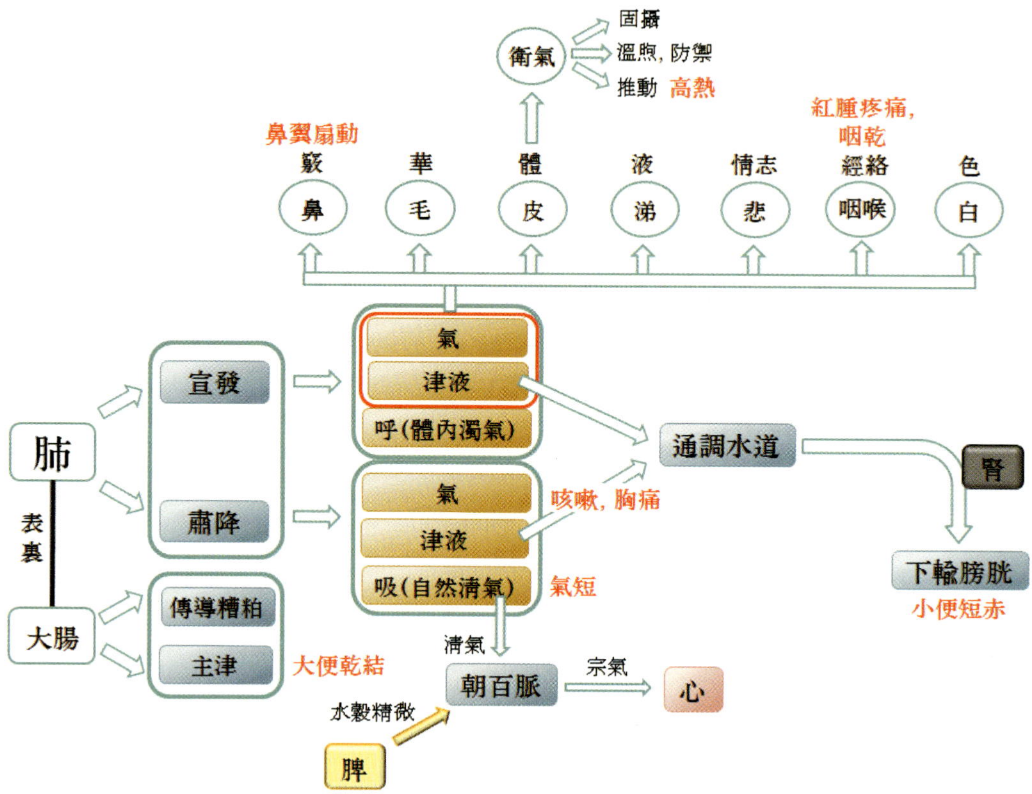

生理	發病機理	代表症狀
肺開竅於鼻 咽喉與肺經相通	肺熱上熏 氣血壅滯	鼻翼扇動, 咽喉紅腫疼痛, 咽乾
	裏熱蒸騰	高熱
肺主宣發肅降 · 通調水道	肅降失調 反肺氣上逆	氣短, 咳嗽
	裏熱傷津	小便短赤
肺大腸表裏關係	裏熱煎熬 大腸中津液	大便乾結
肺主宣發肅降	邪熱壅肺 宣發肅降失調	胸痛
舌淡紅 苔薄白	舌尖紅主肺心熱 數脈主熱	紅舌, 黃苔 數脈

肺熱熾盛의 病機 요약

(5) 肺氣虛

① 肺氣虛의 人體圖解

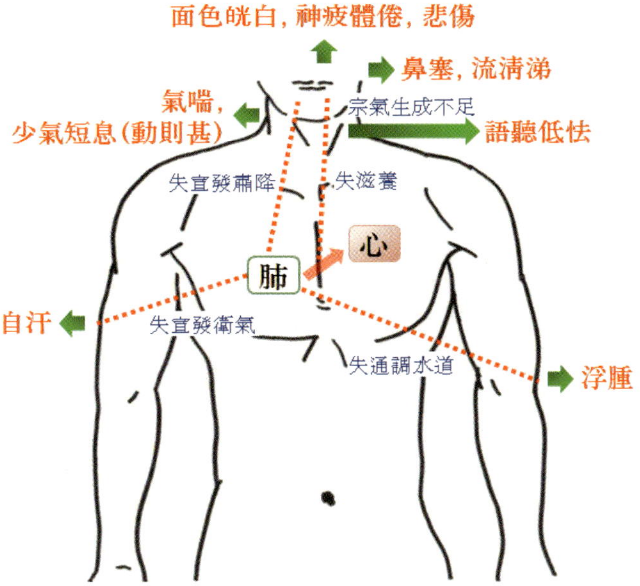

② 肺氣虛의 系統別 증상

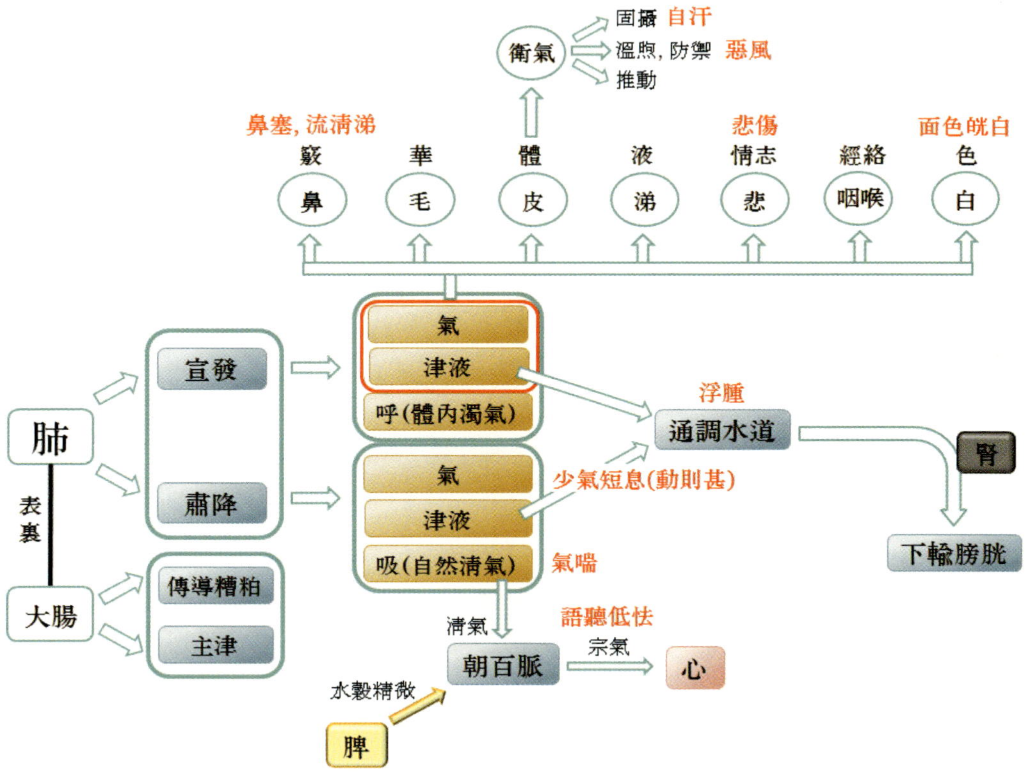

生理	發病機理	代表症狀
肺主宣發衛氣 · 津液 (衛氣主固攝防禦)	衛氣虛	自汗, 惡風
肺開竅於鼻	通暢失調	鼻塞, 流淸涕
肺主宣發衛氣 · 津液 肺主白色	宣發失調, 五色(白) 顯露	神疲體倦, 面色㿠白
肺主一身之氣(朝百脈) 肺主聲	宗氣生成不足	語聲低怯
肺主先發肅降 · 通調水道	水液代謝失調	浮腫
肺主肅降 吸自然淸氣	肅降失調 + 氣虛	氣喘, 少氣短息(動則甚)
悲爲肺之情志	滋養失調	悲傷
舌淡紅 苔薄白	淡舌白苔主氣虛 虛脈主虛	淡舌, 白苔 虛脈

肺氣虛의 病機 요약

(6) 肺(脾腎)陰虛

① 肺(脾腎)陰虛의 人體圖解

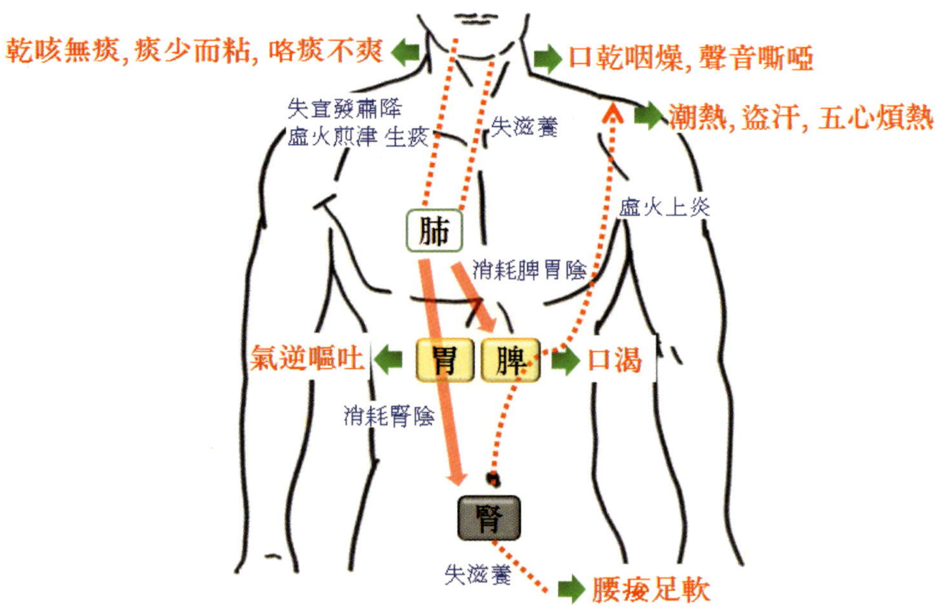

② 肺(脾腎)陰虛의 系統別 증상

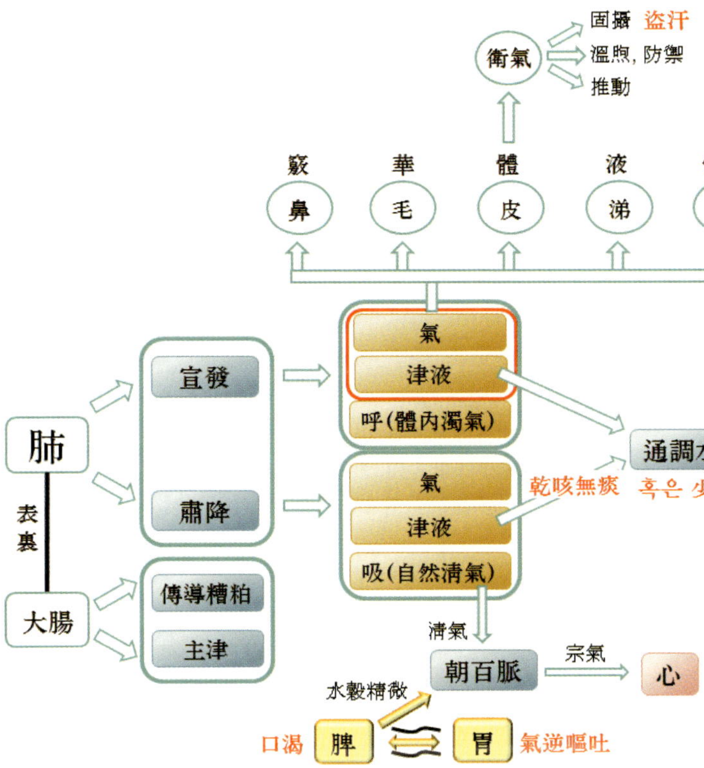

生理	發病機理	代表症狀
肺主宣發肅降 肺爲貯痰之器	肺失宣肅 虛火上炎 → 虛火煎津 生痰	乾咳無痰 혹은 痰少而粘 咯痰不爽
咽喉爲肺經絡	虛火上炎 虛火煎津 → 失滋養	口乾咽燥, 聲音嘶啞
陰陽互根互用	陰虛虛熱內生 虛火上炎	手足心熱, 午後潮熱, 顴紅, 盜汗
脾胃 母子關係 胃主降濁	胃降濁失調 反上逆	氣逆, 嘔吐
	肺陰虛 → 消耗脾胃陰(子病累母) → 津液不足 滋養失調	口渴
腰者腎之府	肺陰虛 → 消耗腎陰(母病及子) → 腎失滋養	腰痠足軟
舌淡紅 苔薄白	紅舌少苔主陰虛 數脈主熱 虛脈主虛證	紅舌, 少苔 虛數脈

肺(脾腎)陰虛의 病機 요약

(7) 燥邪內生

① 燥邪內生의 人體圖解

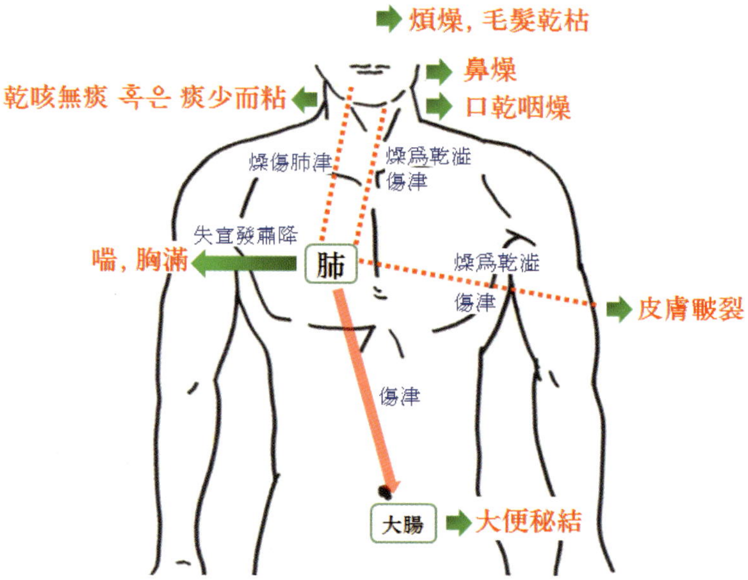

② 燥邪內生의 系統別 증상

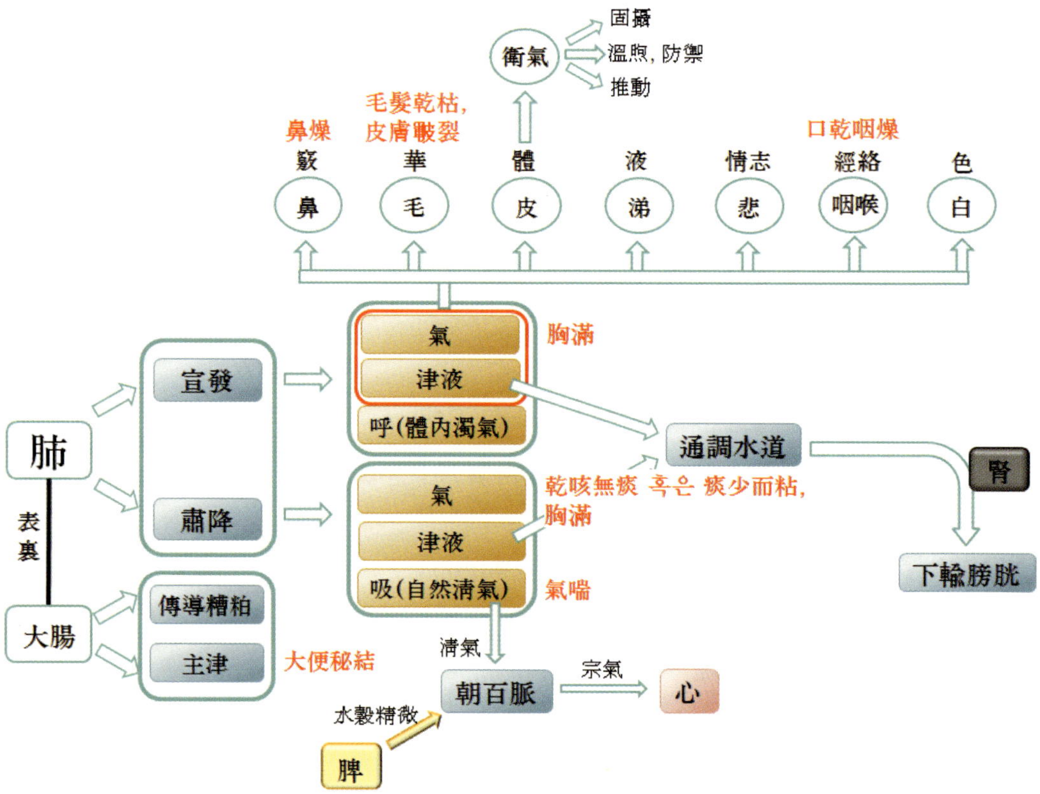

生理	發病機理	代表症狀
肺開竅於鼻 咽喉與肺經相通	燥乾澁傷津 通暢失調	鼻燥, 咽喉乾燥
肺主皮毛	燥乾澁傷津	毛髮乾枯, 皮膚皸裂, 煩燥
肺主宣發肅降	宣發肅降失調	氣喘, 胸滿
	燥傷肺津 肺津不布 凝聚成痰	乾咳無痰 혹은 痰少而粘
肺大腸表裏關係	燥邪傷大腸中津液	大便秘結
舌淡紅 苔薄白	乾舌主燥 細脈主裏虛 數脈主熱	乾舌 細數脈

燥邪內生의 病機 요약

3. 脾系 病機

1) 脾의 系統表

自然界					五行	人體界					
五味	五色	五氣	五方	五季		五臟	六腑	五官	形體	情志	五液
酸	青	風	東	春	木	肝	膽	目	筋	怒	淚
苦	赤	暑	南	夏	火	心	小腸	舌	脈	喜	汗
甘	黃	濕	中	長夏	土	脾	胃	口	肉	思	涎
辛	白	燥	西	秋	金	肺	大腸	鼻	皮毛	悲	涕
鹹	黑	寒	北	冬	水	腎	膀胱	耳	骨	恐	唾

2) 脾의 특성

① 脾爲 後天之本 氣血化生之源
② 脾爲 氣機升降之樞
③ 喜燥惡濕

3) 脾와 胃의 生理

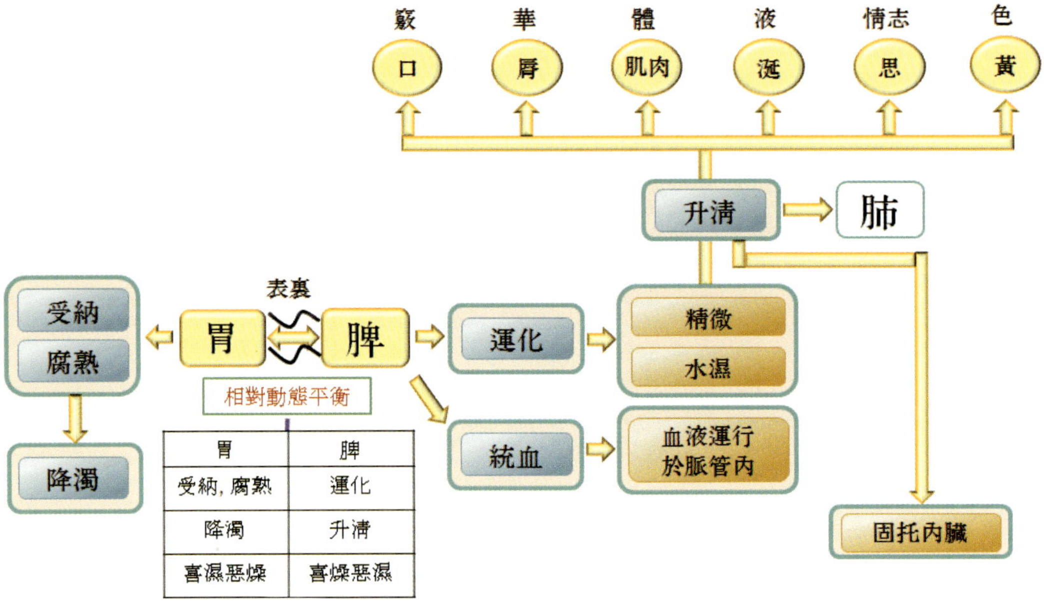

4) 脾의 病機 구분

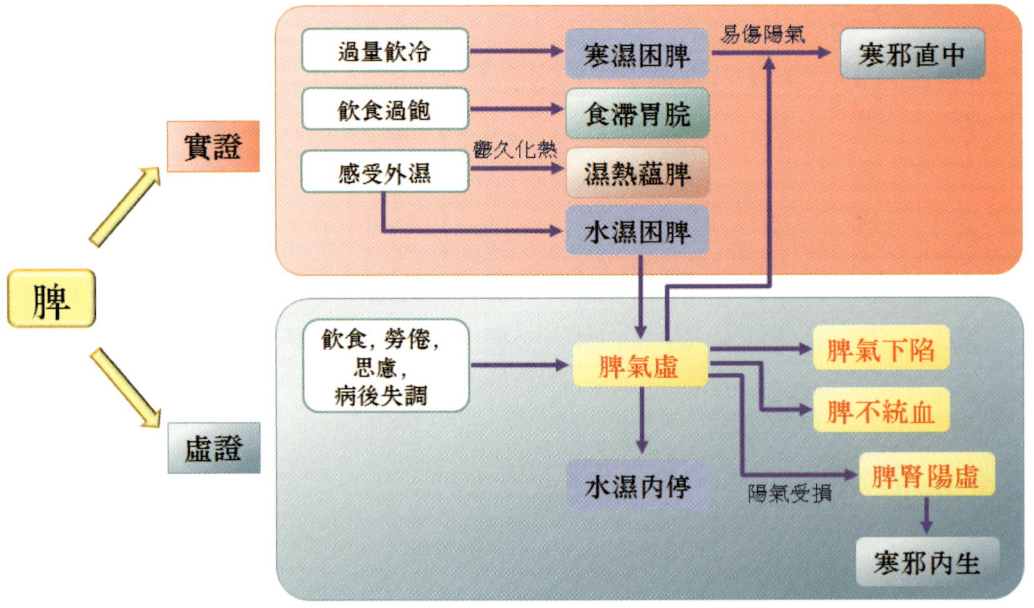

5) 脾系 病機

(1) 寒濕困脾

① 寒濕困脾의 人體圖解

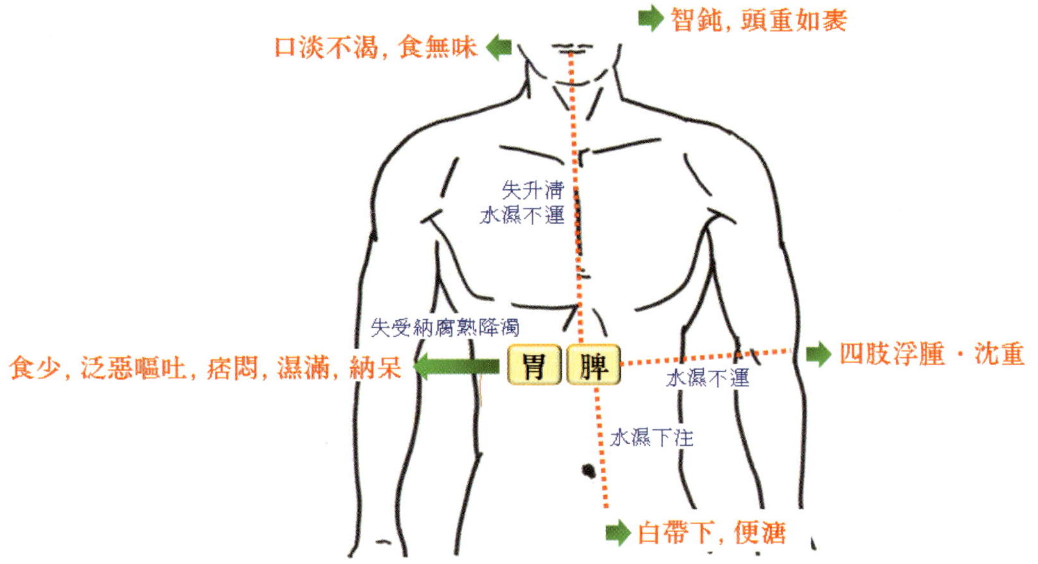

② 寒濕困脾의 系統別 증상

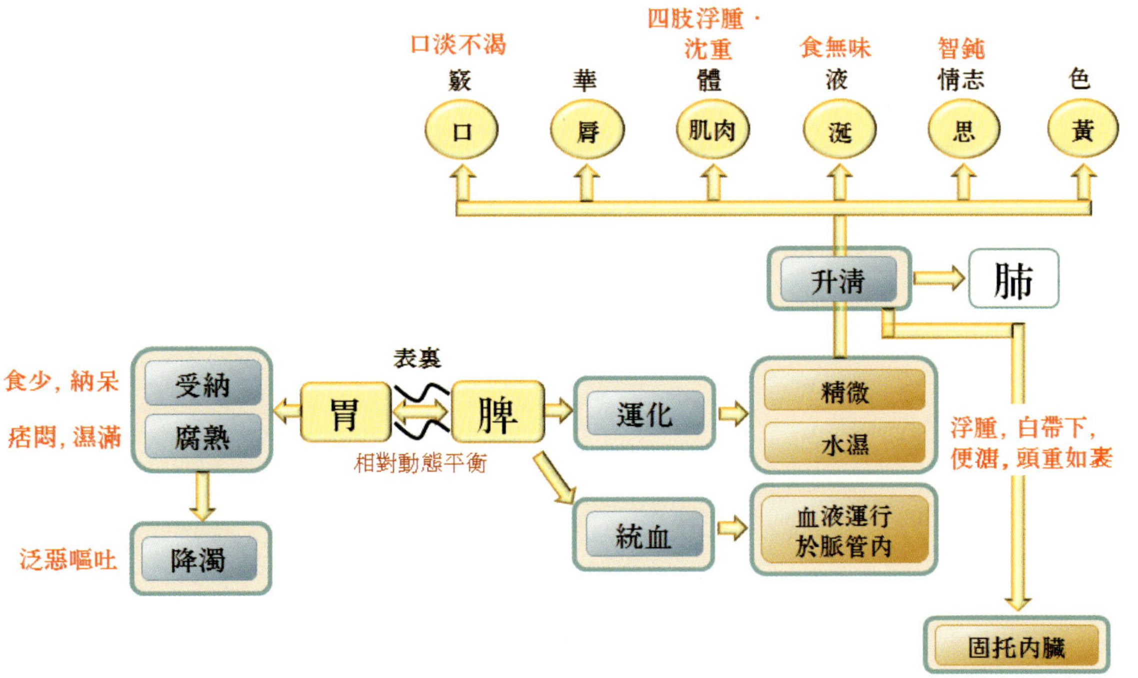

生理	發病機理	代表症狀
脾主升淸·運化 口·涎·思·四末爲脾系統	寒濕困脾 → 升淸·運化 失調 系統阻滯	口淡不渴, 食無味, 智鈍, 四肢浮腫·沈重, 頭重如裹
脾主運化水濕 喜燥惡濕	寒濕困脾 水濕下注	白帶下, 便溏
脾胃表裏關係 胃主受納腐熟降濁	寒濕困胃 胃受納腐熟降濁 失調	食少, 嘔惡, 痞悶, 濕滿, 納呆
舌淡紅 苔薄白	白苔主氣虛 膩苔主濕 濡脈主濕 緩脈主脾虛	白膩苔 濡緩脈

寒濕困脾의 病機 요약

(2) 濕熱蘊脾

① 濕熱蘊脾의 人體圖解

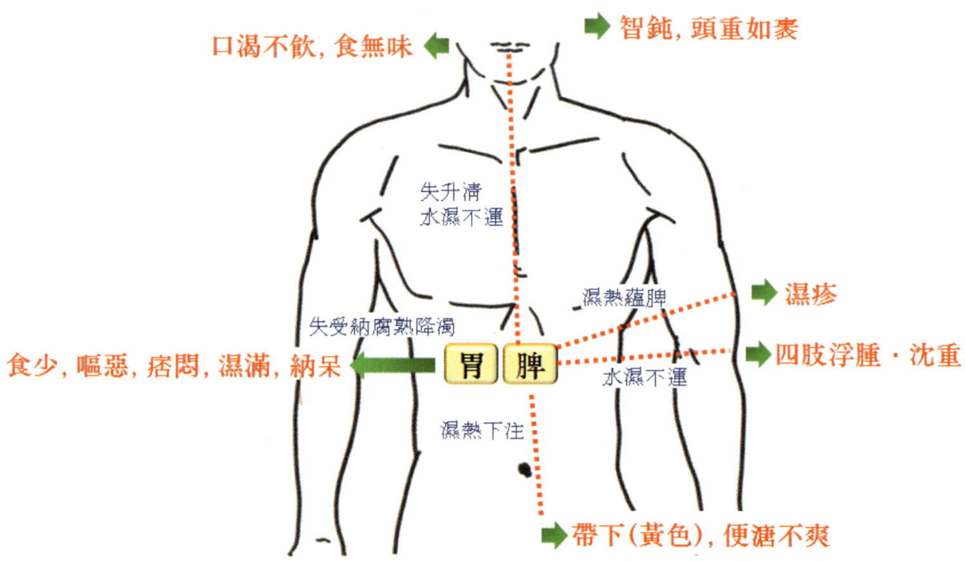

② 濕熱蘊脾의 系統別 증상

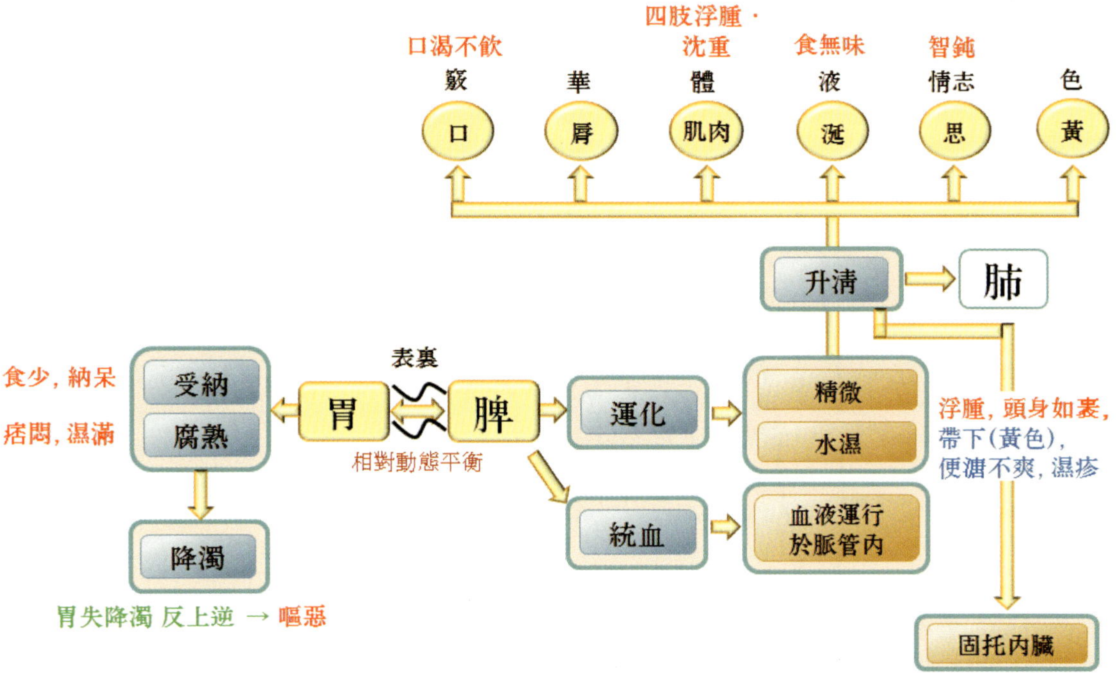

生理	發病機理	代表症狀
脾主升淸 · 運化 口 · 涎 · 思 · 四末爲脾系統	濕熱蘊脾 升淸 · 運化 失調 系統阻滯	口渴不飮,[11] 食無味, 智鈍, 四肢浮腫 · 沈重, 頭身如裹, 濕疹
脾主運化水濕 喜燥惡濕	濕熱下注 水濕不運	帶下(黃色), 便溏不爽
脾胃表裏關係 胃主受納腐熟降濁	濕熱蘊脾 胃受納腐熟降濁失調	食少, 嘔惡, 痞悶, 濕滿, 納呆
舌淡紅 苔薄白	紅舌主熱 黃苔主熱 苔膩主濕 濡脈主濕 數脈主熱	紅舌, 黃膩苔 濡數脈

濕熱蘊脾의 病機 요약

11) 口渴不飮 : 津液不足으로 인하여 口渴한 것이 아니라 濕熱로 인하여 水濕이 阻滯되어 水濕이 원활하게 輸布되지 않아 口渴이 생긴 것이므로 飮水를 마시고자 하지는 않는다.

(3) 食滯胃脘

① 食滯胃脘의 人體圖解

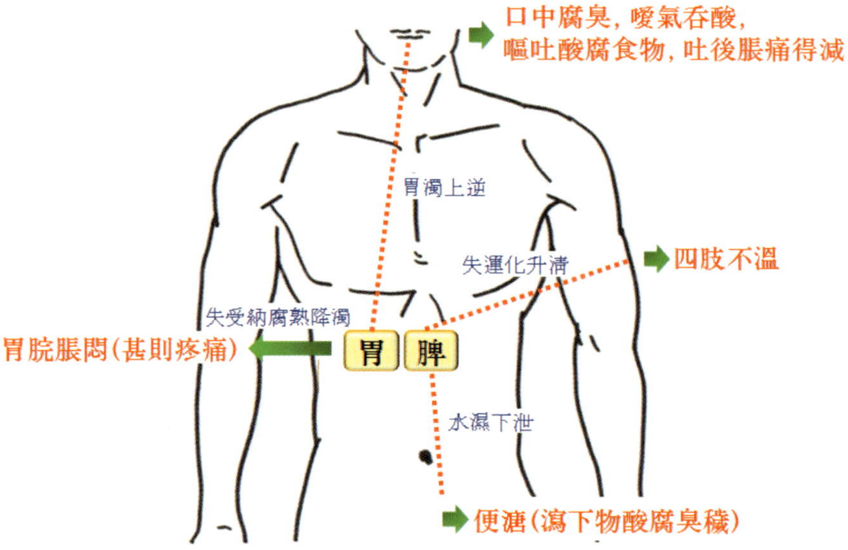

② 食滯胃脘의 系統別 증상

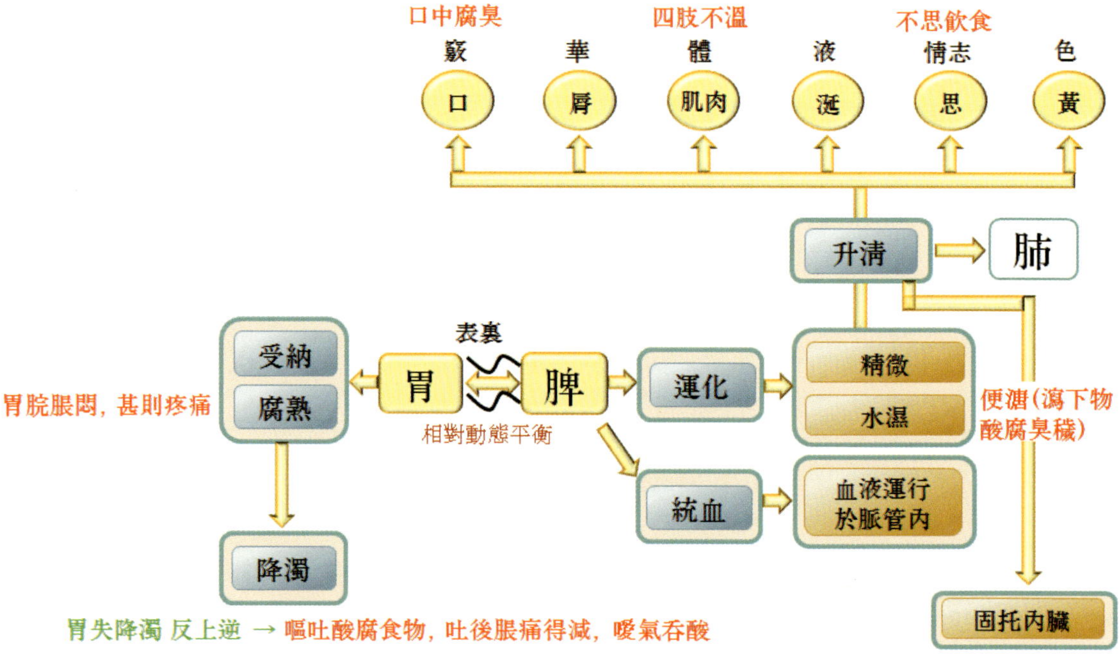

生理	發病機理	代表症狀
脾主升淸·運化 脾主四肢肌肉	食滯胃脘 → 脾運化失調 脾氣不達四末	四肢不溫
脾胃表裏關係 脾主運化	食滯胃脘 → 脾運化失調 水濕下注	便溏(瀉下物酸腐臭穢)
脾胃表裏關係 胃主受納腐熟降濁	食滯胃脘 胃受納腐熟降濁失調 胃濁反上逆	口中腐臭, 噯氣呑酸, 失氣, 嘔吐酸腐食物, 吐後脹痛得減, 胃脘脹悶(甚則疼痛), 不思飮食
舌淡紅 苔薄白	厚膩苔主食滯 滑脈主食滯 脈有力主實	厚膩苔 脈滑利 有力

食滯胃脘의 病機 요약

(4) 脾氣虛

① 脾氣虛의 人體圖解

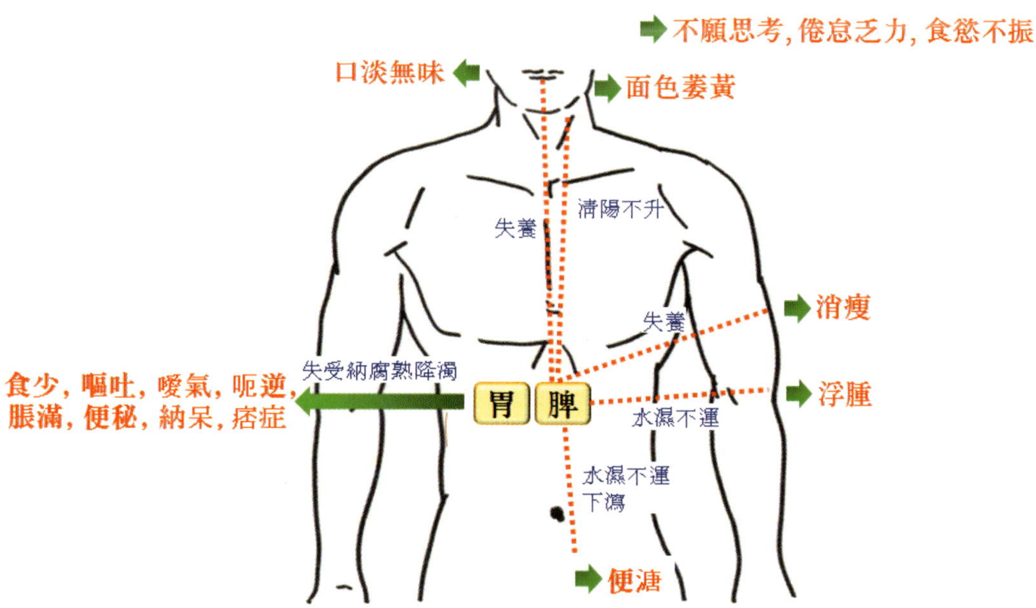

② 脾氣虛의 系統別 증상

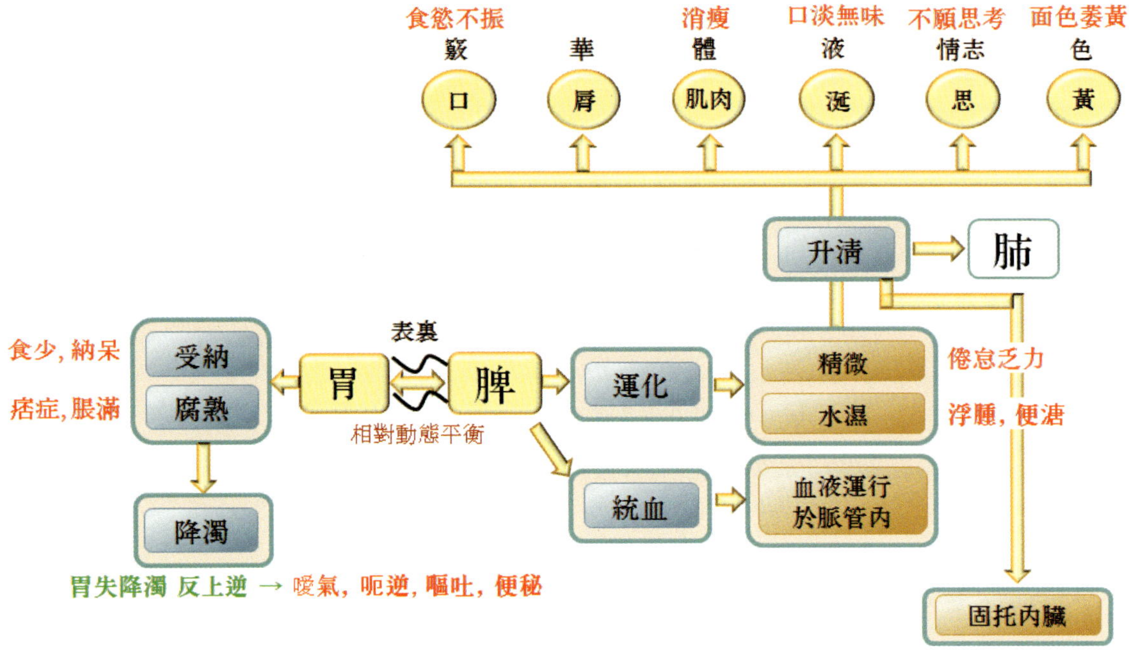

生理	發病機理	代表症狀
脾主升清·運化 口·涎·思·四末爲脾系統	系統滋養失調	口淡無味, 消瘦, 不願思考
脾主運化精微 氣血生化之源 脾主黃色	清陽不升	倦怠乏力, 面色萎黃, 食慾不振
脾主運化水濕 喜燥惡濕	水濕下注	浮腫, 便溏
脾胃表裏關係 胃主受納腐熟降濁	胃受納腐熟降濁失調 胃濁上逆	食少, 嘔吐, 噯氣, 呃逆 或 便秘, 痞症, 脹滿, 納呆
舌淡紅 苔薄白	白苔主脾氣虛 緩脈主脾虛	白苔 緩弱脈

❙ 脾氣虛의 病機 요약 ❙

(5) 脾氣下陷

① 脾氣下陷의 人體圖解

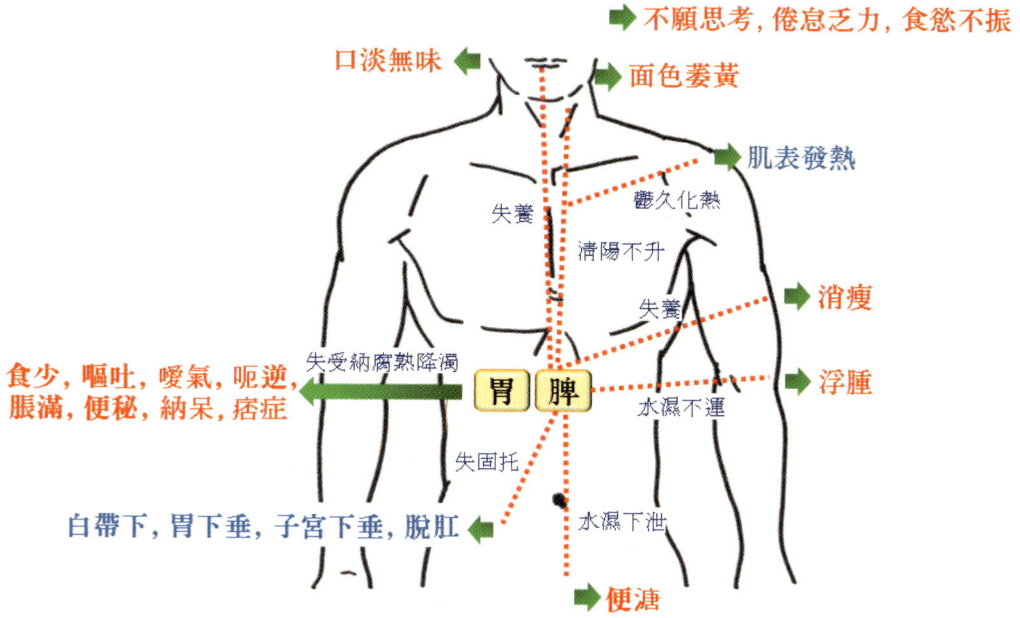

② 脾氣下陷의 系統別 증상

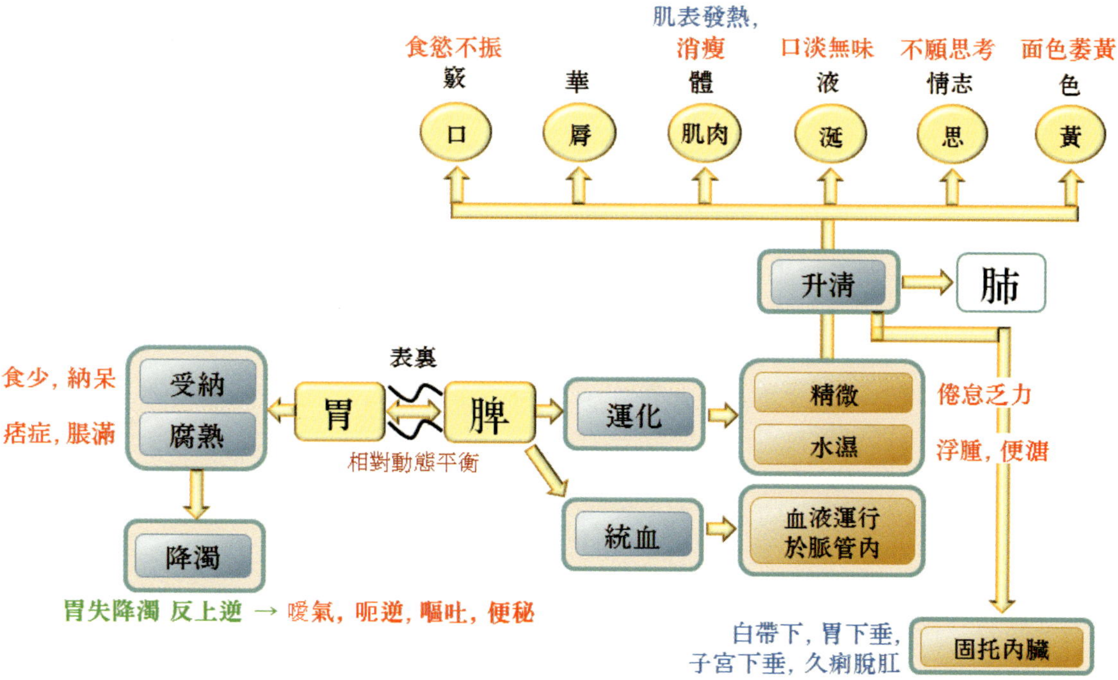

生理	發病機理	代表症狀
		脾氣虛證과 同一
脾主升淸 · 固托內臟	升淸 · 固托內臟 失調 反下陷	白帶下, 胃下垂, 子宮下垂, 久痢脫肛,
脾主升淸 四末爲脾系統	脾不升淸 → 水穀精微不運四末 → 鬱久化熱	肌表發熱
舌淡紅 苔薄白	淡舌主陽氣虛 白苔主脾氣虛 緩脈主脾虛 虛脈主虛證	淡舌, 薄白苔 緩虛脈

脾氣下陷의 病機 요약

(6) 脾不統血

① 脾不統血의 人體圖解

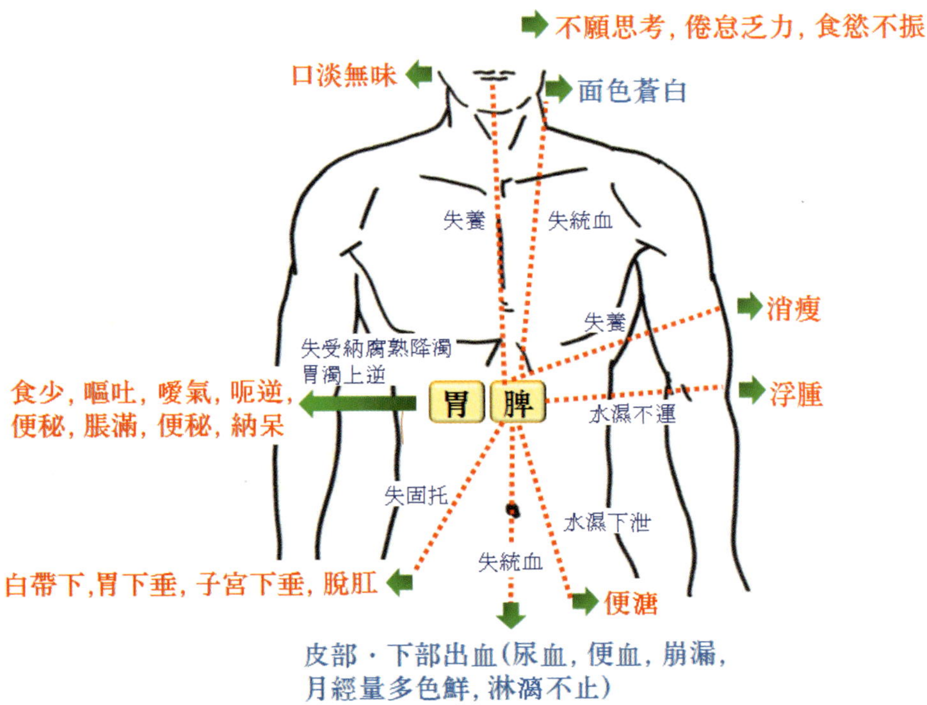

② 脾不統血의 系統別 증상

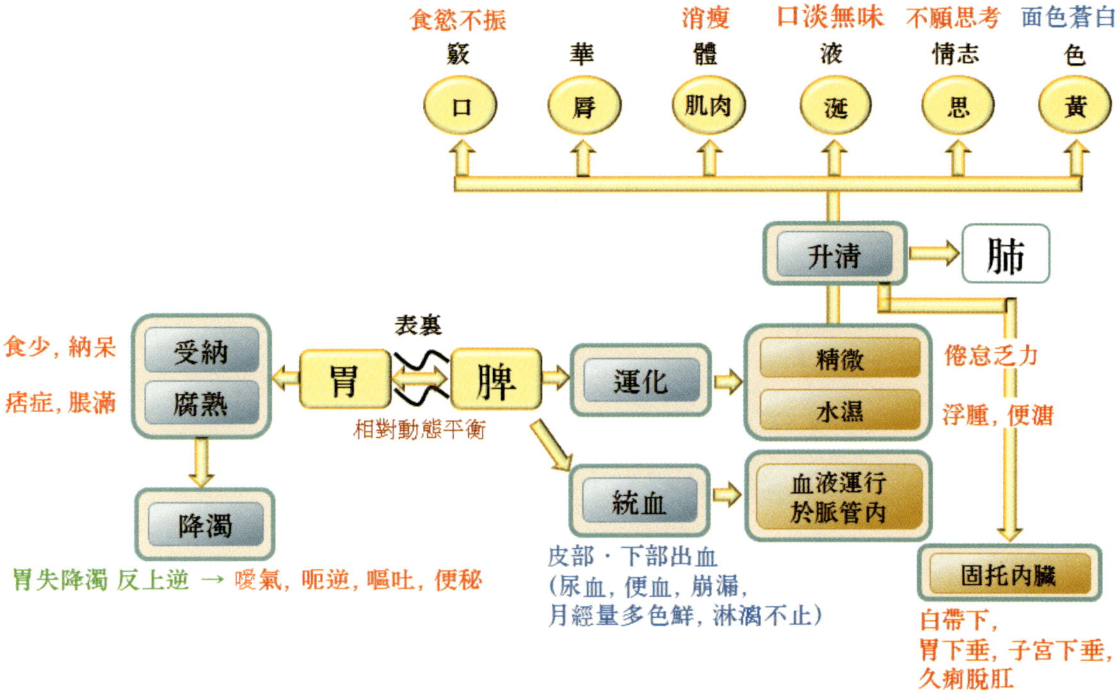

生理	發病機理	代表症狀
		脾氣下陷과 同一
脾主統血(血液運行於脈中)	脾統血 失調	面色蒼白, 皮部・下部出血 (尿血, 便血, 崩漏, 月經量多色鮮, 淋漓不止)
舌淡紅 苔薄白	淡舌主陽氣虛 細脈主血虛 緩脈主脾虛	淡舌, 薄白苔 細緩脈

| 脾不統血의 病機 요약 |

(7) 脾(腎)陽虛 – 寒邪內生

① 脾(腎)陽虛 – 寒邪內生의 人體圖解

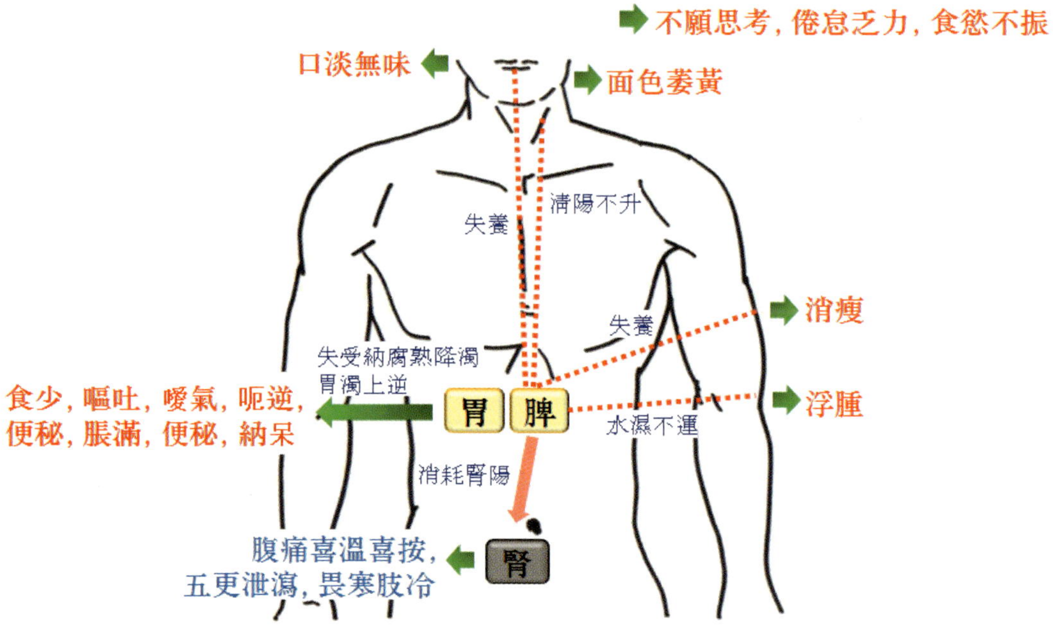

② 脾(腎)陽虛-寒邪內生의 系統別 증상

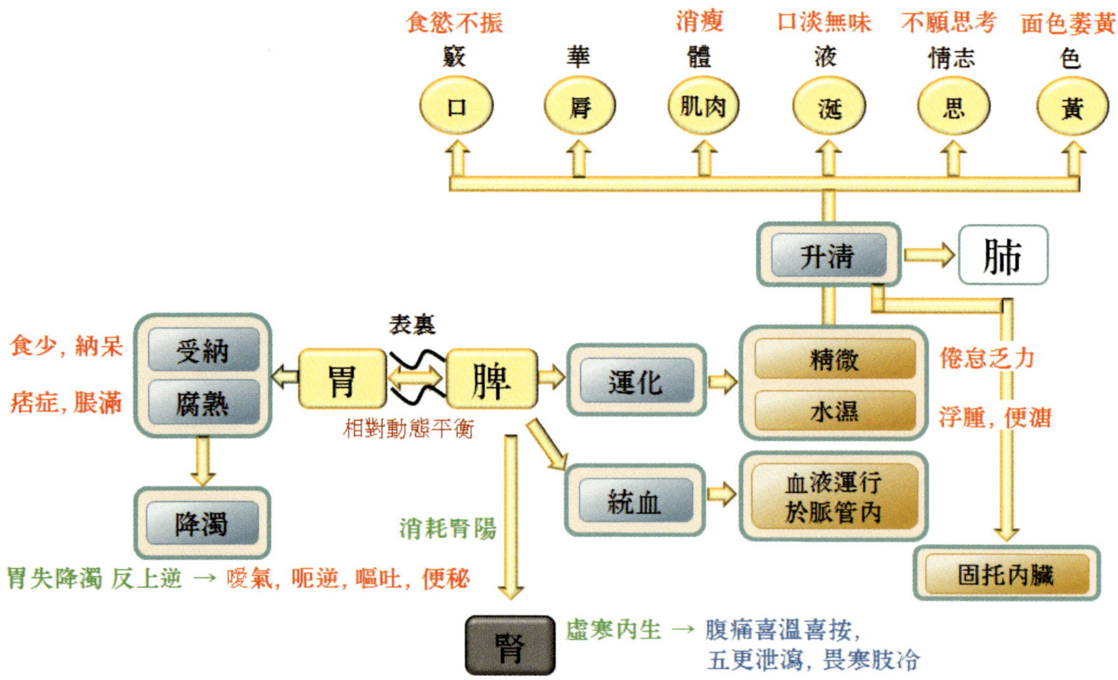

生理	發病機理	代表症狀
		脾氣虛證과 同一
陽主溫煦	陽虛虛寒內生	腹痛喜溫喜按, 五更泄瀉, 畏寒肢冷
舌淡紅 苔薄白	淡舌胖主陽虛 滑苔主濕 脈沈遲無力主陽虛	淡胖舌, 白滑苔 脈沈遲無力

脾(腎)陽虛－寒邪內生 病機 요약

4. 肝系 病機

1) 肝의 系統表

自然界					五行	人體界					
五味	五色	五氣	五方	五季		五臟	六腑	五官	形體	情志	五液
酸	青	風	東	春	木	肝	膽	目	筋	怒	淚
苦	赤	暑	南	夏	火	心	小腸	舌	脈	喜	汗
甘	黃	濕	中	長夏	土	脾	胃	口	肉	思	涎
辛	白	燥	西	秋	金	肺	大腸	鼻	皮毛	悲	涕
鹹	黑	寒	北	冬	水	腎	膀胱	耳	骨	恐	唾

2) 肝의 특성

① 肝爲剛臟, 將軍之官
② 肝惡抑鬱
③ 肝喜條達
④ 罷極之官

3) 肝과 膽의 生理

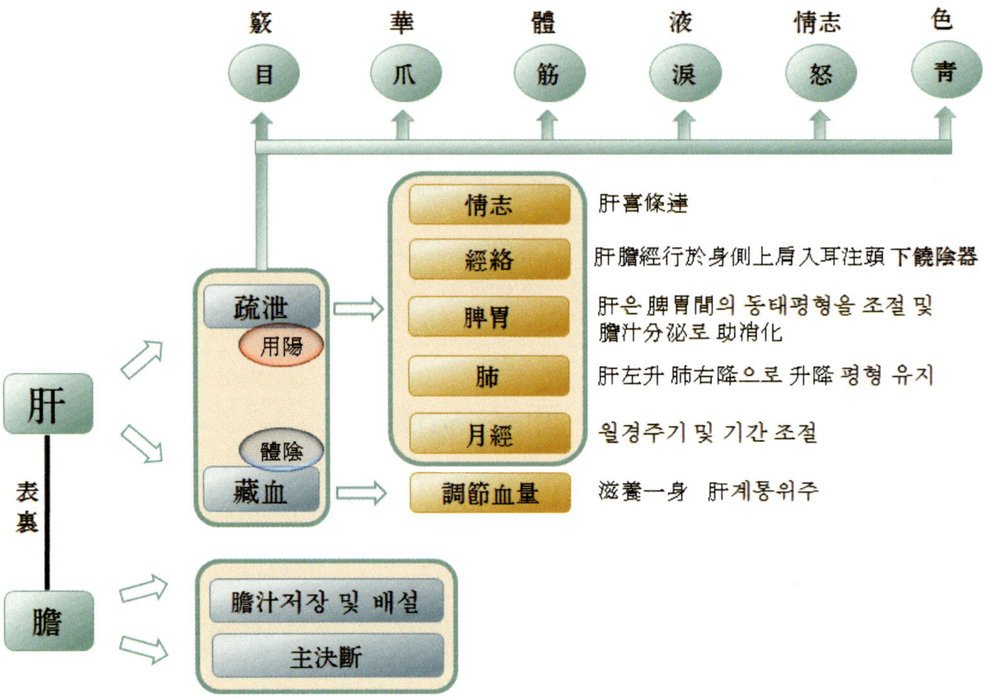

참고 | 疏泄의 의미

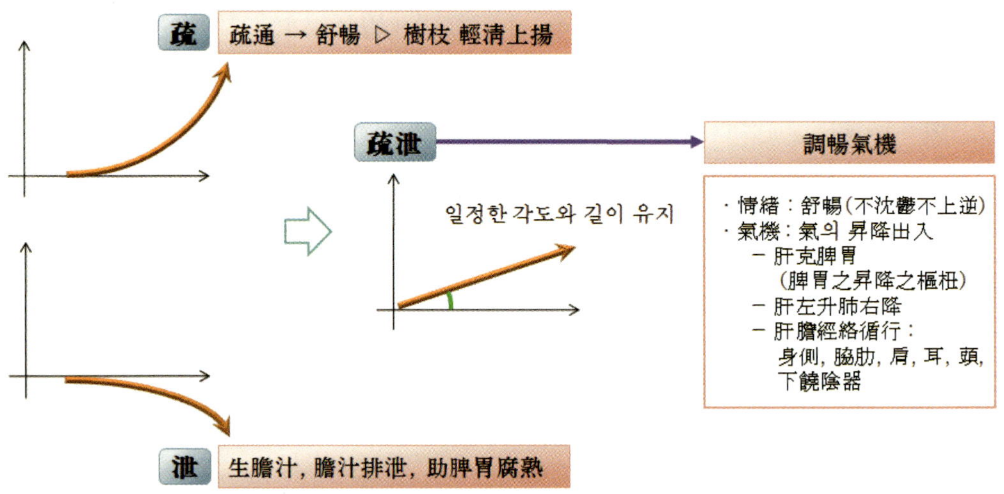

4) 肝의 病機 구분

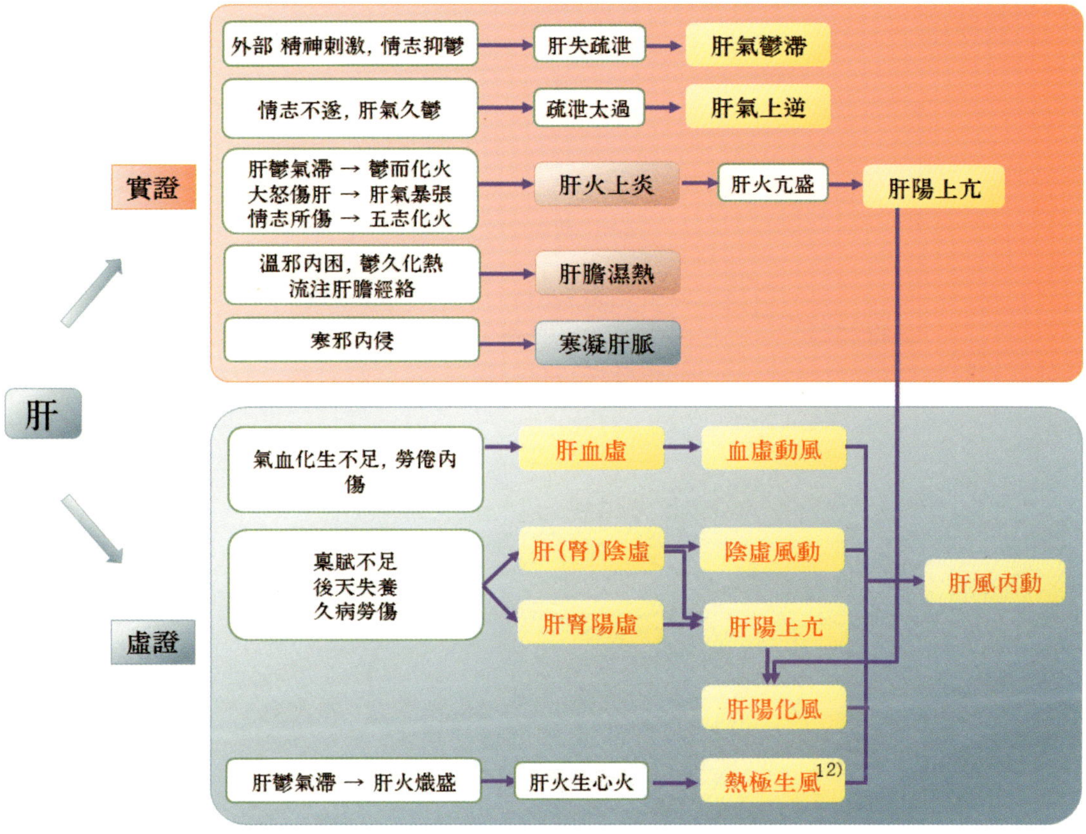

참고 | 肝 病機의 實證 비교

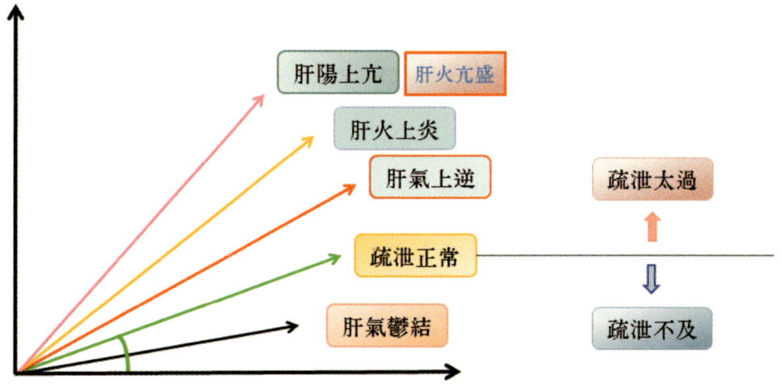

12) 實證에 의해 肝火가 熾盛한 후 內傷으로 인해 虛證으로 傳變한 후 風氣內動한 경우이다.

5) 肝系 病機

(1) 肝氣鬱結

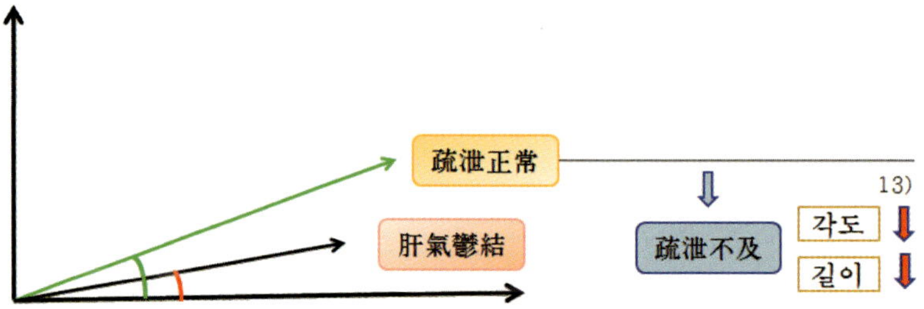

① 肝氣鬱結의 人體圖解

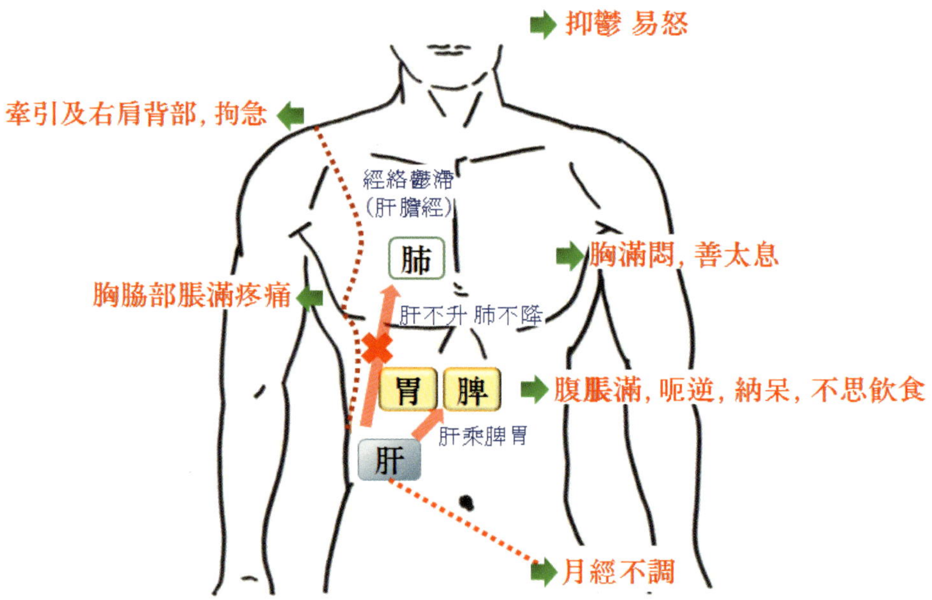

13) 肝氣가 抑鬱되어 肝氣 자체가 줄어들고 疏通 기능이 떨어져 氣機가 舒暢되지 못함을 의미한다.

② 肝氣鬱結의 系統別 증상

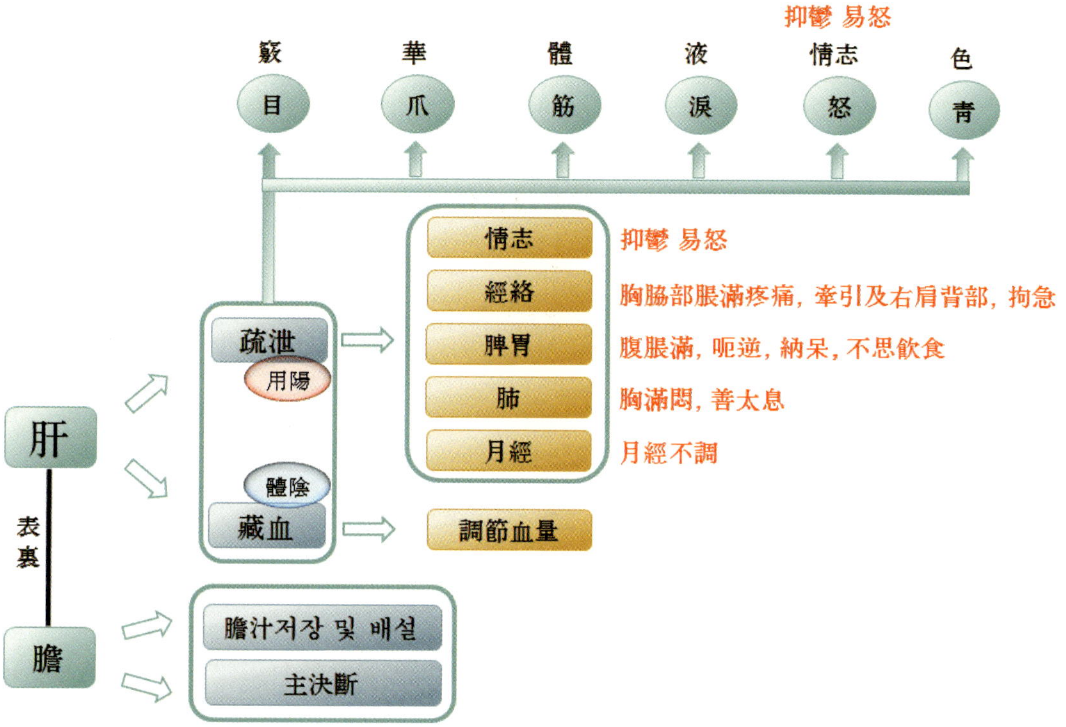

生理	發病機理	代表症狀
肝主疏泄 肝喜條達	肝疏泄失調(疏泄不及)	情志抑鬱易怒
肝膽經은 신체의 측면 및 上肩을 循行	肝膽經循行部位鬱滯 → 不通則痛	胸脇部脹滿疼痛, 牽引及右肩背部
肝은 脾胃間의 動態平衡을 조절	肝乘脾胃 脾胃運化 · 升降기능 失調	腹脹滿, 呃逆, 納呆, 不思飮食
肝左升 肺右降 升降 평형 유지	肝左升肺右降 失調 → 肺氣滯	胸滿悶, 善太息
肝主藏血 · 調節血量	肝調節血量 失調	月經不調
	弦脈主肝病	弦脈

▍肝氣鬱結의 病機 요약 ▍

(2) 肝氣上逆

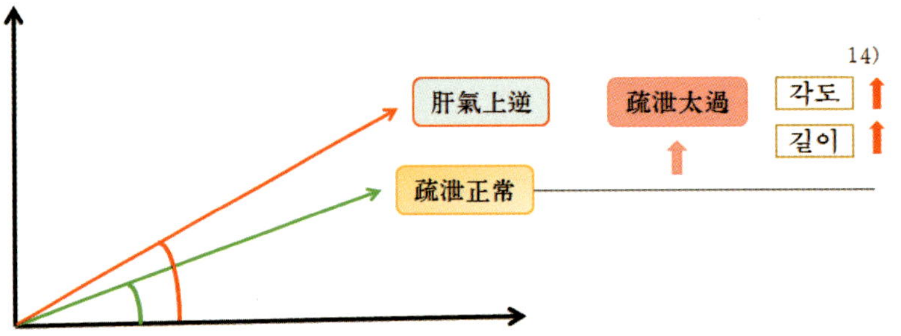

① 肝氣上逆의 人體圖解

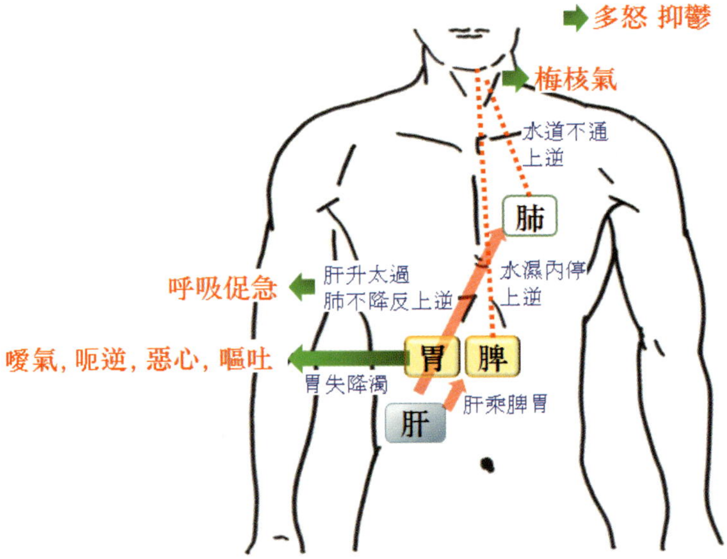

14) 肝氣 자체가 정상 범위보다 盛하고 疏通 기능이 太過함으로써 전체적으로 疏泄機能이 太過됨을 의미한다.

② 肝氣上逆의 系統別 증상

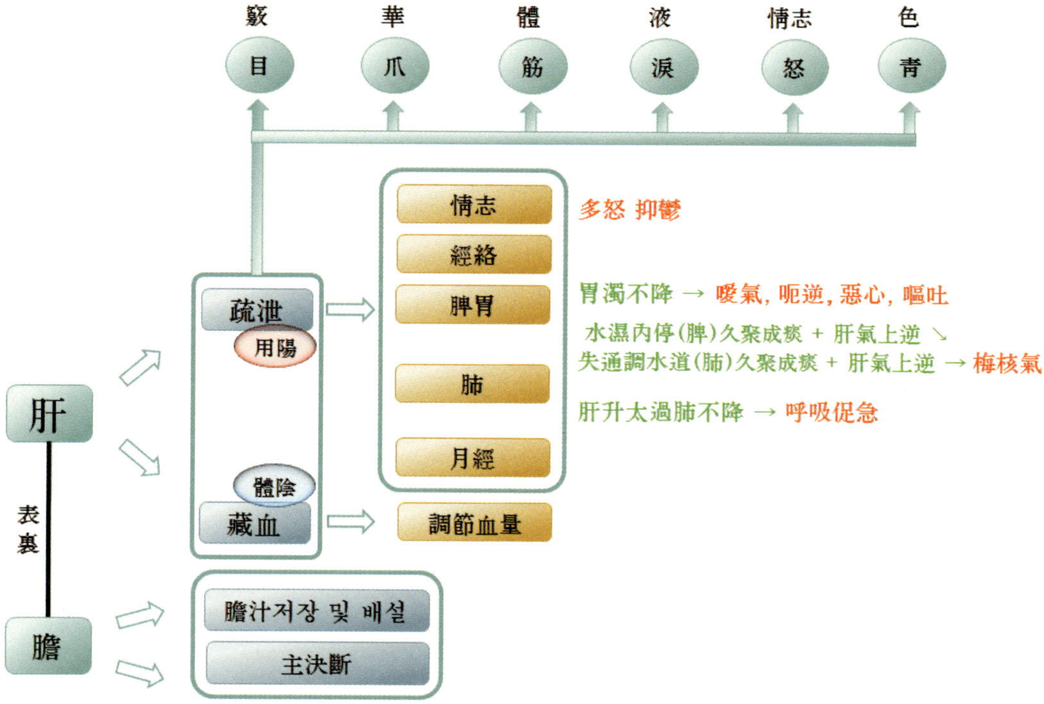

生理	發病機理	代表症狀
肝主疏泄 肝喜條達	肝疏泄太過	多怒 抑鬱
肝은 脾胃間의 動態平衡을 조절	肝乘脾胃 脾胃 運化·升降 失調	噯氣, 呃逆, 惡心, 嘔吐
肝左升 肺右降 升降 평형 유지	肝左升 肺右降 失調 反上逆 (肝侮肺)	呼吸促急
脾爲生痰之源 / 肝克脾	痰氣互結於咽喉部 (肝乘脾 → 水濕內停 + 上逆 肝侮肺 → 失通調水道, 水濕內阻, 久聚成痰 + 上逆)	梅核氣
	弦脈主肝病	脈弦

肝氣上逆의 病機 요약

(3) 肝火上炎

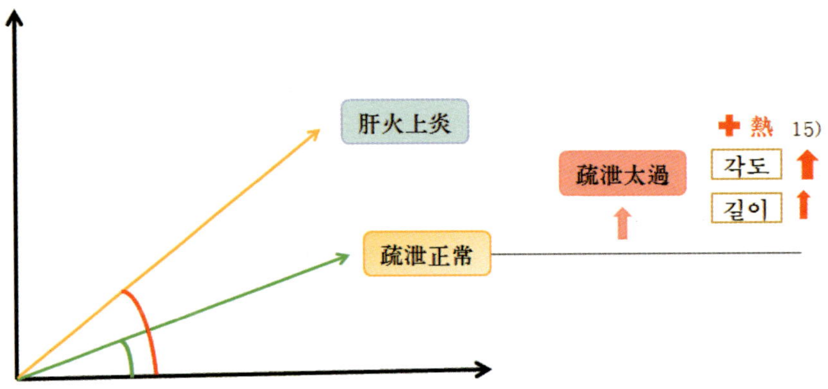

① 肝火上炎의 人體圖解

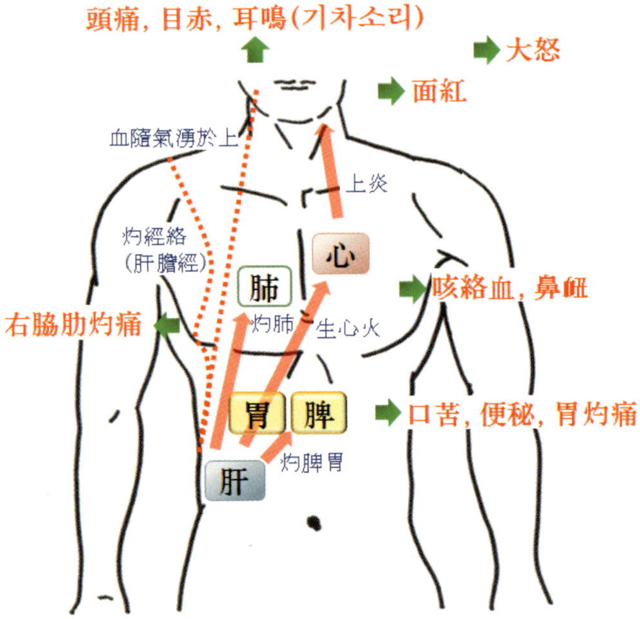

15) 肝氣 자체가 정상 범위보다 盛하고 疏通 기능이 肝氣上逆보다 더 太過한데다 熱證까지 더한 경우를 의미한다.

② 肝火上炎의 系統別 증상

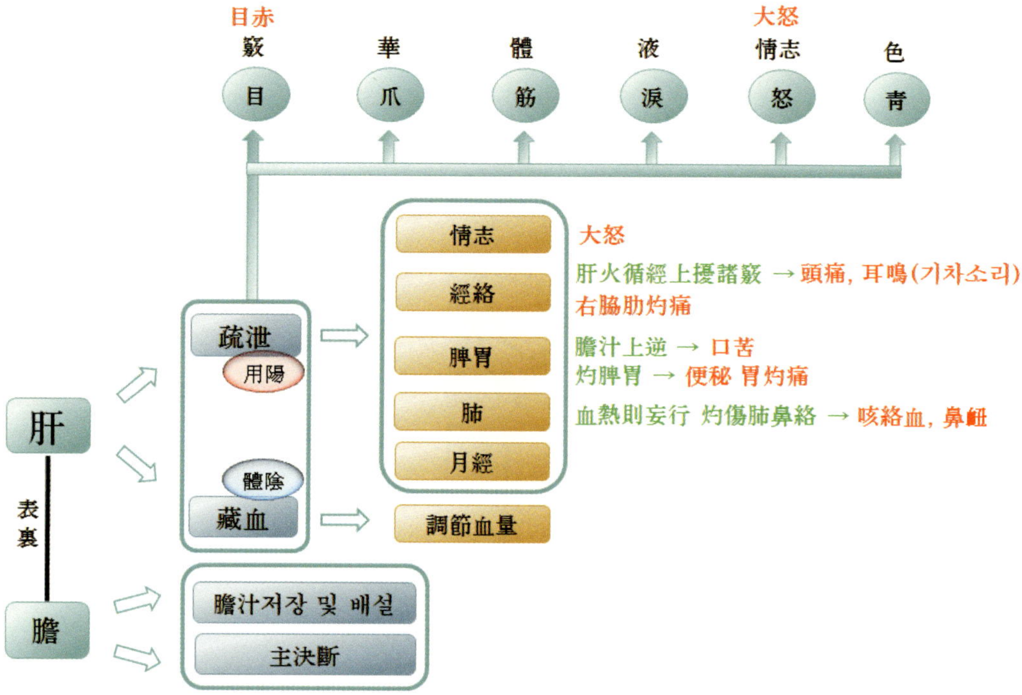

生理	發病機理	代表症狀
肝主疏泄 肝喜條達	肝疏泄失調(疏泄太過)	大怒
肝膽經은 偏頭部 및 耳를 循行 開竅於目	肝火循經上擾諸竅	頭痛, 目赤, 耳鳴(기차소리)
肝膽經은 신체의 측면 및 上肩을 循行	肝火灼經絡 · 血脈	右脇肋灼痛
血得溫而行	血得熱則妄行 灼傷肺鼻絡	咳絡血, 鼻衄
木生火 面爲心之華	肝火生心火, 上炎	面紅
肝生成膽汁, 膽主膽汁貯藏排泄, 膽汁流入於腸腔 脾胃消化促進	膽汁上逆	口苦
肝克脾胃	肝灼脾胃絡脈	便秘, 胃灼痛
舌淡紅 苔薄白	紅舌黃苔主熱證 弦脈主肝病 數脈主熱證	紅舌黃苔 弦滑數脈

肝火上炎의 病機 요약

(4) 肝膽濕熱

① 肝膽濕熱의 人體圖解

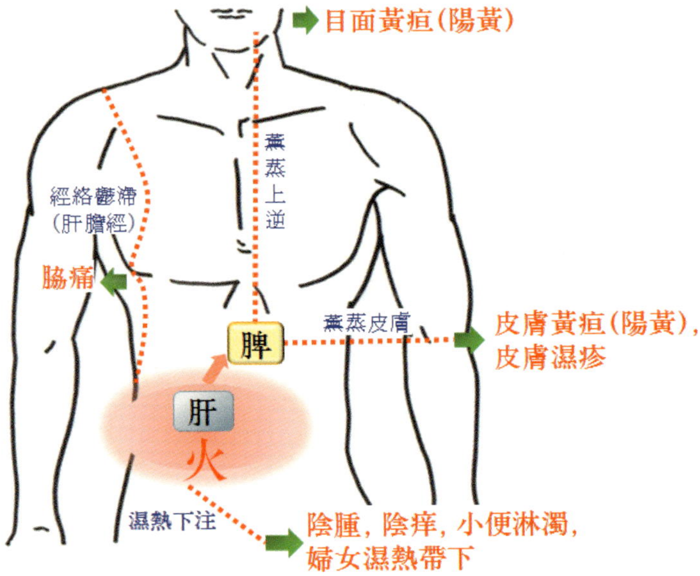

② 肝膽濕熱의 系統別 증상

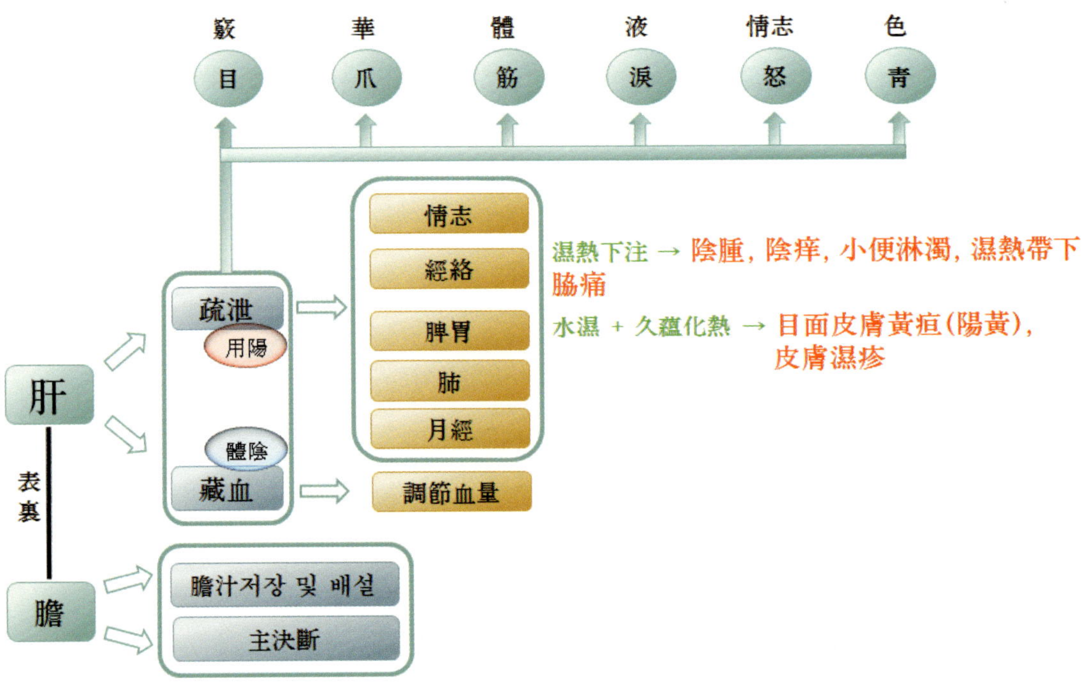

生理	發病機理	代表症狀
肝膽經은 偏頭部 및 耳를 循行 開竅於目	肝乘脾胃 水濕內停 久蘊化熱 膽汁外溢 熏蒸皮膚 上注面目	目面皮膚黃疸(陽黃)
脾主四肢肌肉	濕熱外注皮膚	皮膚濕疹
肝膽經下行於陰囊周圍	濕熱下注	陰腫, 陰痒, 小便淋濁, 婦女濕熱帶下
肝膽經은 신체의 측면 및 上肩을 循行	肝膽經循行部位鬱滯 → 不通則痛	脇痛
舌淡紅 苔薄白	黃苔主熱 膩苔主濕 濡脈主濕 弦脈主肝病 數脈主熱證 滑脈主痰	黃膩苔 濡數脈 혹은 弦滑數脈

肝膽濕熱의 病機 요약

(5) 寒凝肝脈

① 寒凝肝脈의 人體圖解

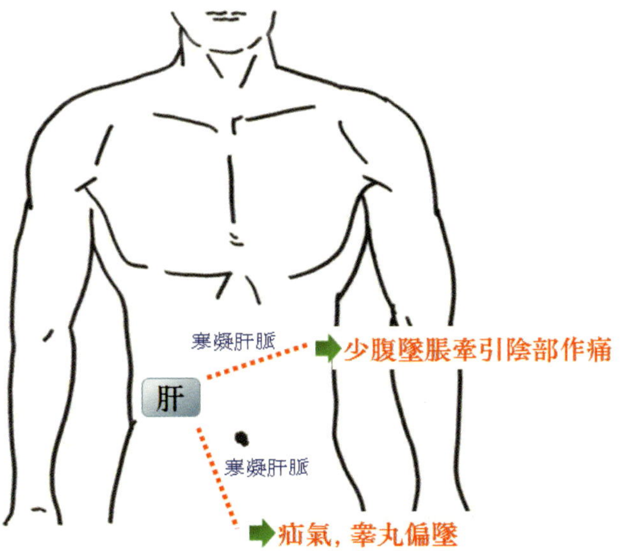

② 寒凝肝脈의 系統別 증상

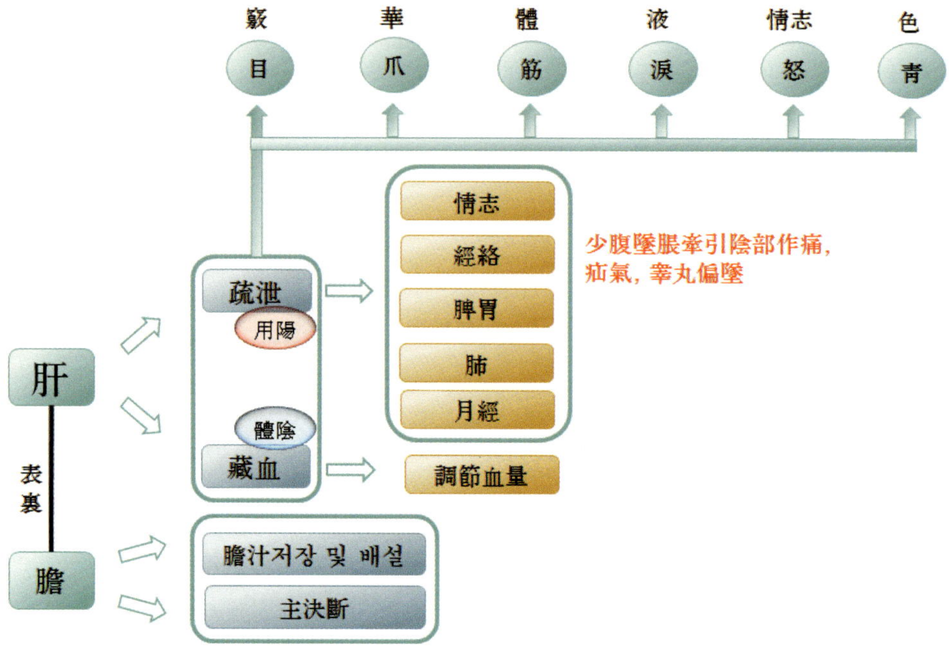

生理	發病機理	代表症狀
肝經下饒陰器	肝膽經循行部位凝滯 → 不通則痛	少腹墜脹牽引陰部作痛, 睾丸偏墜, 疝氣
舌淡紅 苔薄白	白滑苔主水飮內盛 沈脈主寒證 弦脈主肝病	白滑苔 沈弦脈

寒凝肝脈의 病機 요약

(6) 肝陽上亢(實證 – 肝火亢盛)

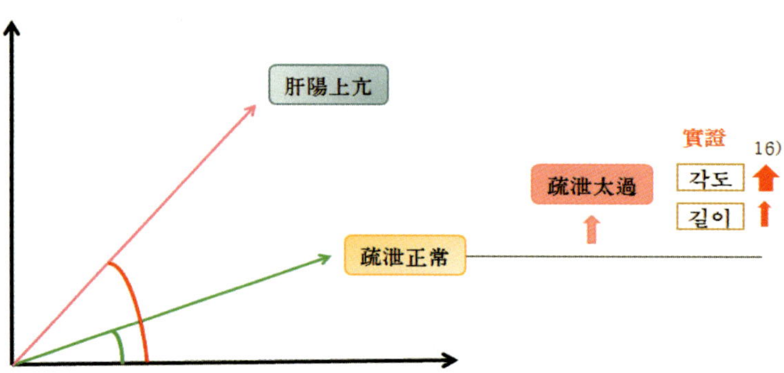

① 肝陽上亢(實證 - 肝火亢盛)의 人體圖解

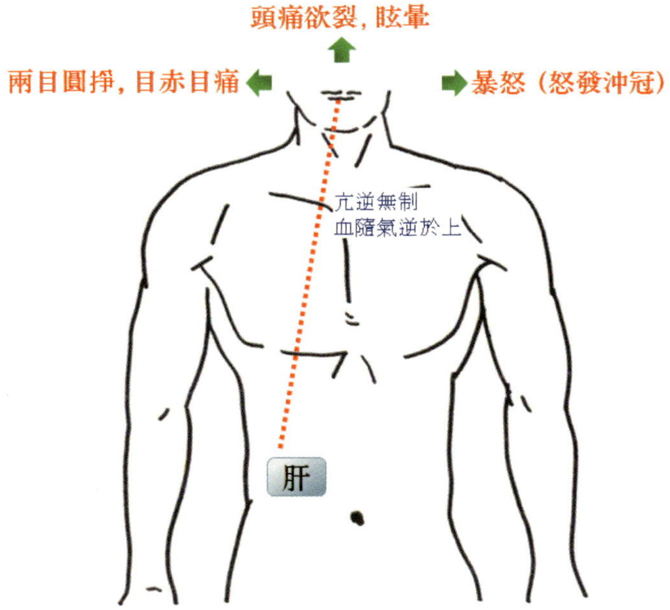

② 肝陽上亢(實證 - 肝火亢盛)系統別 증상

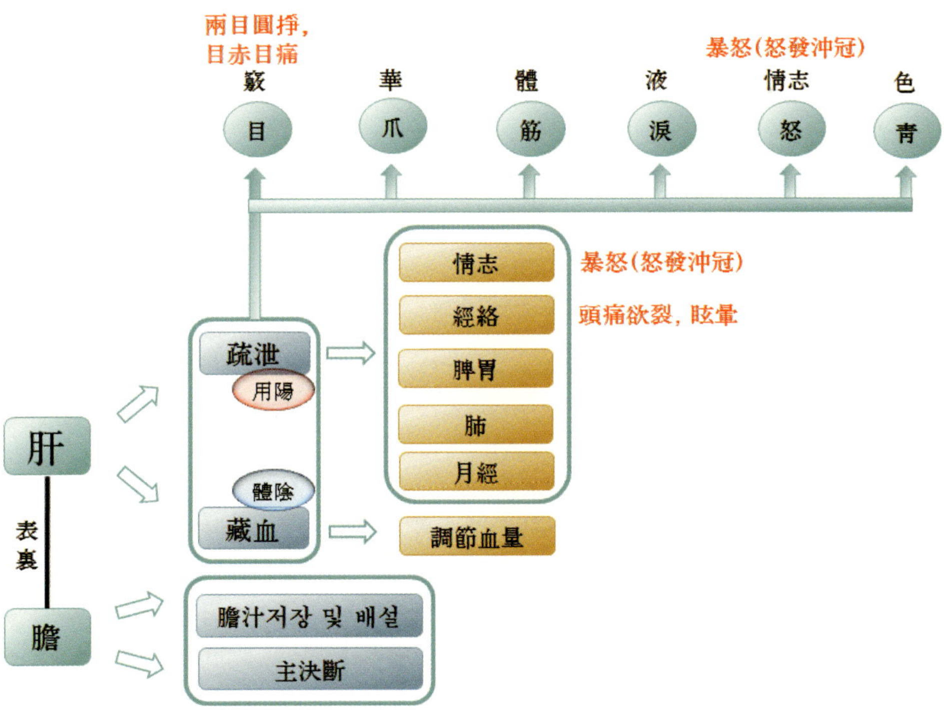

16) 肝氣 자체가 정상 범위보다 盛하고 疏通 기능이 肝火上炎보다 더 太過한 實證의 경우를 의미한다.

生理	發病機理	代表症狀
		肝火上炎과 同一
肝開竅於目	肝火甚 (火炎上)	兩目圓掙, 目赤目痛
肝膽經은 偏頭部 및 耳를 循行	肝火甚 (火炎上) 血隨氣逆於上	頭痛欲裂, 眩暈
怒爲肝之情志	肝火甚 情志上逆	暴怒(怒發冲冠)

肝陽上亢(實證 – 肝火亢盛)의 病機 요약

(7) 肝血虛

참고 | 疏泄과 藏血의 平衡失調 – 虛證

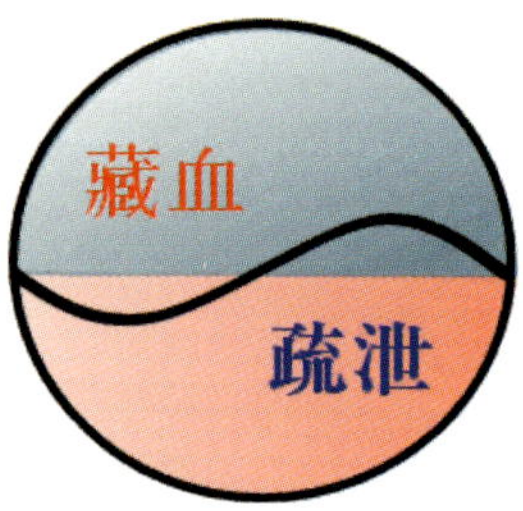

⇩ ⇨ 肝血不足 → 脾胃虛 → 氣血生化不足
腎陰血 不足 → 失滋養 → 肝腎陰虛

⇩ ⇨ 血虛 → 失滋養 → 疏泄失調 → 肝鬱

① 肝血虛의 人體圖解

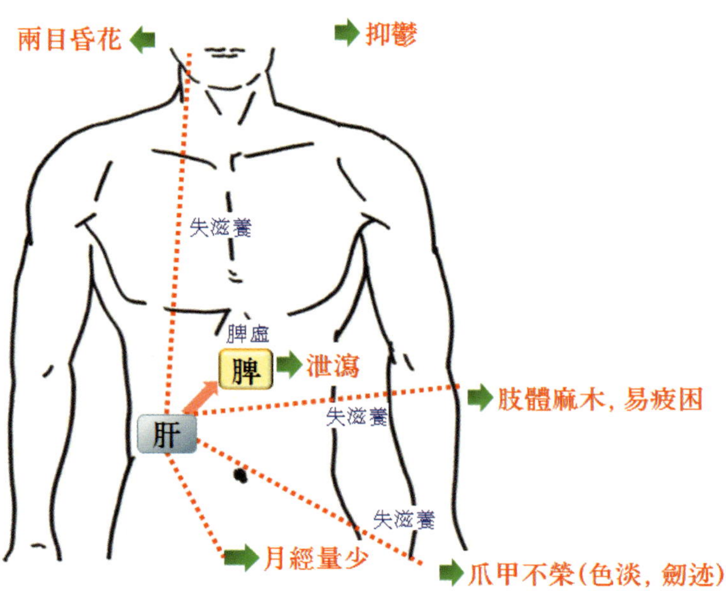

② 肝血虛의 系統別 증상

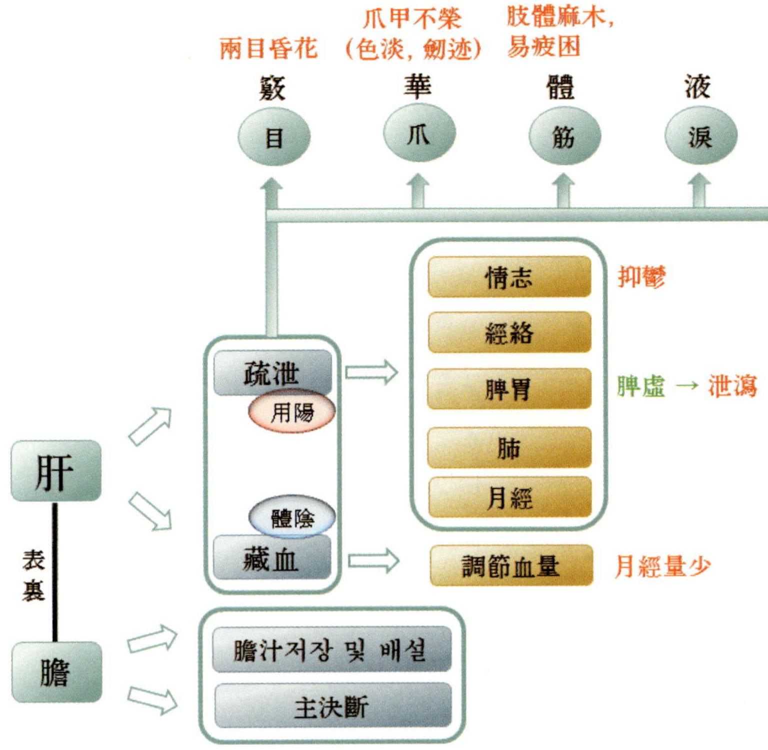

生理	發病機理	代表症狀
肝開竅於目	血滋養失調	兩目昏花
爪甲爲肝之華	血滋養失調	爪甲不榮(色淡, 劍迹)[17]
筋爲肝之體	血滋養失調	肢體麻木, 易疲困
肝藏血 · 調節血量	肝血虛 → 脾虛	泄瀉
	調節血量 失調	月經量少
肝主疏泄 肝喜條達	肝血虛 → 疏泄失調	抑鬱
舌淡紅 苔薄白	淡舌主血虛 弦脈主肝病 細脈主血虛	淡舌 弦細脈

肝血虛의 病機 요약

17) 色淡, 劍迹 : 손톱이 滋養되지 못하여 손톱이 淡色이고 劍의 측면에 있는 것과 같은 꺽임무늬가 나타난다.

(8) 肝(腎)陰虛

① 肝(腎)陰虛의 人體圖解

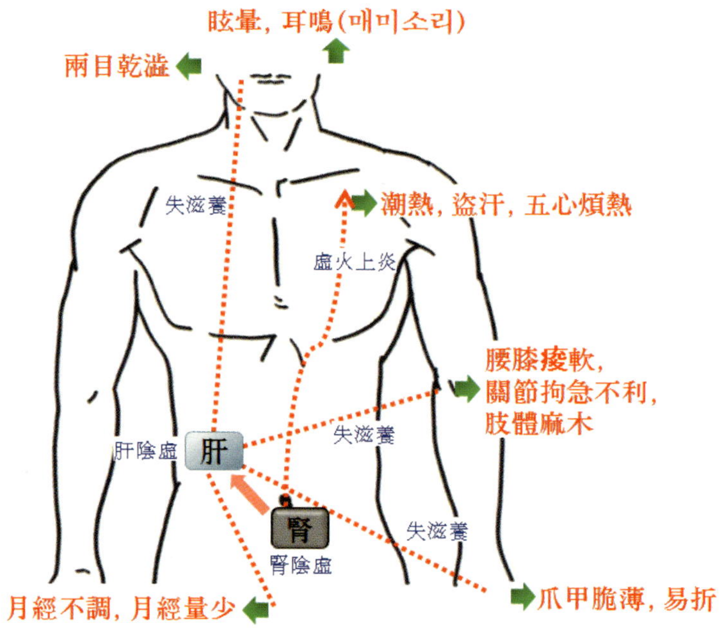

② 肝(腎)陰虛의 系統別 증상

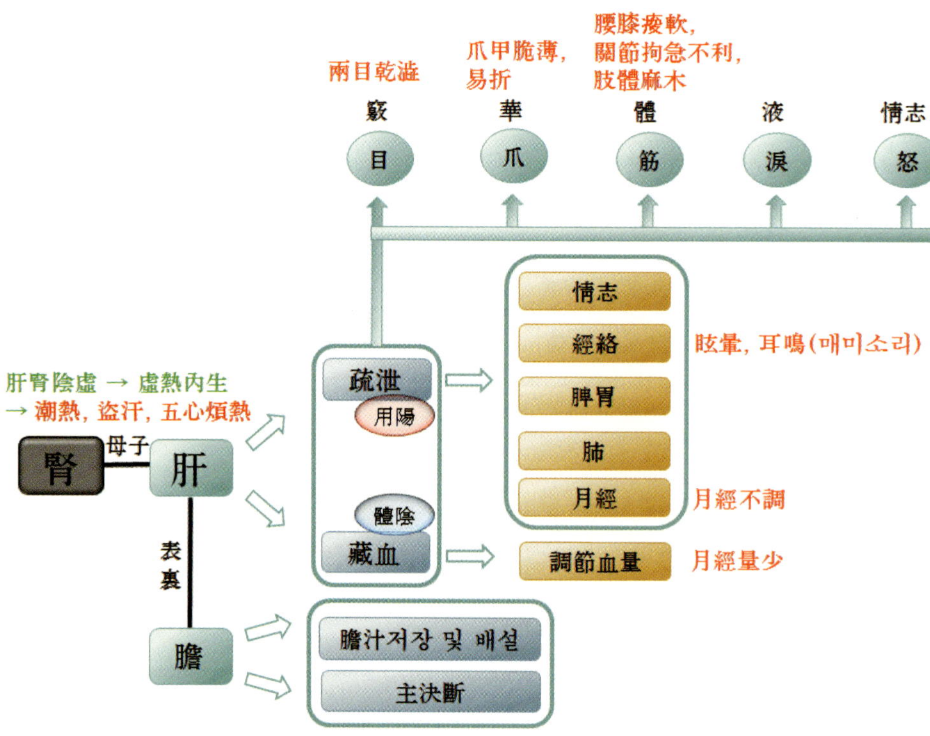

生理	發病機理	代表症狀
肝開竅於目	滋養失調	兩目乾澁
爪甲爲肝之華	滋養失調	爪甲脆薄, 易折
筋爲肝之體	滋養失調	腰膝痠軟, 關節拘急不利, 肢體麻木
肝膽經은 偏頭部 및 耳를 循行 腎開竅於耳	滋養失調	眩暈, 耳鳴(매미소리)
肝主疏泄, 肝主藏血 · 調節血量 血은 疏泄機能의 基本物質	陰血不足 肝調節血量失調	月經不調, 月經量少
陰陽互根互用	陰虛虛熱內生 虛火上炎	陰虛潮熱, 盜汗, 五心煩熱
舌淡紅 苔薄白	紅舌主熱 少苔主陰虛 細脈主虛 數脈主熱	紅舌少苔 細數脈

肝(腎)陰虛의 病機 요약

(9) 肝陽上亢

① 肝腎陽虛 虛陽上浮(虛證)

참고 | 陰陽 平衡失調 – 虛證

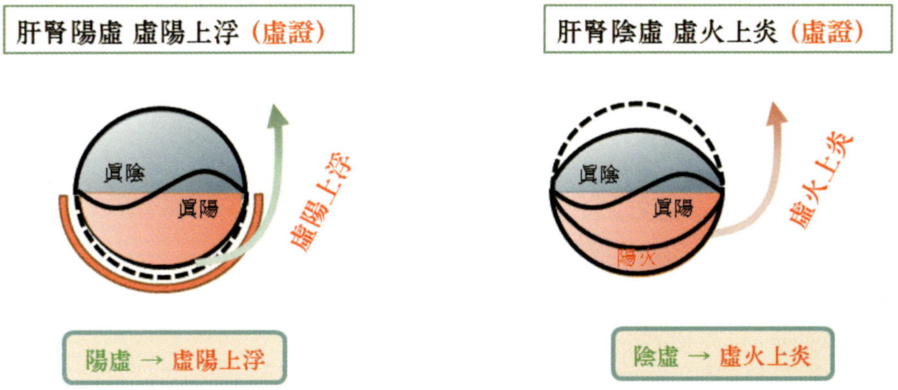

㈎ 肝腎陽虛 虛陽上浮(虛證)의 人體圖解

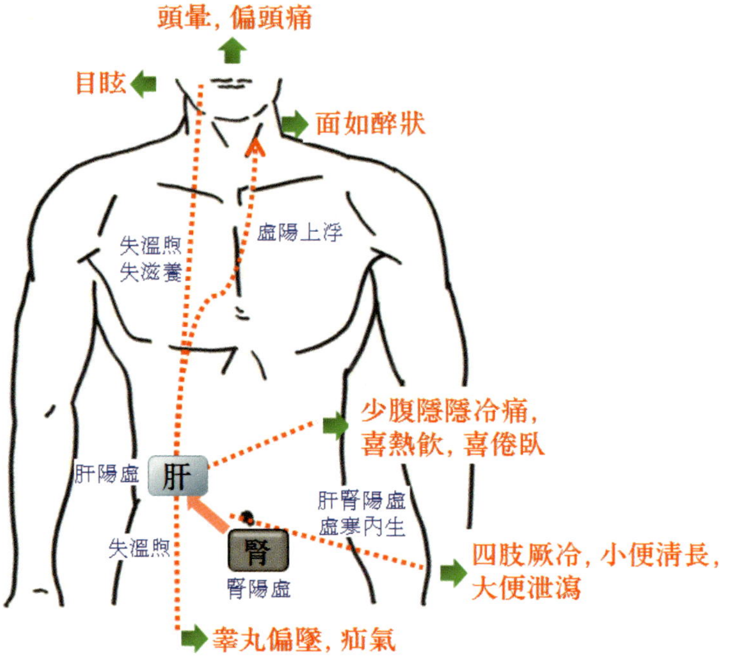

㈏ 肝腎陽虛 虛陽上浮(虛證)의 系統別 증상

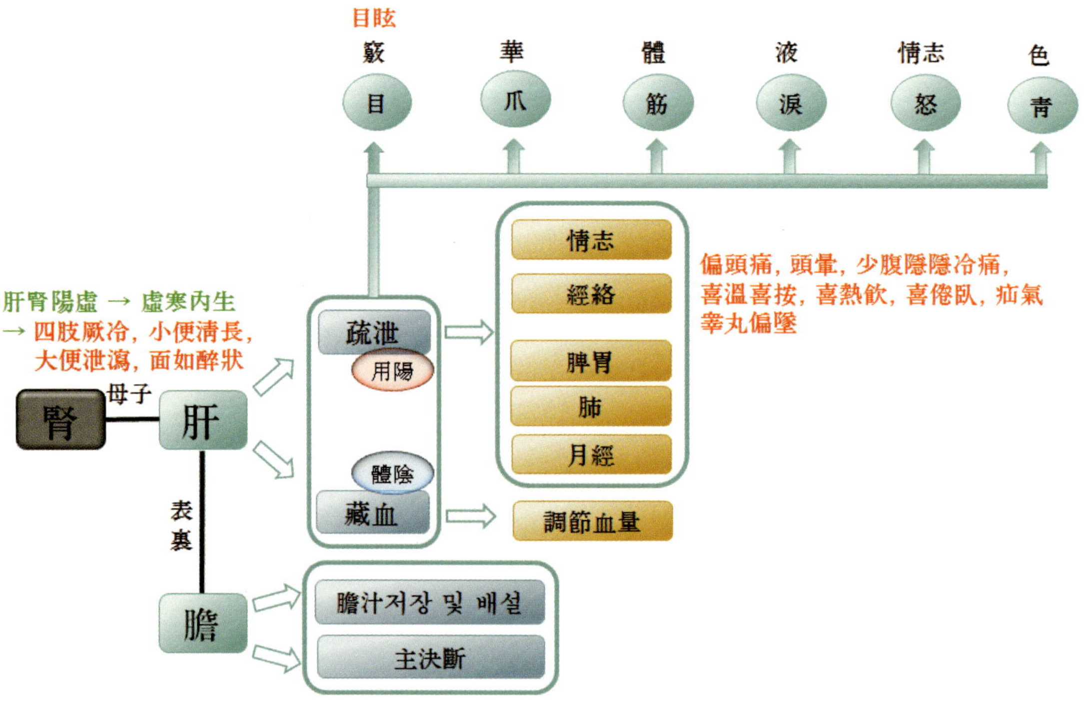

生理	發病機理	代表症狀
	肝陽虛 - 虛陽上浮	面如醉狀, 頭暈
肝膽經은 偏頭部 및 耳를 循行 肝開竅於目	肝膽經循行部位鬱滯	目眩
肝腎陽主溫煦	肝腎陽虛 → 溫煦失調, 虛寒內生	四肢厥冷, 小便淸長, 大便泄瀉, 喜倦臥, 喜溫喜按, 喜熱飮, 疝氣, 睾丸偏墜
肝經下饒陰器	肝膽經循行部位鬱滯	少腹隱隱冷痛
舌淡紅 苔薄白	淡舌主陽虛, 虛脈主虛 弦脈主肝病	淡舌 虛弦脈

肝陽上亢(虛證-肝腎陽虛 虛陽上浮)의 病機 요약

② 肝陰不足 虛火上炎(虛證)

㈎ 肝陰不足 虛火上炎(虛證)의 人體圖解

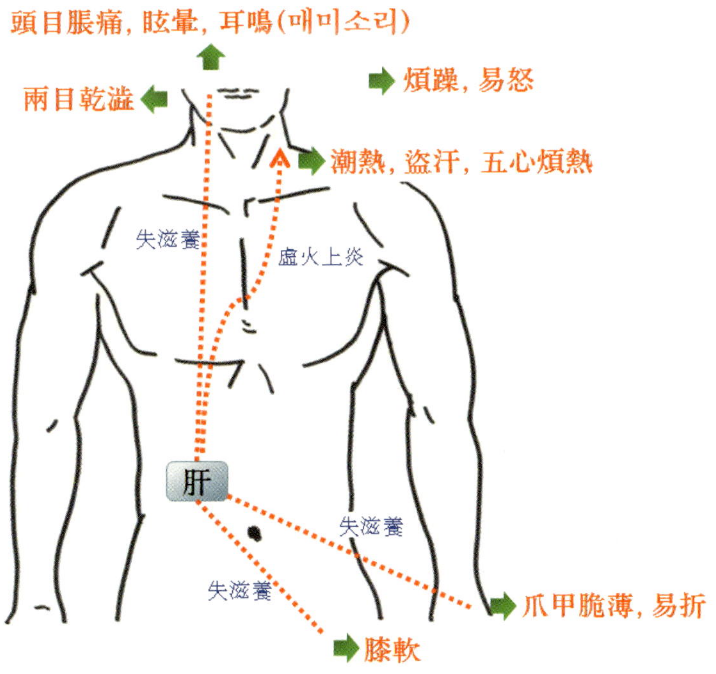

㈏ 肝陰不足 虛火上炎(虛證)의 系統別 증상

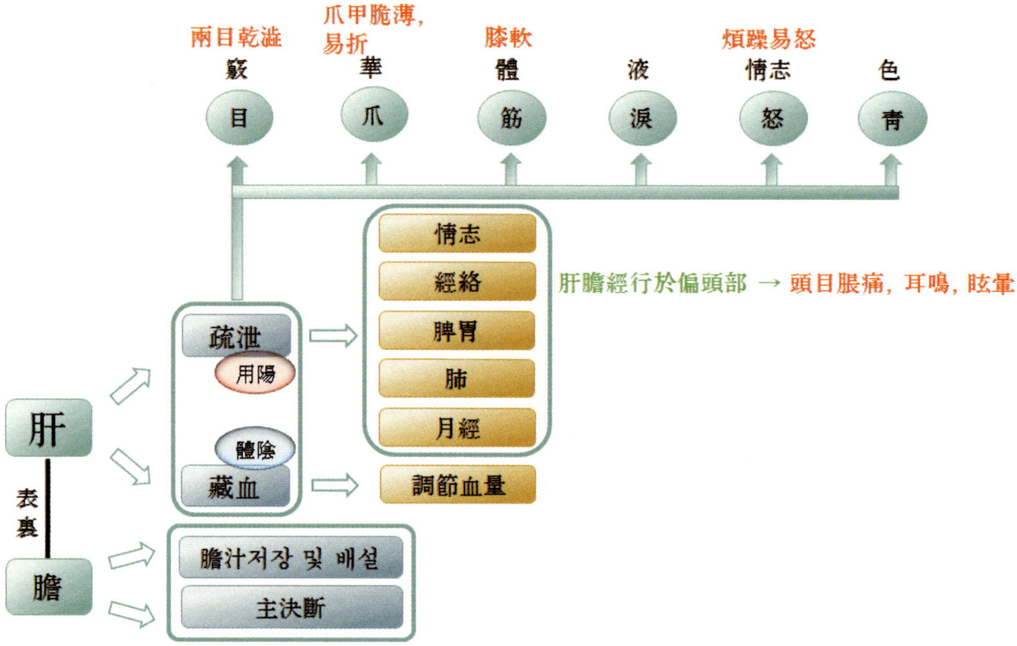

生理	發病機理	代表症狀
		肝(腎)陰虛와 同一
肝膽經은 偏頭部 및 耳를 循行 肝開竅於目	虛火上炎	頭目脹痛, 煩躁
怒爲肝之情志	疏泄失調	易怒

肝陰不足 虛火上炎(虛證) 病機 요약

(10) 肝風內動

肝風內動은 肝陽化風, 熱極生風, 血虛動風, 陰虛風動의 네 가지 경우로 발생한다.

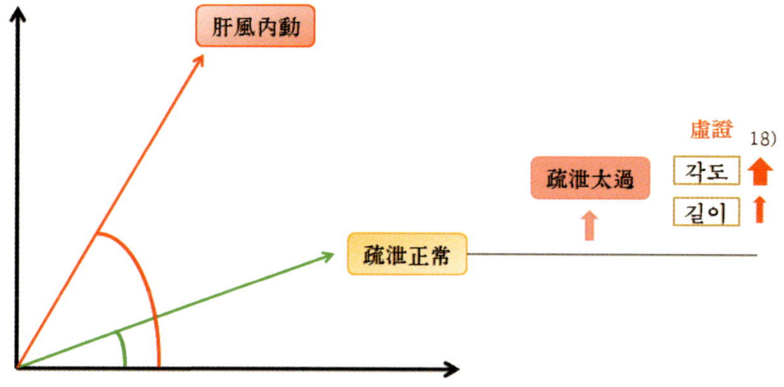

① 肝陽化風

肝陽化風은 肝陽上亢이 심하여 亢逆無制한 경우에 발생하는 것으로 原因에 따라 다음 세 가지 경로를 통하여 發生한다.

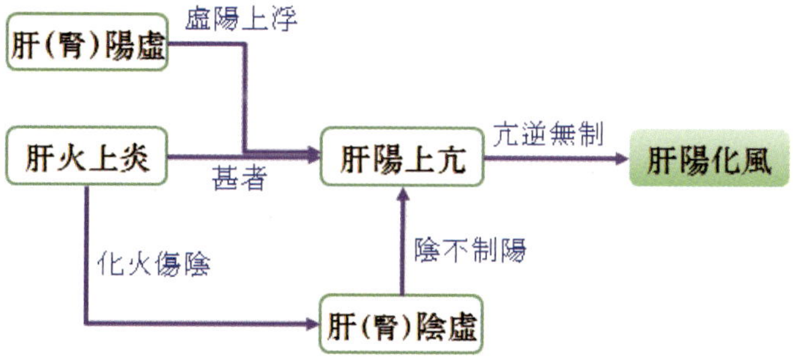

18) 肝氣 자체가 정상 범위보다 盛하고 疏通 기능이 肝陽上亢보다 더 太過하나 虛證으로 인하여 발생한 경우를 의미한다.

㈎ 肝腎陽虛 → 肝陽上亢 → 肝陽化風

ⓐ 肝腎陽虛유래 肝陽化風의 人體圖解

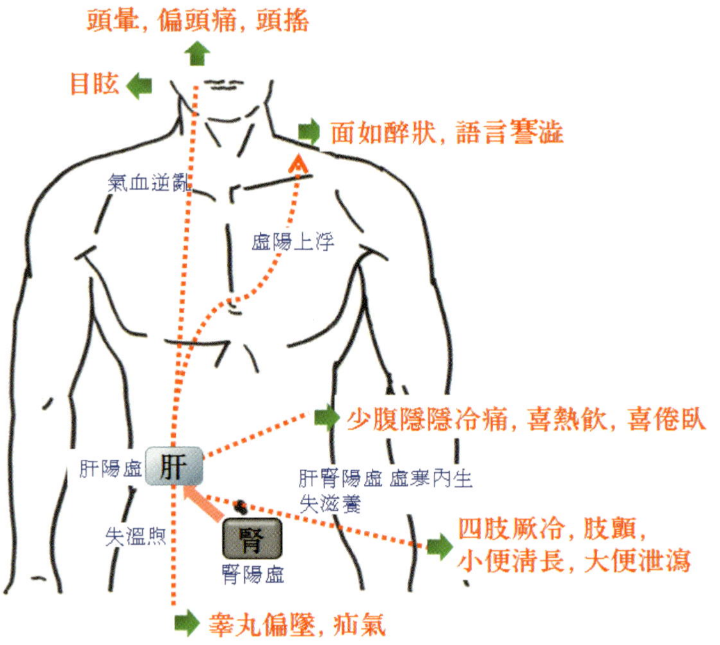

ⓑ 肝腎陽虛유래 肝陽化風의 系統別 증상

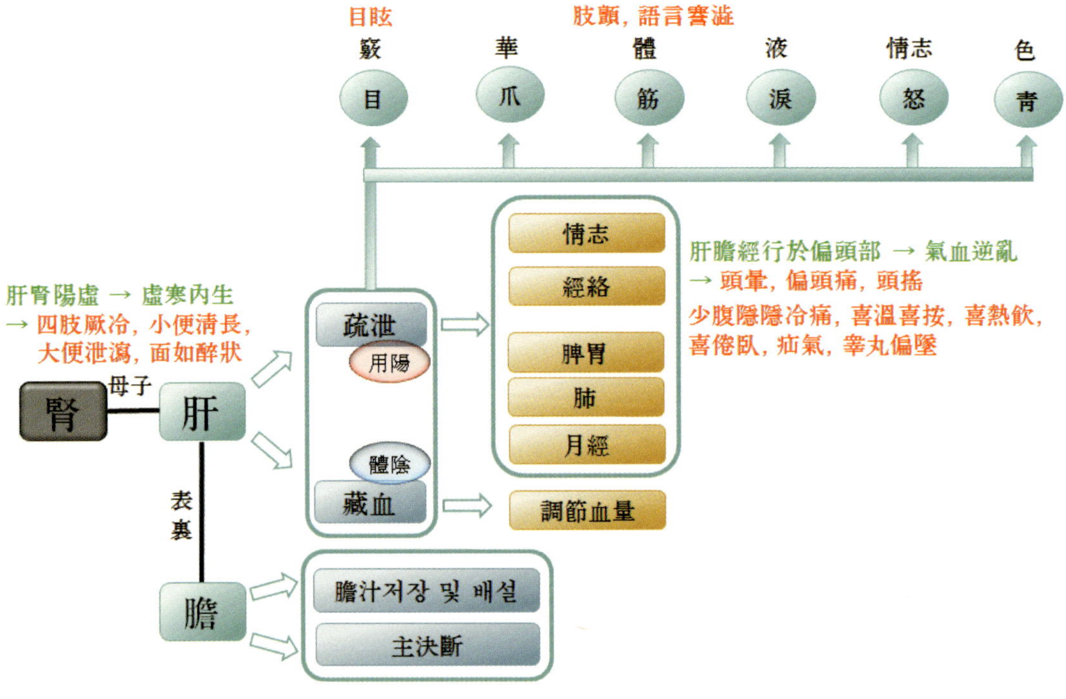

生理	發病機理	代表症狀
		肝(腎)陽虛와 同一
肝膽經은 偏頭部 및 耳를 循行	氣血逆亂	頭搖 語言謇澁
筋爲肝之體 筋主動	筋脈滋養失調	肢顫

▌肝腎陽虛유래 肝陽化風의 病機 요약▐

㈏ 肝火上炎 → 肝陽上亢 → 肝陽化風

ⓐ 肝火上炎유래 肝陽化風의 人體圖解

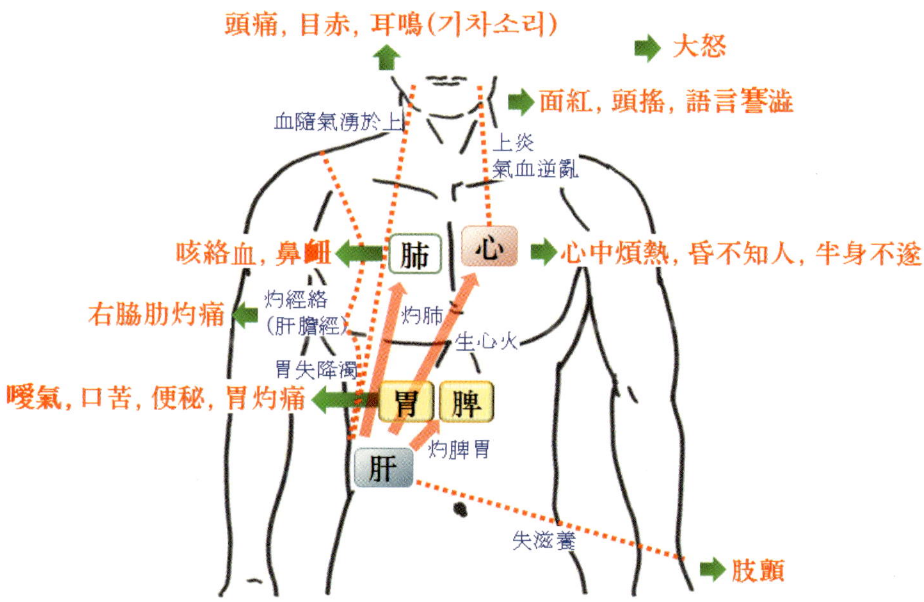

ⓑ 肝火上炎유래 肝陽化風의 系統別 증상

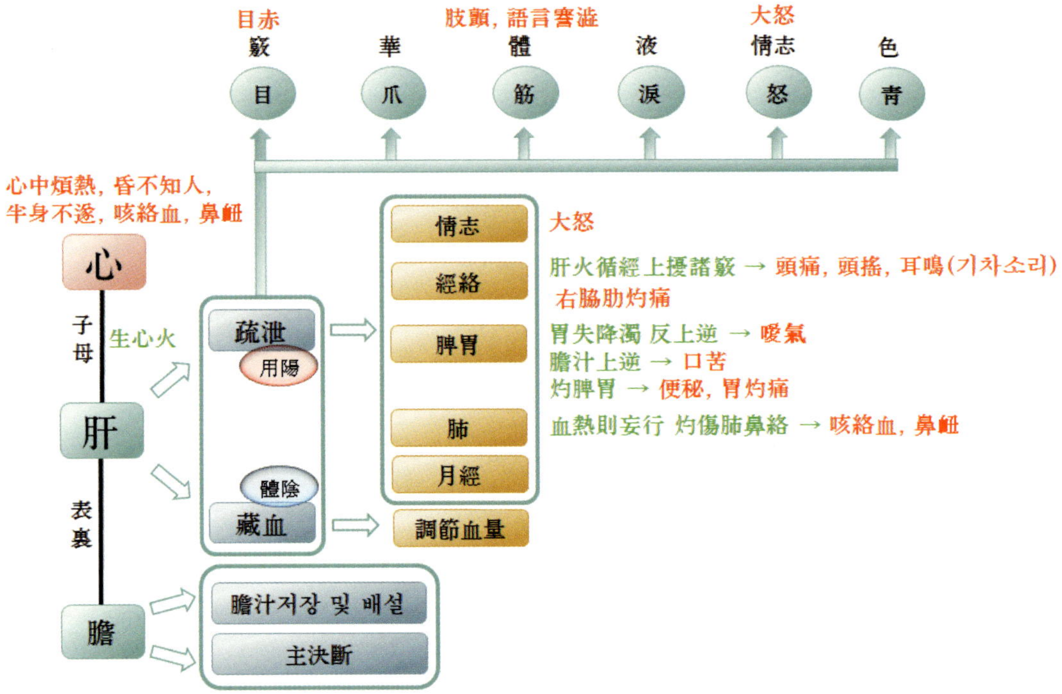

生理	發病機理	代表症狀
		肝火上炎과 同一
肝膽經은 偏頭部 및 耳를 循行	氣血逆亂	頭搖
筋爲肝之體	筋脈滋養失調	肢顫, 語言謇澁
肝心 母子관계	肝火生心火	心中煩熱, 昏不知人, 半身不遂
肝克脾胃	肝灼脾胃 胃降濁失調	噯氣

肝火上炎유래 肝陽化風의 病機 요약

㈐ 肝(腎)陰虛 → 肝陽上亢 → 肝陽化風

ⓐ 肝(腎)陰虛유래 肝陽化風의 人體圖解

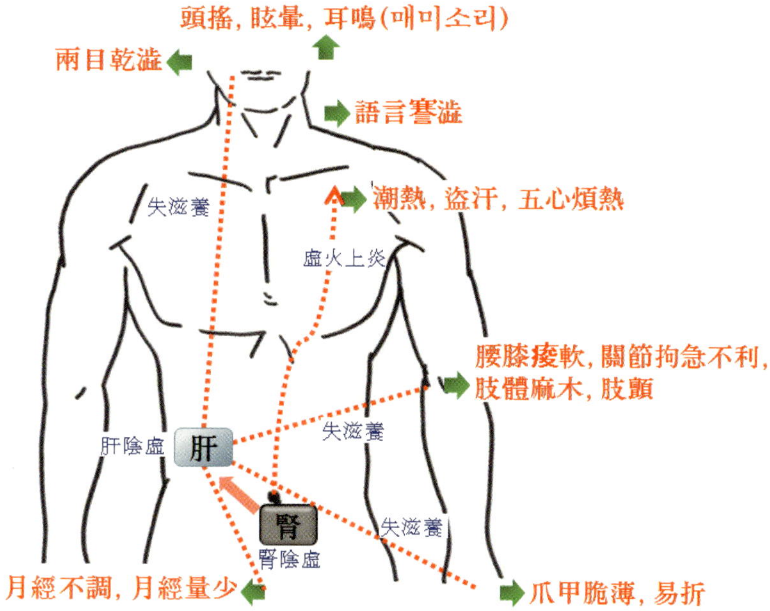

ⓑ 肝(腎)陰虛유래 肝陽化風의 系統別 증상

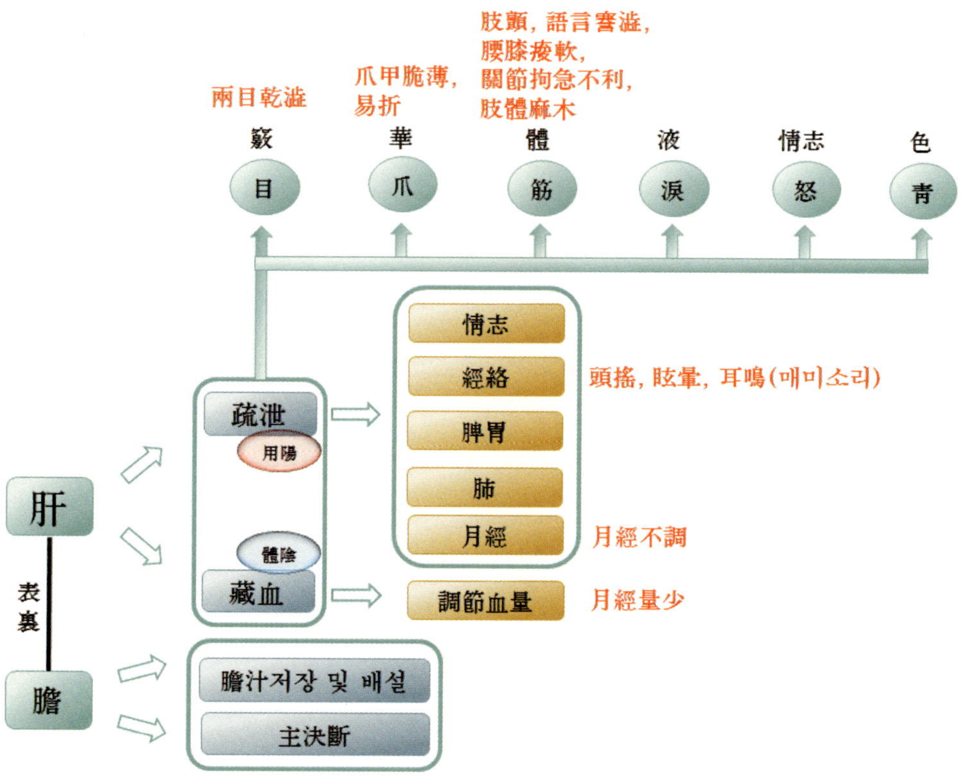

生理	發病機理	代表症狀
肝膽經은 偏頭部 및 耳를 循行	氣血逆亂	肝(腎)陰虛과 同一
筋爲肝之體	筋脈滋養失調	頭搖
		肢顫, 語言謇澁

肝(腎)陰虛유래 肝陽化風의 病機 요약

② 熱極生風

㈎ 熱極生風의 人體圖解

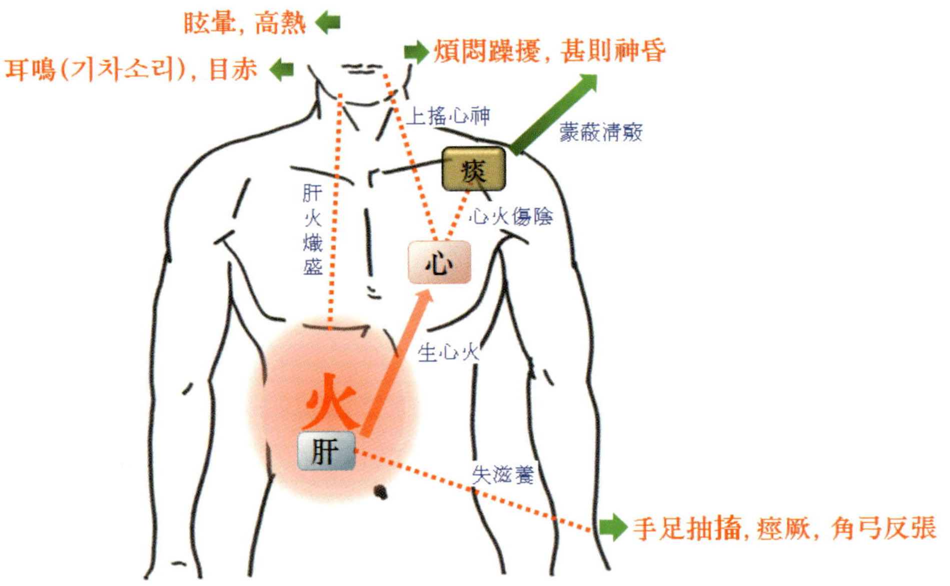

(나) 熱極生風의 系統別 증상

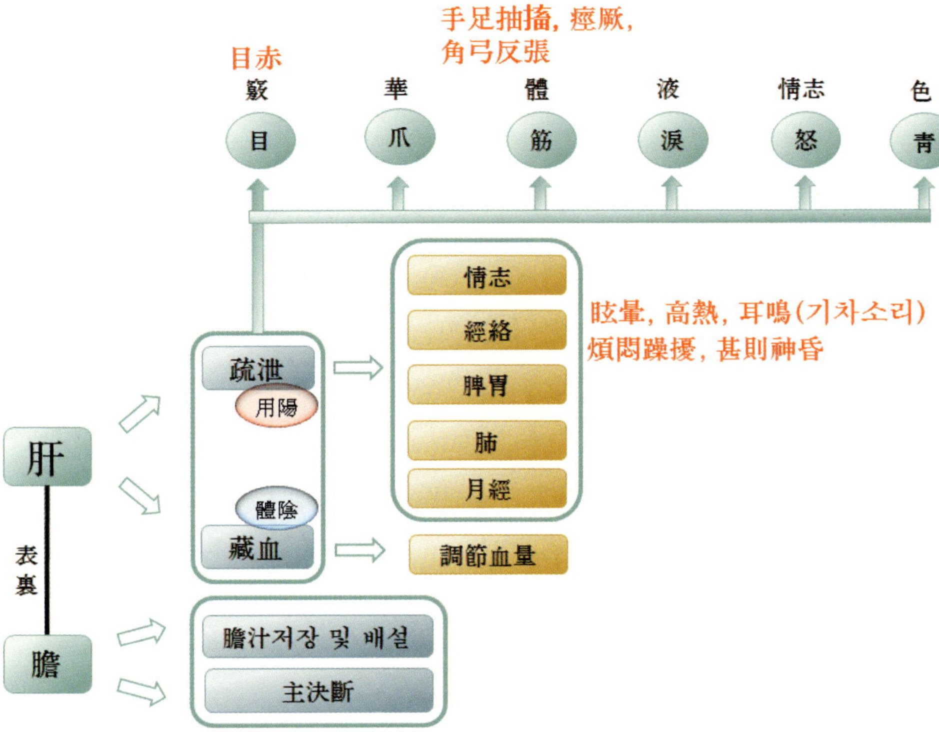

生理	發病機理	代表症狀
肝主筋	熱灼傷血 血不養筋	手足抽搐, 頸項强直, 角弓反張
肝開竅於目	熱邪上擾頭目	眩暈, 目赤, 耳鳴(기차소리)
肝心 母子관계	肝火生心火	煩悶躁擾, 高熱
心主神志	火炎上 熱擾心神	熱甚則神昏
舌淡紅 苔薄白	紅絳舌主熱 弦脈主肝病 數脈主熱 有力主實	紅絳舌 脈弦數有力

熱極生風의 病機 요약

③ 血虛動風(肝血不足)

㈎ 血虛動風(肝血不足)의 人體圖解

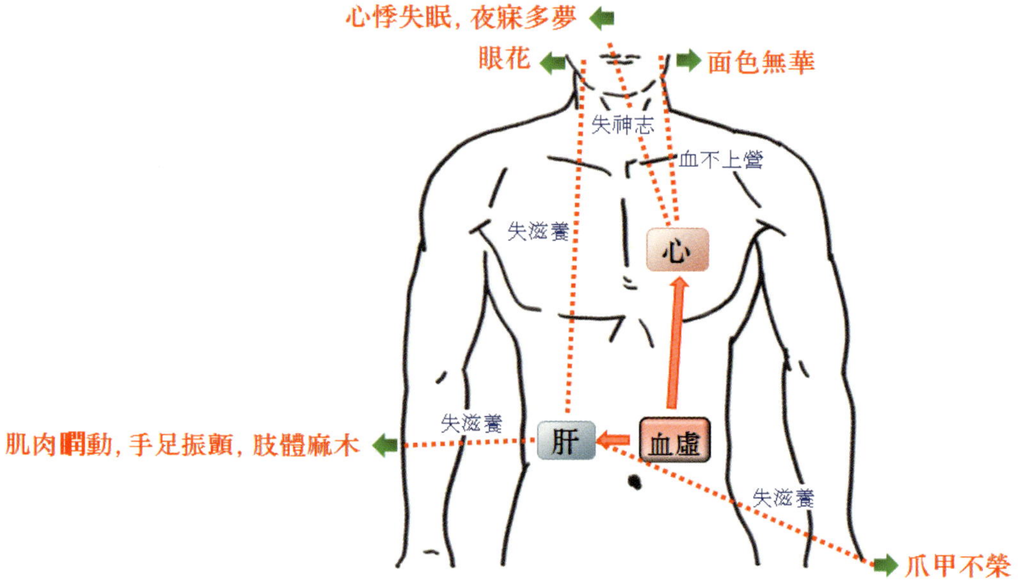

㈏ 血虛動風(肝血不足)의 系統別 증상

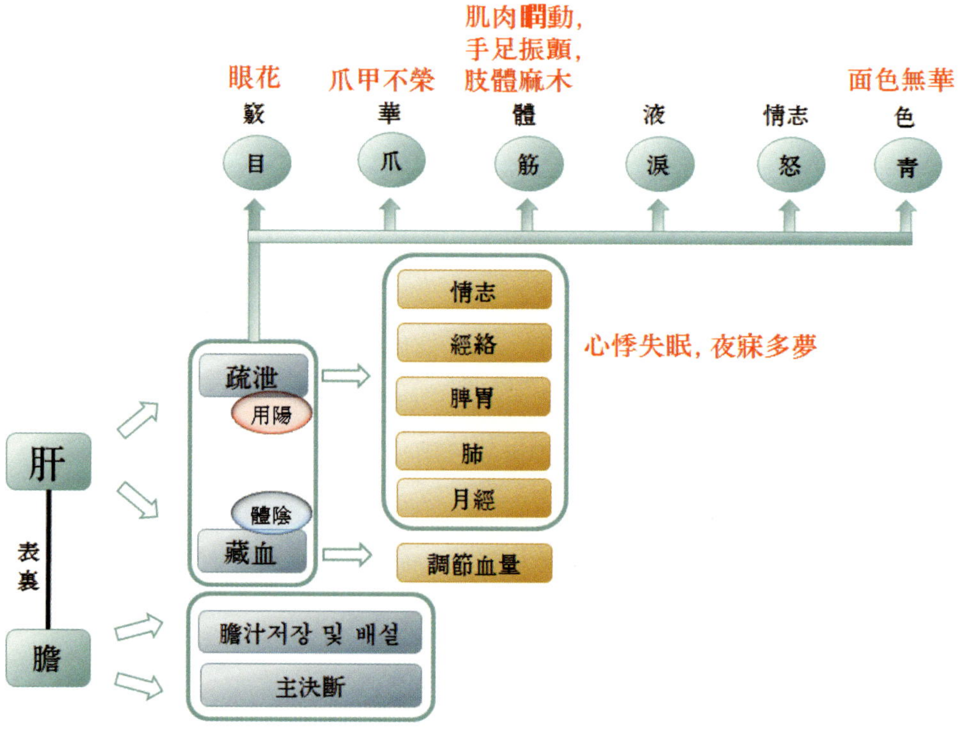

生理	發病機理	代表症狀
		肝血虛와 同一
肝主筋	血不養筋	肌肉瞤動, 手足振顫, 肢體麻木, 關節拘急不利
肝開竅於目 爪爲肝之華	血滋養失調	眩暈
心主血脈 主神志	血不養心 神志不安	心悸失眠, 夜寐多夢
面爲心之華	血不養面	面色無華
舌淡紅 苔薄白	淡舌主氣血虛 細脈主血虛	淡舌白苔 細脈

血虛動風(肝血不足)의 病機 요약

④ 陰虛風動

㈎ 陰虛風動의 人體圖解

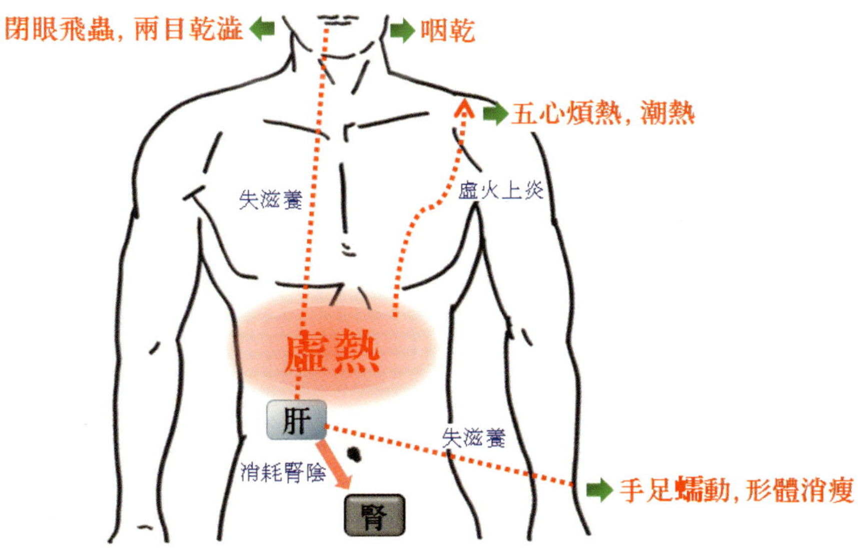

㈏ 陰虛風動의 系統別 증상

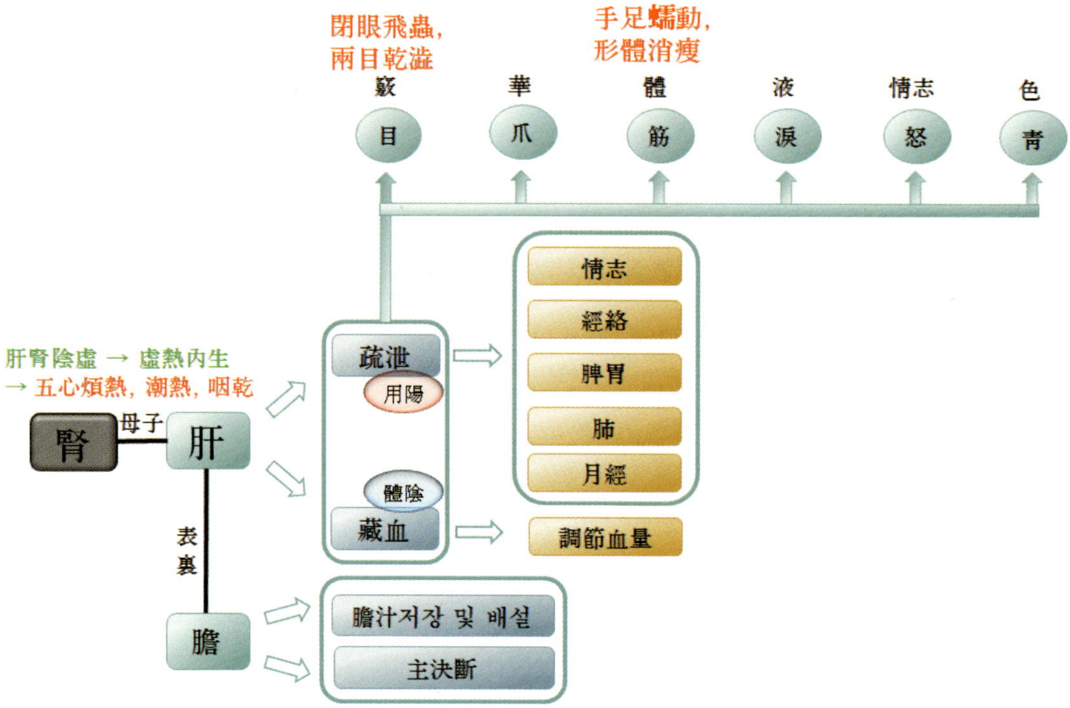

生理	發病機理	代表症狀
		肝腎陰虛와 同一
肝主筋	陰血不養筋	手足蠕動
肝開竅於目	滋養失調 陰虛虛熱內生 虛火上炎	兩目乾澁, 閉眼飛蟲, 陰虛潮熱, 五心煩熱
舌淡紅 苔薄白	紅舌主熱 少津主津液不足 弦脈主肝病 細脈主虛 數脈主熱	紅舌, 少津 弦細數脈

陰虛風動의 病機 요약

5. 腎系 病機

1) 腎의 系統表

自然界					五行	人體界					
五味	五色	五氣	五方	五季		五臟	六腑	五官	形體	情志	五液
酸	靑	風	東	春	木	肝	膽	目	筋	怒	淚
苦	赤	暑	南	夏	火	心	小腸	舌	脈	喜	汗
甘	黃	濕	中	長夏	土	脾	胃	口	肉	思	涎
辛	白	燥	西	秋	金	肺	大腸	鼻	皮毛	悲	涕
鹹	黑	寒	北	冬	水	腎	膀胱	耳	骨	恐	唾

2) 腎의 특성

① 主潛蟄 → 封藏
② 腎精(先天之本) : 主生長發育生殖
③ 腎中之陽 溫煦 推動 五臟之陽 ; 陽中之陰 濡養 滋潤 五臟之陰
≪景岳全書≫"腎中之精 可分陰陽 但不可離"

3) 腎과 膀胱의 生理

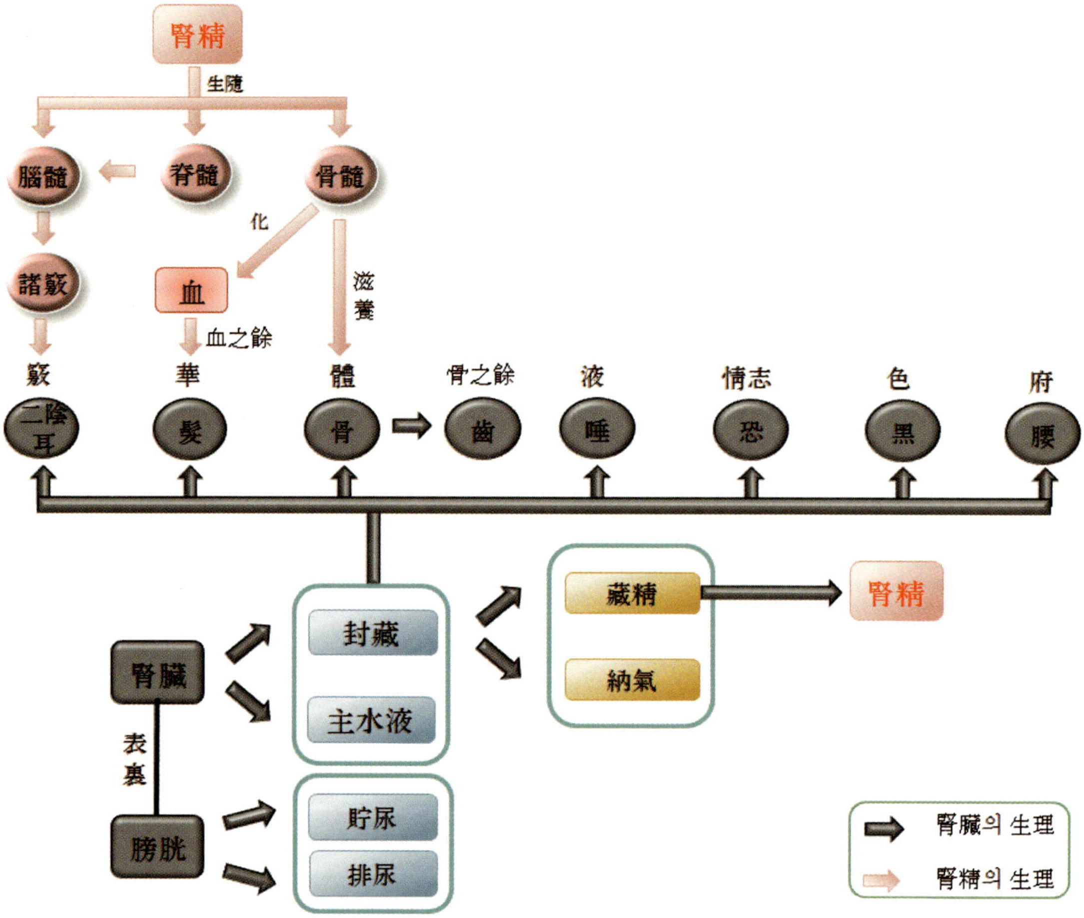

참고 | 腎臟의 藏精과 腎精의 기능

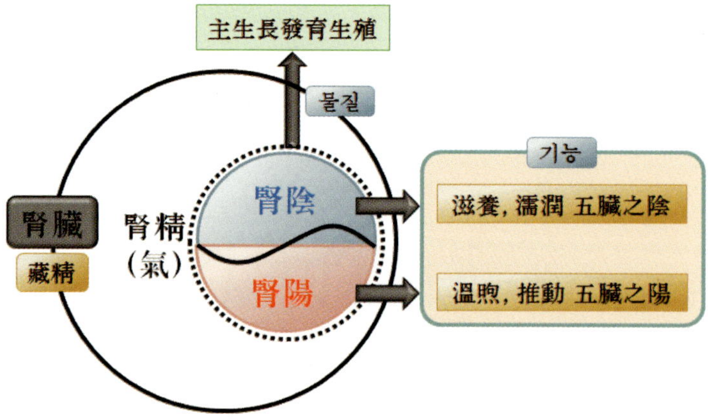

4) 腎의 病機 구분

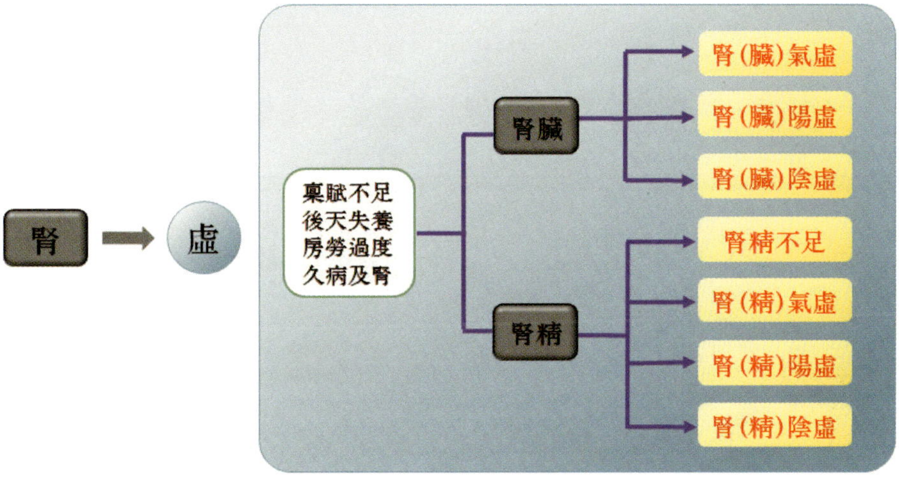

5) 腎系 病機

(1) 腎(臟)氣虛

① 腎(臟)氣虛의 人體圖解

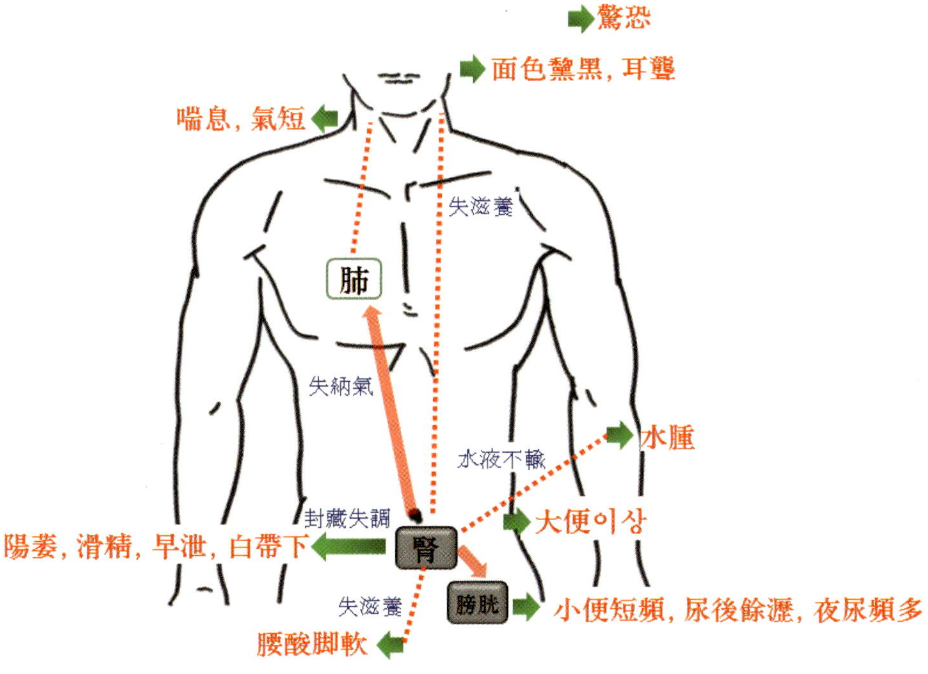

② 腎(臟)氣虛의 系統別 증상

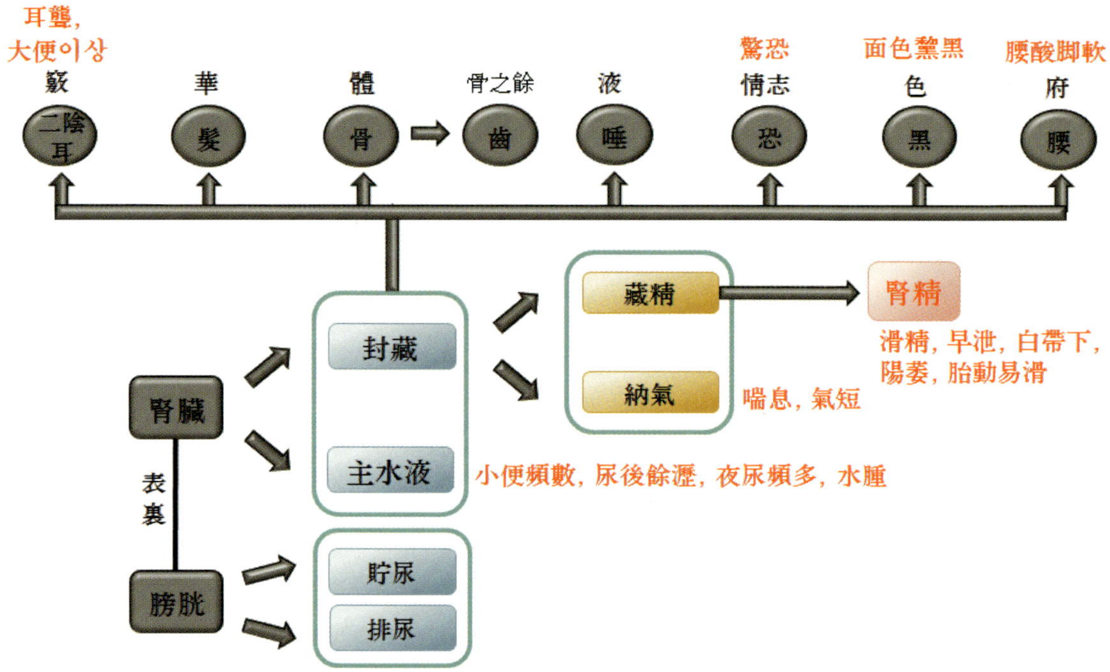

生理	發病機理	代表症狀
腎主骨 腰爲腎之府	滋養失調	腰酸脚軟
腎爲先天之本 主生長發育生殖	封藏失調 / 生殖失調	陽萎, 滑精, 早泄, 白帶下
腎主水 二陰爲腎系統	水液不輸	水腫, 大便이상, 小便短頻, 尿後餘瀝, 夜尿頻多
腎主納氣	納氣失調	喘息, 氣短
耳爲腎之竅	滋養失調	耳聾
恐爲腎之情志	滋養失調	驚恐
黑爲腎之色	滋養失調	面色黧黑
尺脈沈取有力	尺脈無力主腎虛	尺脈無力

| 腎(臟)氣虛의 病機 요약 |

(2) 腎(臟)陽虛

① 腎(臟)陽虛의 人體圖解

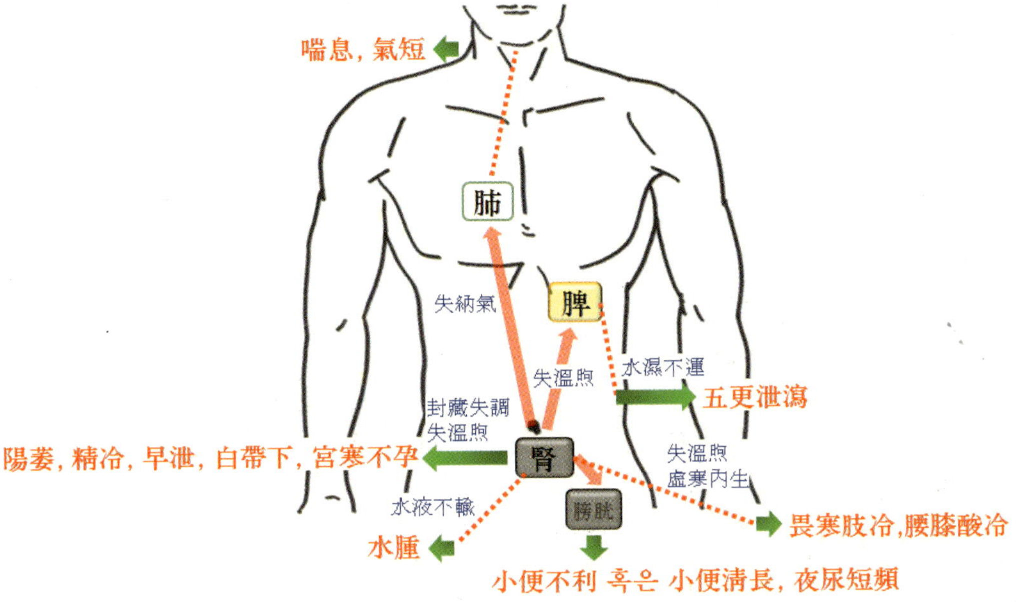

② 腎(臟)陽虛의 系統別 증상

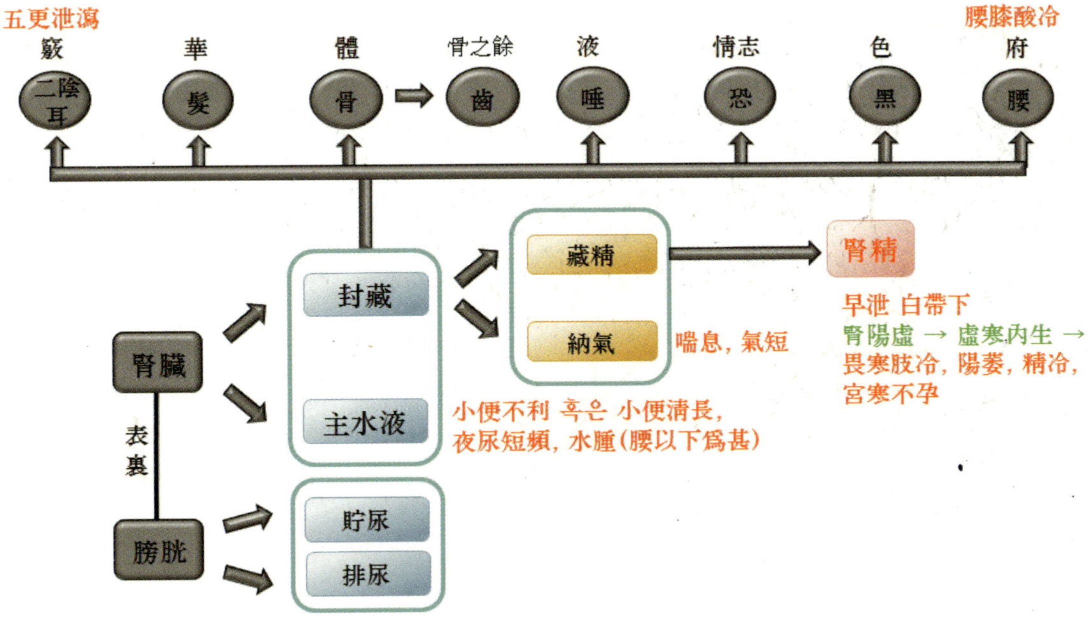

生理	發病機理	代表症狀
腎爲先天之本 主生長發育生殖	精血不足 滋養失調	陽萎, 精冷, 早泄, 白帶下, 宮寒不孕
腎陽 溫煦推動 五臟之陽 腰爲腎之府 膝爲肝之府	陽虛 → 溫煦失調 虛寒內生	畏寒肢冷,腰膝酸冷
腎主水 二陰爲腎系統	水液不輸 溫煦失調	五更泄瀉, 小便不利 혹은 小便淸長, 夜尿短頻, 水腫(腰以下爲甚)
腎主納氣	納氣失調	喘息, 氣短
舌淡紅 苔薄白 尺脈有力	淡胖舌 或 淡紫舌 主陽虛 尺脈無力主腎虛	淡胖舌 혹은 淡紫舌 尺脈沈細

腎(臟)陽虛의 病機 요약

(3) 腎(臟)陰虛

① 腎(臟)陰虛의 人體圖解

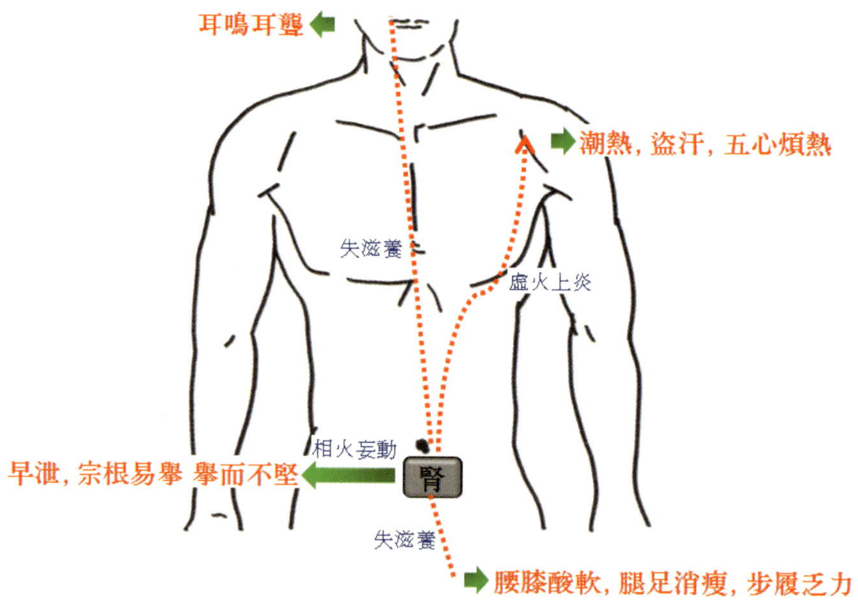

② 腎(臟)陰虛의 系統別 증상

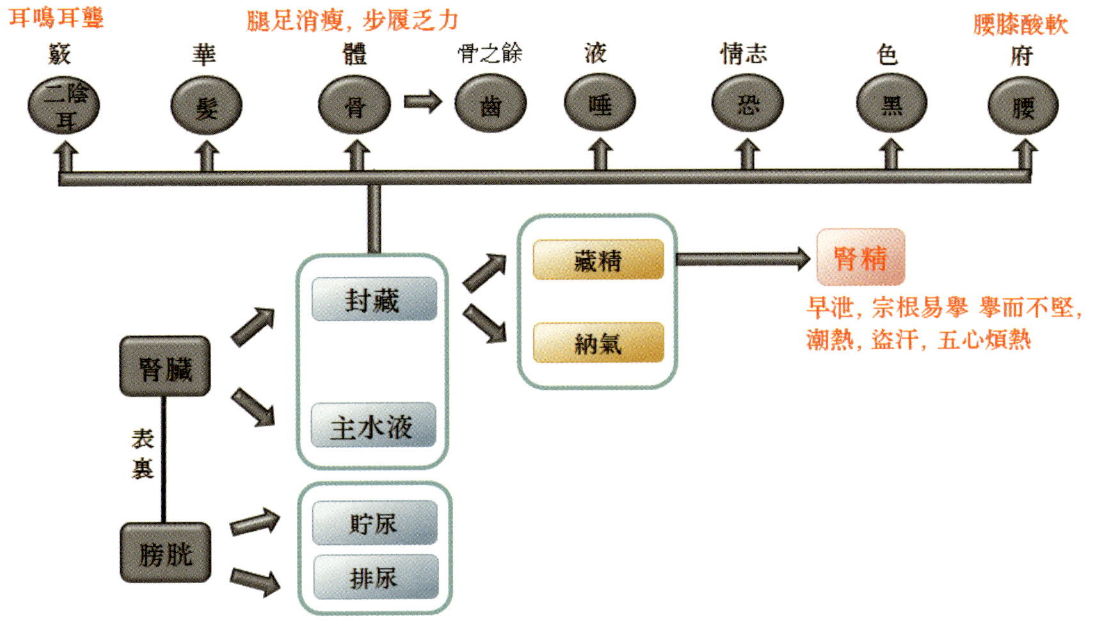

生理	發病機理	代表症狀
腎主骨 腰爲腎之府	滋養失調	腰酸腿軟
腎生髓通於腦 耳爲腎之竅	滋養失調	耳鳴, 耳聾
腎爲先天之本 主生長發育生殖	邪火灼煎陰液邪氣生 滋養失調	宗根易擧 擧而不堅, 早泄
腎中之精 可分陰陽 陰陽互根互用	陰虛虛熱內生 虛火上炎	五心煩熱, 盜汗, 潮熱
腎肝陰血滋養筋骨	筋骨滋養失調	腿足消瘦, 步履乏力
舌淡紅 苔薄白	紅舌少苔主陰虛 細脈主陰血虛 數脈主熱	紅舌少苔 細脈 혹은 數脈

Ⅰ 腎(臟)陰虛의 病機 요약 Ⅰ

(4) 腎精不足

① 腎精不足의 人體圖解

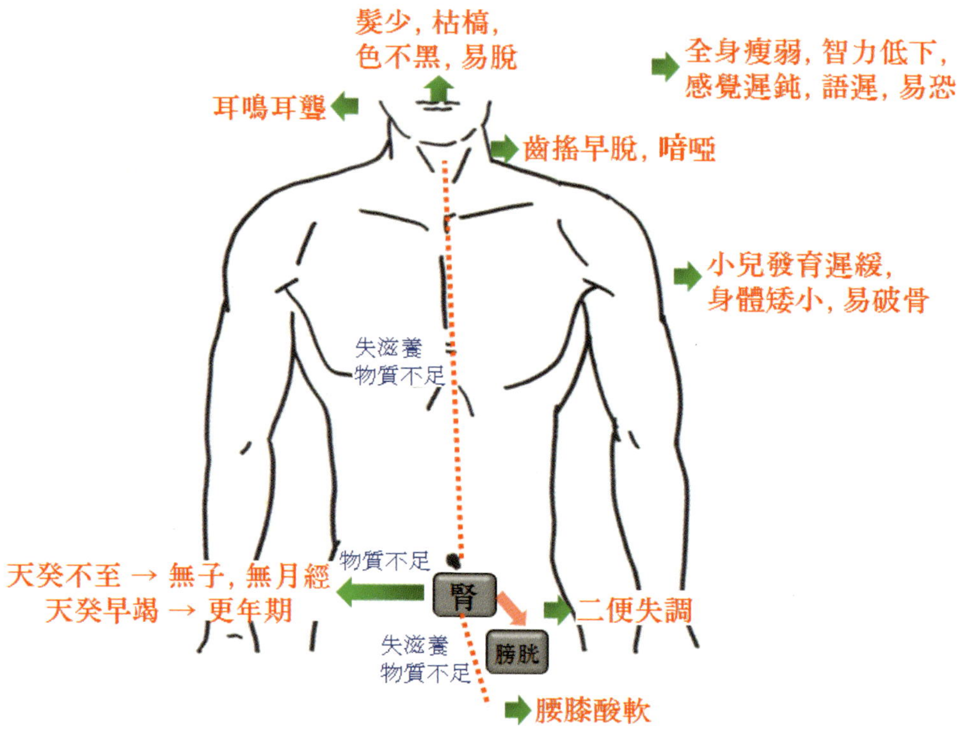

② 腎精不足의 系統別 증상

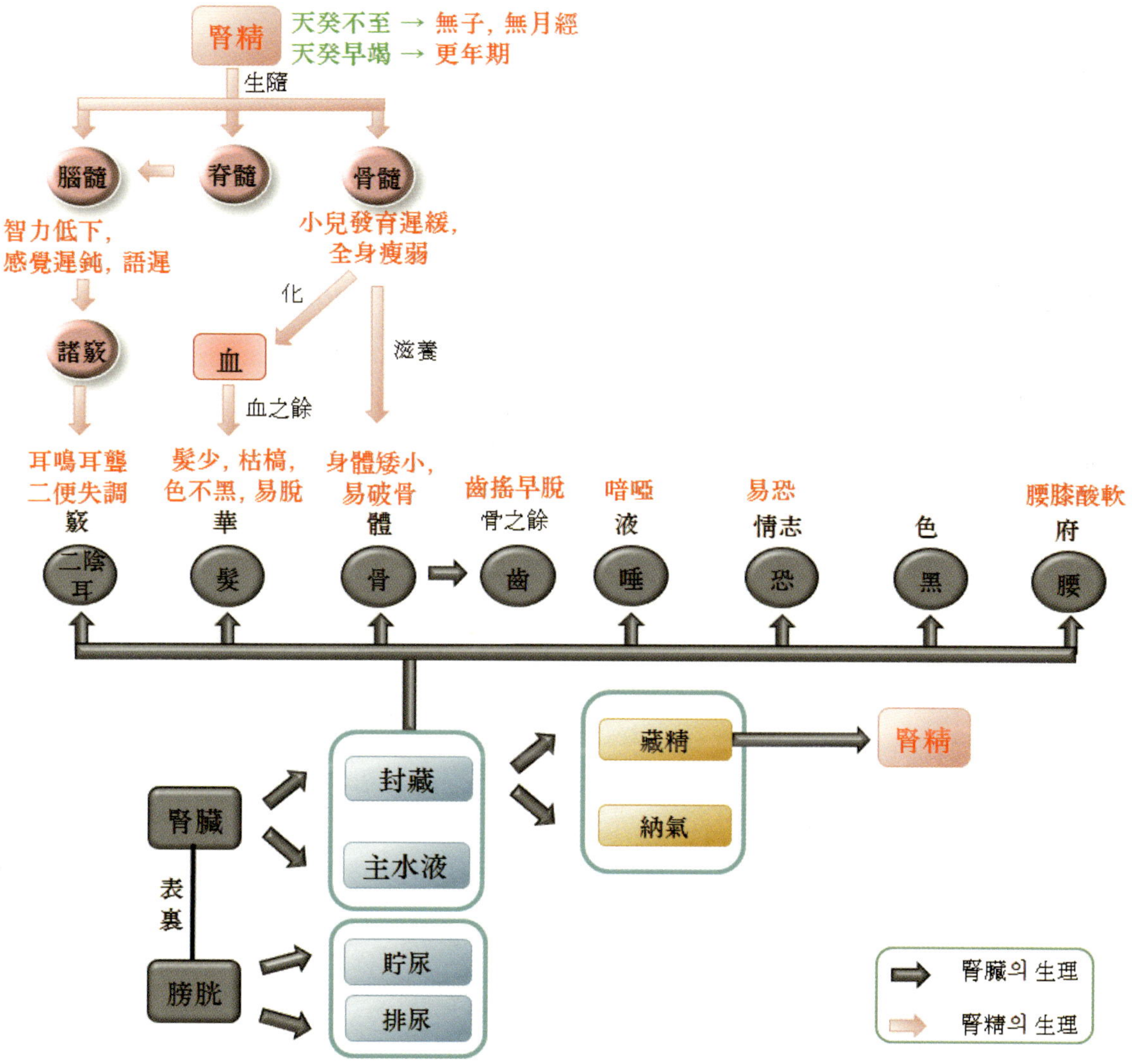

生理	發病機理	代表症狀
腎爲先天之本 主生長發育生殖 溫煦推動滋養濡潤五臟	精血不足 滋養失調	天癸不至 → 無子, 無月經 天癸早竭 → 更年期 全身瘦弱
腎主骨 齒爲骨之餘 腰爲腎之府	滋養失調	小兒發育遲緩, 身體矮小 易破骨, 齒搖早脫, 腰膝酸軟
腎生髓通於腦 耳 · 髮爲腎系統	滋養失調	智力低下, 感覺遲鈍, 語遲, 耳鳴耳聾, 髮少, 枯槁, 色不黑, 易脫
恐爲腎之情志	腎虛則五志(恐) 異常	易恐
唾爲腎之液	滋養失調	喑啞
二陰爲腎之竅	封藏失調	二便失調
尺脈沈取有力	尺脈無力主腎虛	尺脈無力

▎腎精不足 病機의 요약 ▎

(5) 腎(精)氣虛

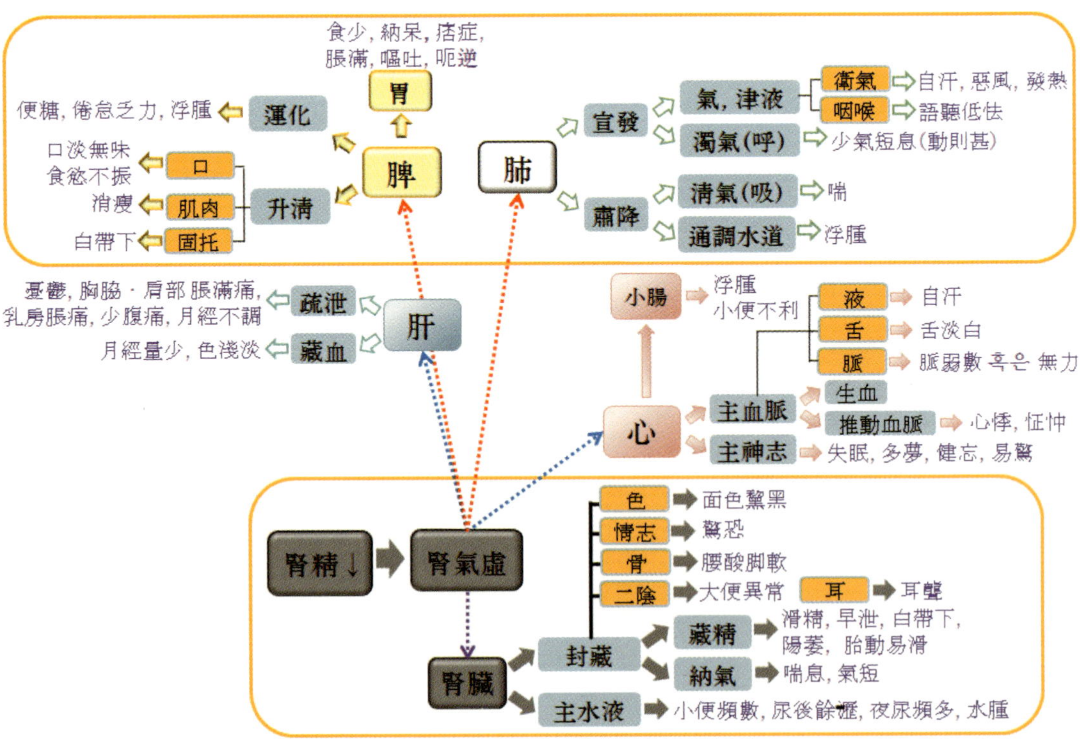

(6) 腎(精)陽虛

참고 ▎ 心腎相交

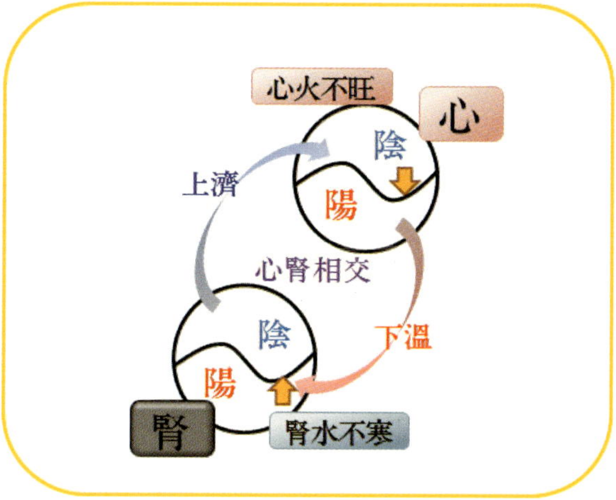

① 腎(精)陽虛의 人體圖解

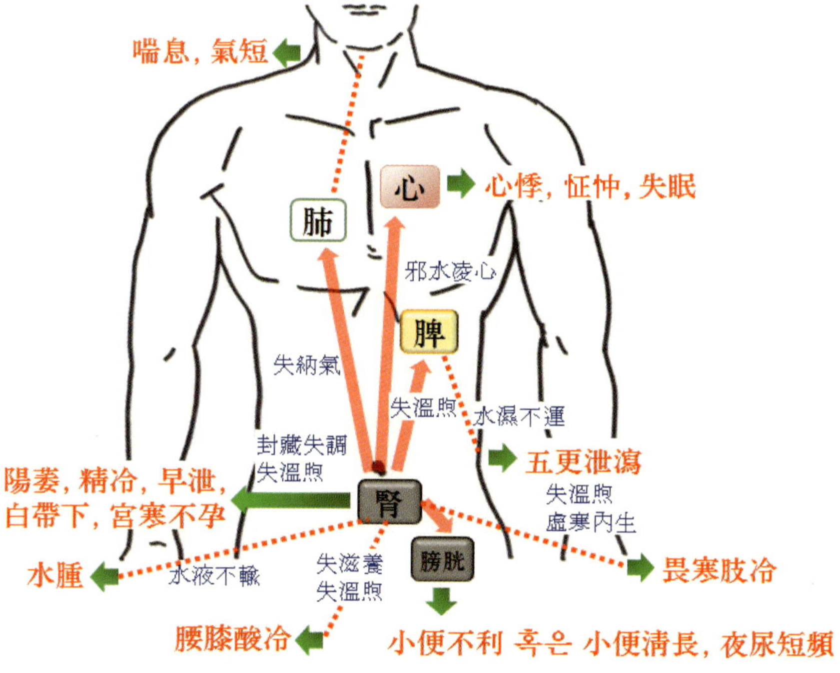

② 腎(精)陽虛의 系統別 증상

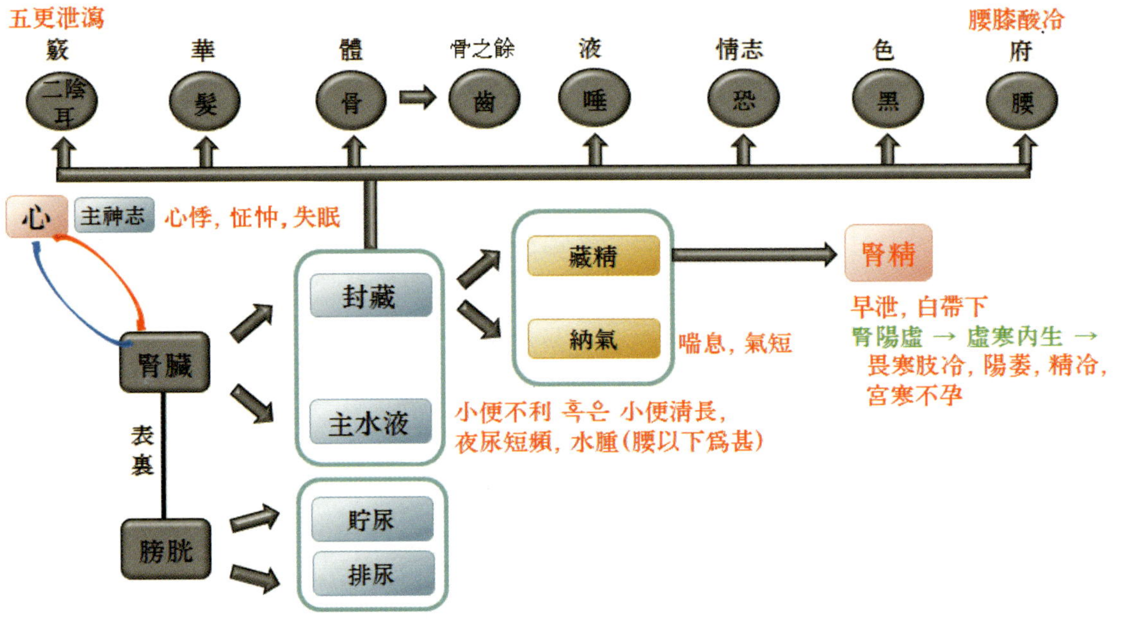

生理	發病機理	代表症狀
		腎陽虛證와 同一
心腎上下相濟	心陽虛 → 寒水內生 → 邪水凌心	心悸, 怔忡, 失眠
舌淡紅 苔薄白	淡胖舌 혹은 淡紫舌 主陽虛 弱脈主 虛 數脈主熱	淡胖舌 혹은 淡紫舌 弱數脈

腎(精)陽虛의 病機 요약

(7) 腎(精)陰虛

① 腎(精)陰虛의 人體圖解

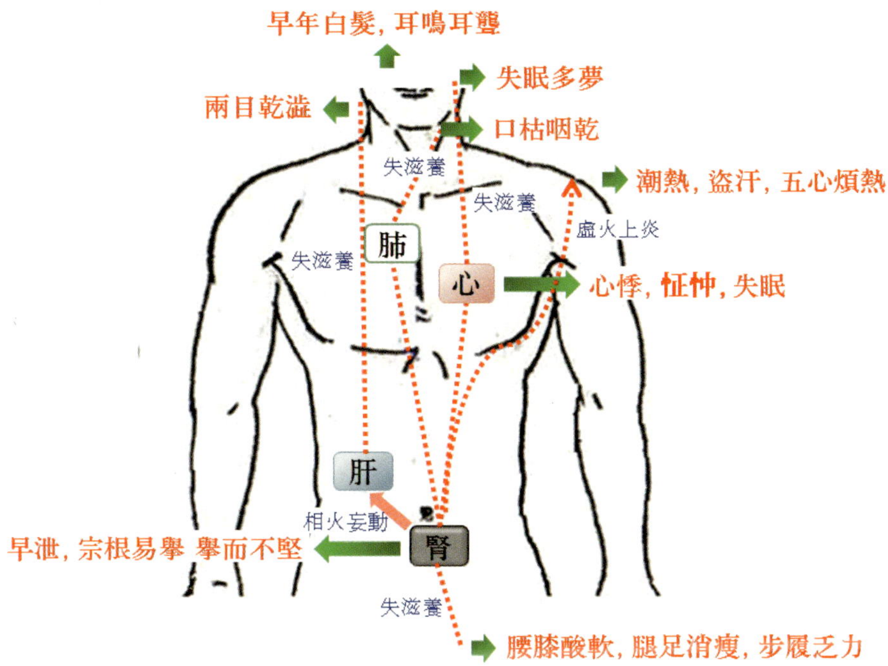

② 腎(精)陰虛의 系統別 증상

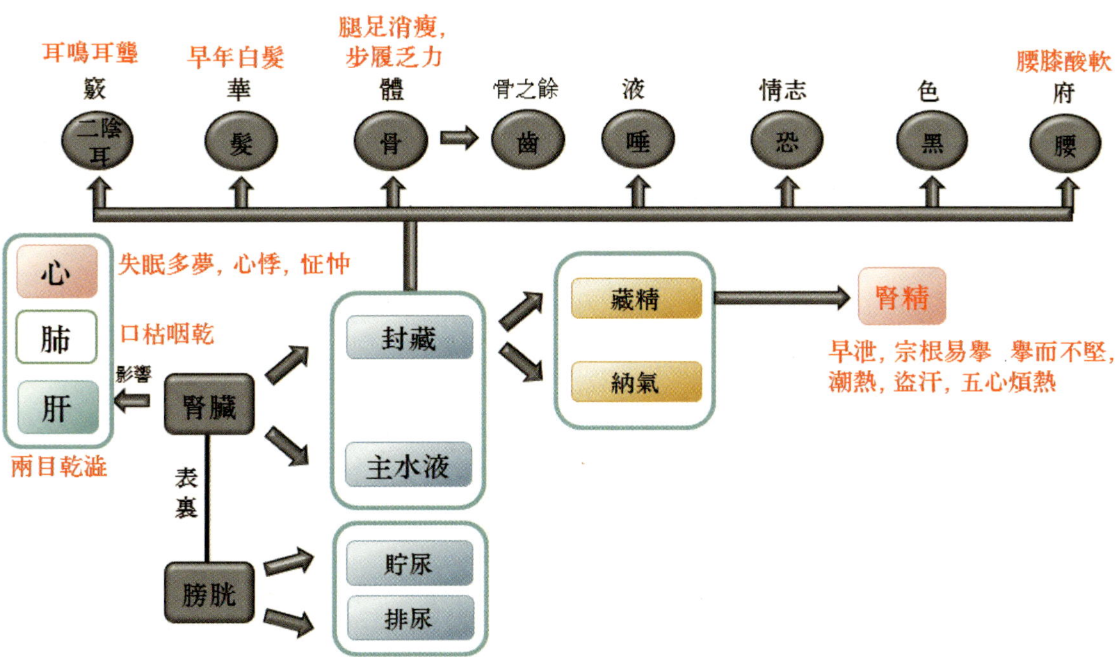

生理	發病機理	代表症狀
腎主骨 腰爲腎之府	滋養失調	腰酸腿軟
腎生髓通於腦 耳爲腎之竅	滋養失調	耳鳴耳聾
腎生髓通於腦 髮爲腎之華	滋養失調	早年白髮
腎爲先天之本 主生長發育生殖	邪火灼煎陰液邪氣生 滋養失調	宗根易擧 擧而不堅, 早泄
腎中之精 可分陰陽 陰陽互根互用	陰虛虛熱內生 虛火上炎	五心煩熱, 盜汗, 潮熱
腎肝陰血滋養筋骨	筋骨滋養失調	腿足消瘦, 步履乏力
腎肝母子관계 肝開竅於目	腎陰失滋養肝陰 → 肝系統 滋養失調	兩目乾澁
腎陰 濡潤滋養 五臟之陰	肺陰滋養 失調	口枯咽乾
	心陰滋養 失調	失眠多夢, 心悸, 怔忡
舌淡紅 苔薄白 脈緩	紅舌少苔主陰虛 細脈主陰血虛 數脈主熱	紅舌, 少苔 細脈 혹은 數脈

腎(精)陰虛의 病機 요약

제4절 病機 十九條

1. 病機 十九條의 특징

1) 病機 十九條의 형성

病機 十九條는 ≪素問·至眞要大論≫에 기재되어 있는 疾病에 대한 據症求因의 강령이다. 서로 다른 病因들을 기초로 疾病의 수많은 현상들을 분류하고, 유사한 狀態들을 분석하여 一種의 病機에 귀속시킨 辨證論治의 條文으로 형성되었다.

2) 臟腑病機이론을 기초

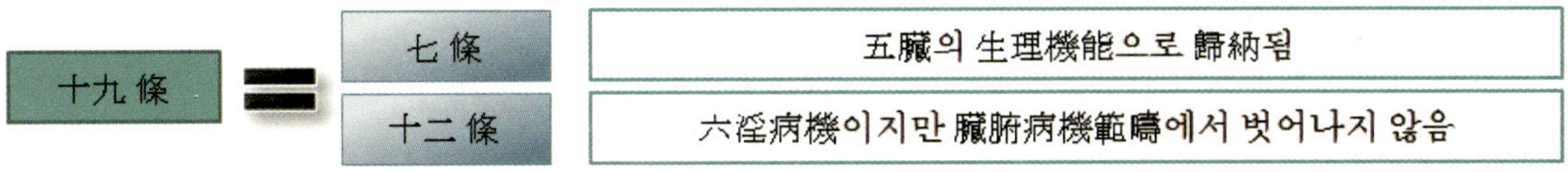

3) 病機 二十條 형성

後世 元代의 劉完素가 一條를 추가하여 총 病機 二十條를 형성하였다.
"諸澁枯涸干勁皴揭皆屬于燥"

4) 病機 二十條의 한계

病機 二十條가 무조건 맞는 것은 아니고 경우에 따라 다른 病機를 가지기 때문에, 治病을 할 때는 疾病의 원인이 무엇이며 어떤 성질에 속하고 病理機轉이 무엇인지 파악하고 난 후에 명확한 판단을 내리고 치료해야 한다.

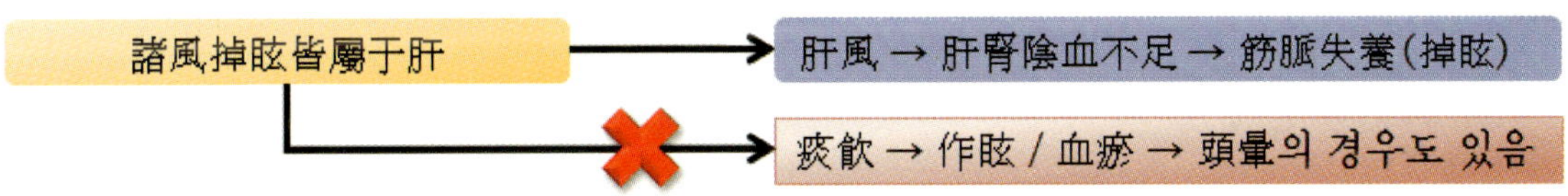

2. 病機 二十條

1) 第一條 諸風掉眩皆屬于肝

分析

掉 : 肢體動搖不定

眩(暈) : 眩 − 目旋
暈 − 頭暈

肝 : 系統 − 風(氣), 目(竅)
機能 − 肝藏血 → 血養筋 → 筋主動

皆 : 大多數

⇩

意味

肢體動搖不定, 眩暈은 대부분 肝風이 원인

解釋

肝腎陰血不足 → 筋脈失養 → 肢體動搖不定
↘ 血不上養 → 眩暈
⇒ 肝風內動

(참고) 痰飮 → 作眩, 血瘀 → 頭暈

圖解

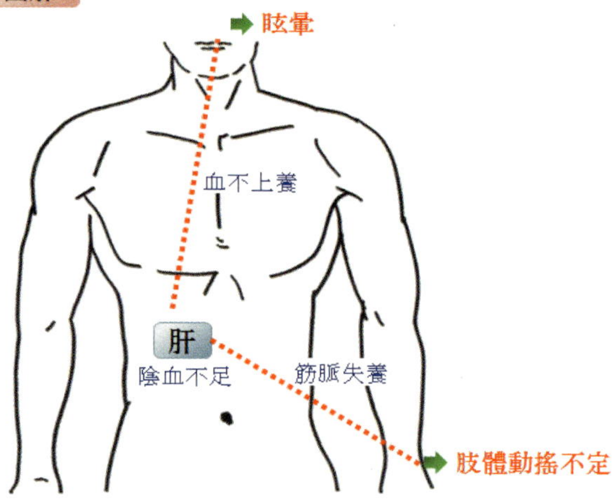

2) 第二條 諸寒收引皆屬于腎

分析

寒 : 凝 → 凝血脈 → 血養筋 → 筋收縮

收引 : 收縮, 牽引 → 形狀比喩
肢體倦臥 筋骨 關節 屈伸不利

腎 : 陽 主溫煦(推動)

⇩

意味

肢體倦臥 筋骨關節 屈伸不利는 대부분 腎寒이 원인

解釋

腎陽虛 → 溫煦失調 → 虛寒內生
→ 肢體倦臥, 筋骨關節, 屈伸不利

圖解

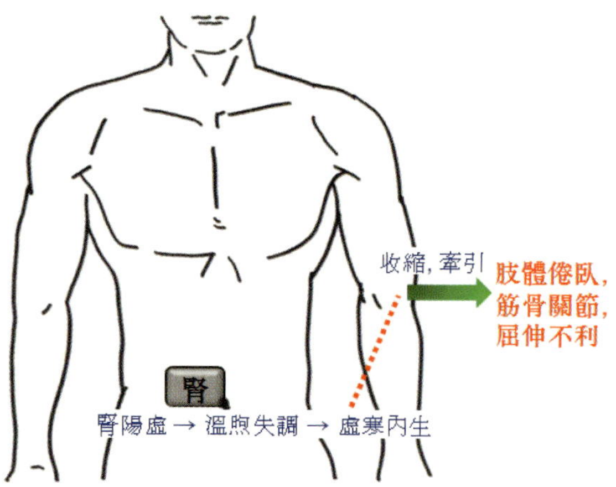

3) 第三條 諸氣憤鬱皆屬于肺

分析

憤 : 呼吸急促 → 喘促

鬱 : 抑鬱不舒 → 胸悶

肺 : 主呼吸, 宣發 / 肅降

⇩

意味

喘促 胸悶은 대부분 肺氣虛가 원인

解釋

肺氣虛 → 肺失肅降 → 喘促
↘ 抑鬱不舒 → 胸悶

圖解

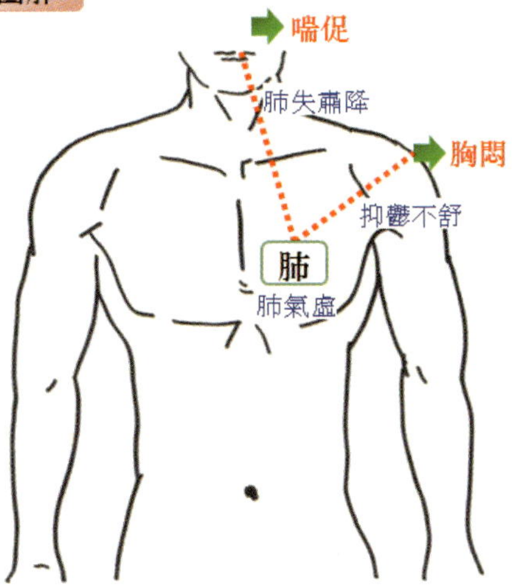

4) 第四條 諸濕腫滿皆屬于脾

分析

濕 : 粘膩

腫 : 腫脹 → 浮腫
滿 : 痞滿[濕邪膩滯腸胃]

脾 : 運化水濕, 喜燥惡濕

⇩

意味

浮腫 痞滿는 대부분 脾濕이 원인

解釋

濕邪困脾 → 脾의 運化水濕 失調
↘ 水濕內停 → 浮腫, 痞滿

圖解

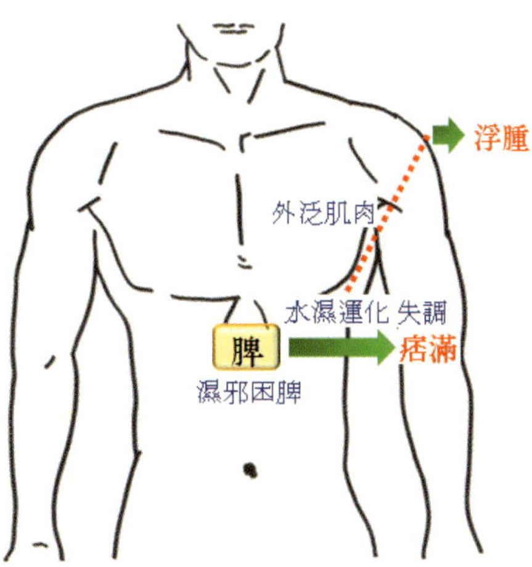

5) 第五條 諸痿喘嘔皆屬于上

分析

- 痿 : 肺葉萎
- 喘 : 喘逆 – 肺氣上逆
- 嘔 : 嘔吐 – 胃濁不降 反上逆
- 上 : 上焦 – 心 肺

⇩

意味

乾嘔, 喘逆, 嘔吐는 대부분 肺陰虛가 원인

解釋

肺虛 → 肺氣上逆 → 喘逆
肺陰虛 → 肺葉萎縮 → 乾咳
↘ 影響脾陰 → 胃陰虛 → 胃濁不降反上逆 → 嘔吐

圖解

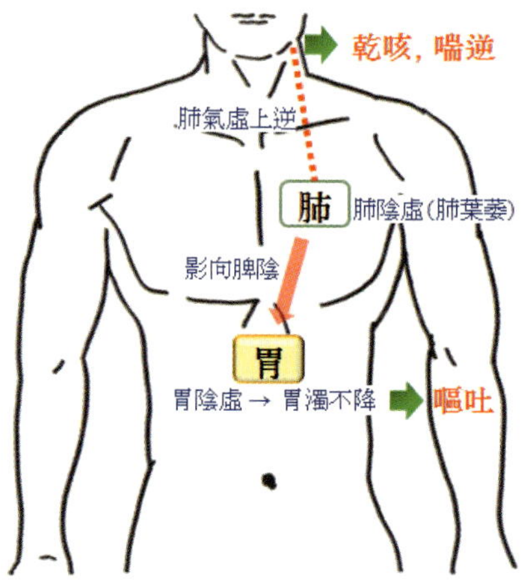

6) 第六條 諸厥固瀉皆屬于下

分析

- 厥 : 厥冷 昏厥 痙厥
- 固 : 固閉 → 小便不利
- 瀉 : 下瀉 → 大便泄瀉
- 下 : 下焦 → 腎 膀胱 → 主封藏
腎陽 → 主溫煦推動

⇩

意味

厥冷 小便不利 大便泄瀉는 대부분 腎陽虛가 원인

解釋

腎陽虛 → 主水液失調 → 小便不利, 大便泄瀉
↘ 溫煦推動失調 → 厥冷

圖解

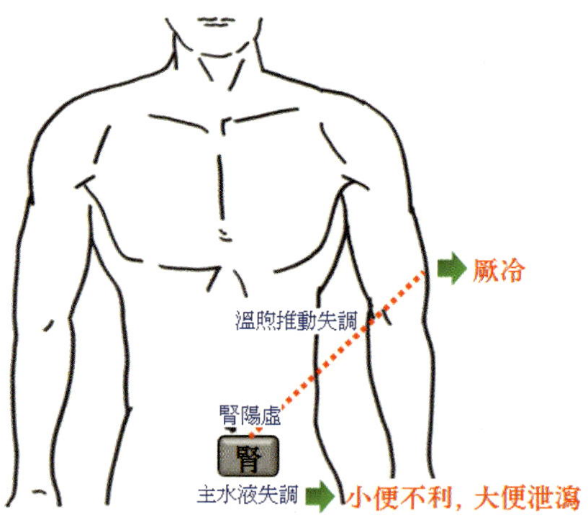

7) 第七條 諸痛痒瘡皆屬于心

分析

痛 : 不通則痛 / 熱灼血脈 – 疼痛

痒 : 원인은 風 · 濕 · 熱 · 血虛

瘡 : [火毒 所至] 피부병 부스럼

痒瘡 : 痘瘡後 火毒의 內癰으로 딱지가 떨어진 후 피가 나면 잘 멎지않음

心 : 火와 相應

⇩

意味

瘡瘍 疼痛은 대부분 心火가 원인

解釋

心火 → 血熱火毒 → 瘡瘍
↘ 熱灼血脈 → 疼痛

圖解

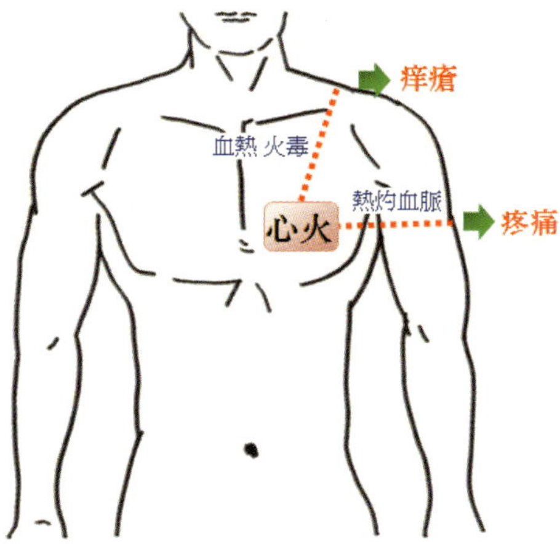

8) 第八條 諸熱瞀瘛皆屬于火

分析

瞀 : 神志不安 昏蒙

瘛 : 抽搐 痙厥

火 : 心과 相應 → 主 神志

⇩

意味

神志昏蒙 肢體痙厥은 대부분 心火가 원인

解釋

心火 → 心神被擾 → 神志昏蒙
↘ 迫血妄行 → 筋脈失養 → 肢體痙厥

圖解

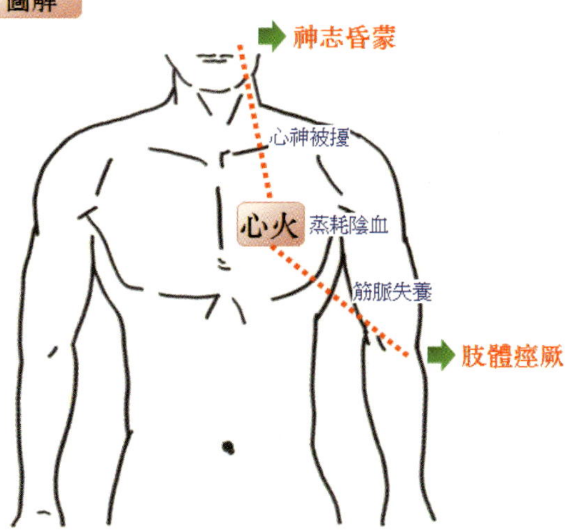

9) 第九條 諸禁鼓慄如喪神守皆屬于火

分析

禁 : 口噤 閉 → 牙關緊閉

鼓 : 動 → 上下牙齒 磕

慄 : 戰慄 → 角弓反張

⇩

意味

牙關緊閉 上下牙齒 磕 角弓反張은 대부분 心火가 원인

解釋

↗ 筋脈 滋養失調 → 角弓反張
心火 → 熱毒蒸耗陰液 痰盛 → 閉阻心竅
→ 牙關緊閉, 上下牙齒 磕

圖解

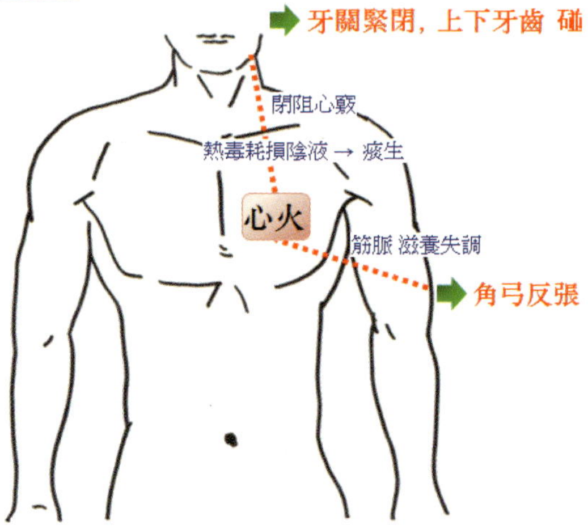

10) 第十條 諸轉反戾水液渾濁皆屬于熱

分析

轉 : 左右回轉

反 : 角弓反張

戾 : 全身曲俯

渾濁 : 小便渾濁

⇩

意味

左右回轉 角弓反張 全身曲俯와 동시에 小便渾濁이 나타나면 대부분 熱이 원인

解釋

↗ 小便渾濁
熱 → 陰液耗損 → 筋骨 滋養失調 → 角弓反張,
全身曲俯, 左右回轉

圖解

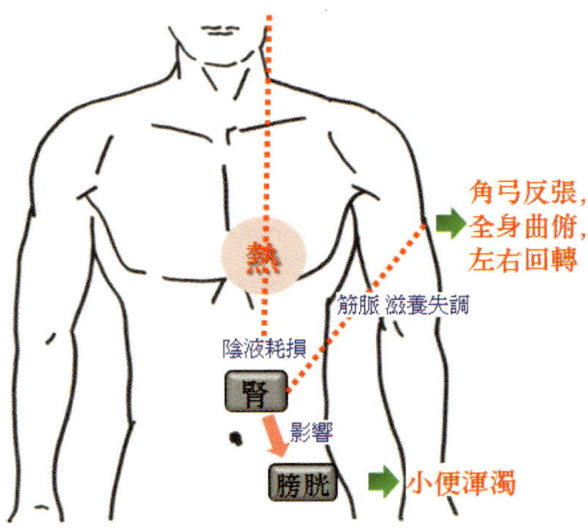

11) 第十一條 諸痙項强皆屬于濕

分析

- 痙 : 痙攣
- 項 : 後項
- 强 : 拘急

⇩

意味

後項部(肌肉) 困重 拘急은 대부분 脾濕이 원인

解釋

濕邪困脾 → 脾失主肌肉 → 後項部(肌肉) 困重, 拘急

圖解

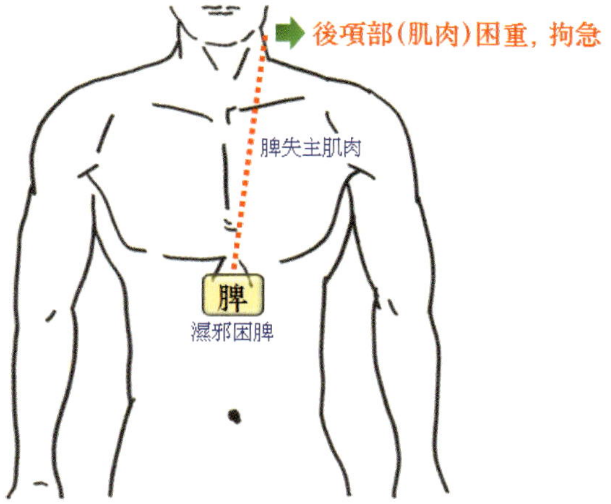

12) 第十二條 諸逆衝上皆屬于火

分析

- 逆 : 上逆 → 肝氣上逆 ; 肺氣上逆 ; 胃濁上逆
- 衝上 : 向上
- 火 : 上炎(鬱久火化 → 上炎, 陰虛 虛火 → 上炎)

⇩

意味

肝氣上逆 ; 肺氣上逆 ; 胃濁上逆은 대부분 鬱久火化가 원인

解釋

鬱久火化 ↗ 肝氣上逆 → 易怒
鬱久火化 → 肺氣上逆 → 喘促
鬱久火化 ↘ 胃濁上逆 → 呃逆

圖解

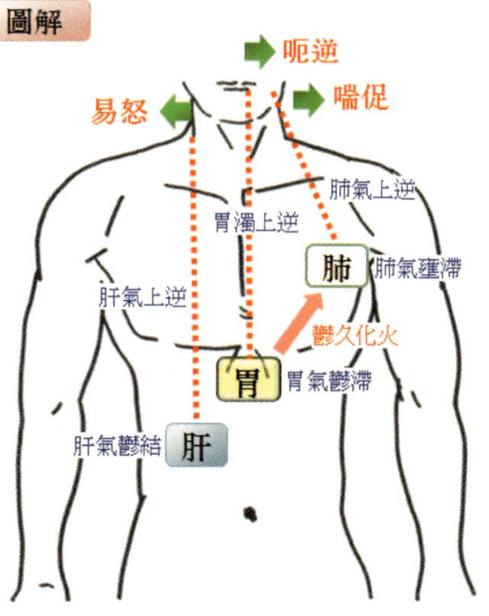

13) 第十三條 諸脹腹大皆屬于熱

分析

脹 : 脹滿

腹大 : 腹部 大

⇩

意味

胃脘脹滿腹大는 대부분 胃濕熱이 원인

解釋

胃濕熱 → 胃脘脹滿

圖解

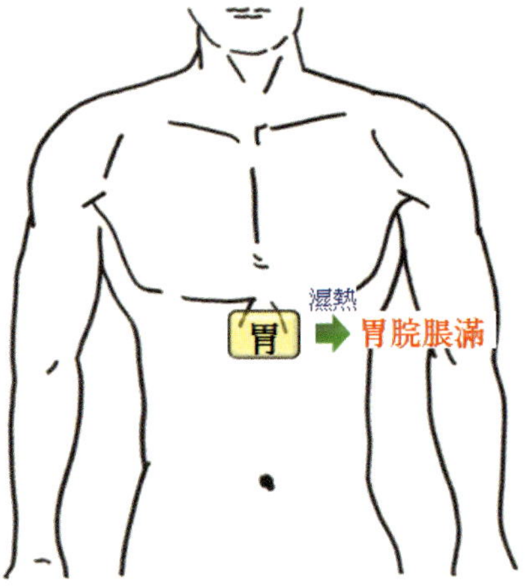

14) 第十四條 諸躁狂越皆屬于火

分析

躁 : 躁動

狂 : 神志異常

越 : 上走

⇩

意味

神志異常, 躁動(登高)은 대부분 心火가 원인

解釋

心火 → 熱毒耗損陰液 → 痰生 → 痰火擾心
→ 神志異常 → 躁動(登高)

圖解

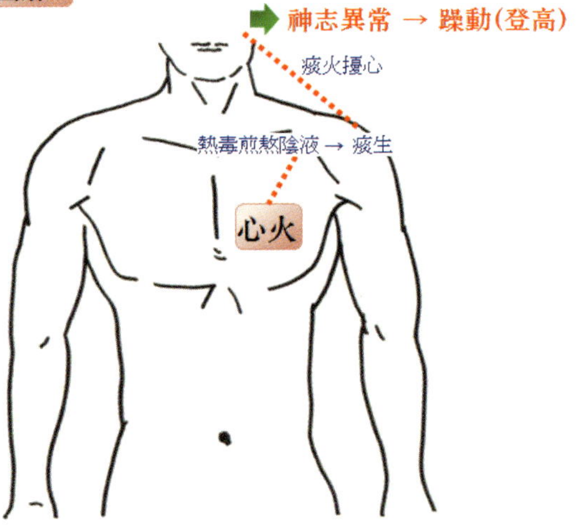

15) 第十五條 諸暴强直皆屬于風

分析

暴 : 突然 急 重

强直 : 四肢 關節 [角弓反張]

⇩

意味

四肢 關節 强直은 대부분 肝風이 원인

解釋

肝腎陰虛 → 筋脈 滋養失調 → 四肢 關節 强直

圖解

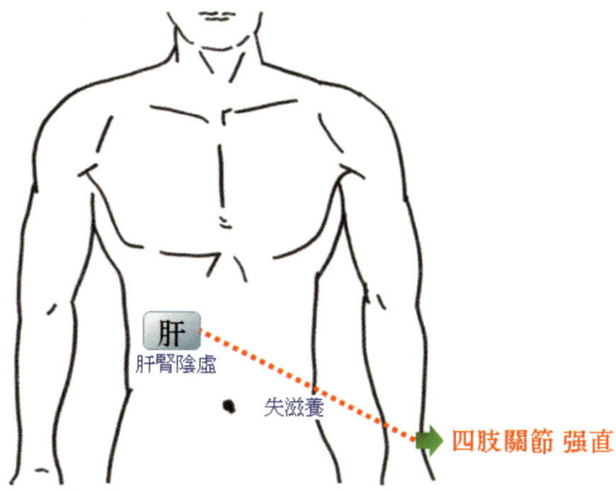

16) 第二條 諸病有聲鼓之如鼓皆屬于熱

分析

有聲 : 腹腔 腸鳴

鼓 : 敲, 叩

如鼓 : 鼓聲

⇩

意味

腹腔 腸鳴音과 叩診時如鼓聲은 대부분 大腸濕熱이 원인

解釋

大腸濕熱 → 腹腔 腸鳴(叩之 中空)

圖解

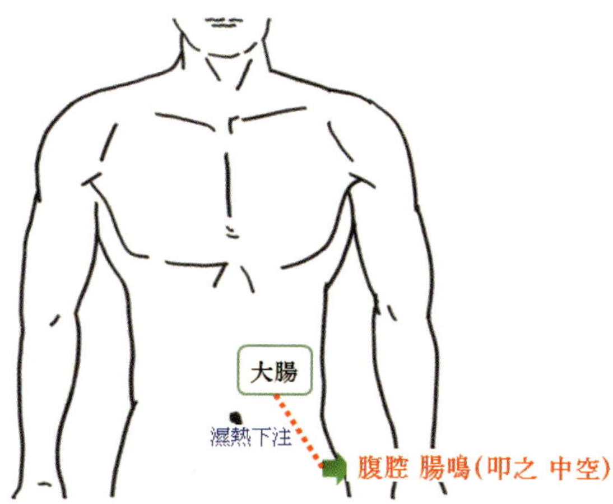

17) 第十七條 諸病附腫疼酸驚駭皆屬于火

分析

附 : 脛, 足附

腫 : 腫脹

疼 : 疼痛

酸 : 酸痛

驚駭 : 吃驚 [突然 – 不知間]

火 : 心과 相應

⇩

意味

脛部 浮腫 酸痛이 있고 겸해서 吃驚이 있는 경우는 대부분 心이 원인

解釋

心氣虛 → ↗ 推動血脈失調 → 酸痛
心氣虛 → 神志不安 → 吃驚
心氣虛 → ↘ 影向小腸 → 煎輸膀胱失調 → 脛部浮腫

圖解

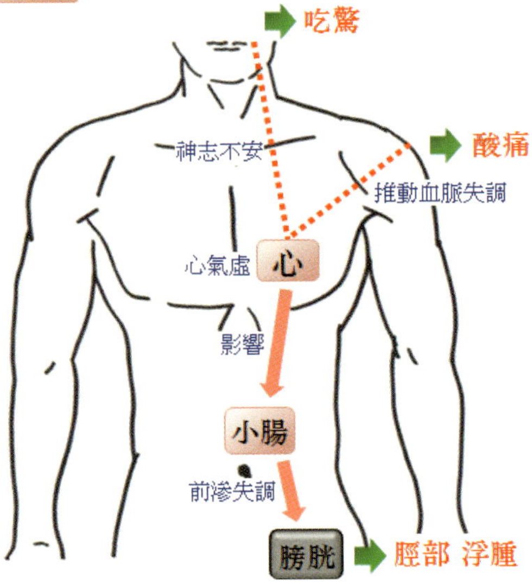

18) 第十八條 諸病水液澄澈淸冷皆屬于寒

分析

水液 : 小便

澄澈淸冷 : 맑고 길다

⇩

意味

小便이 澄澈淸冷한 것은 腎寒이 원인

解釋

陽虛 → 溫煦失調失封藏 → 小便澄澈淸冷

圖解

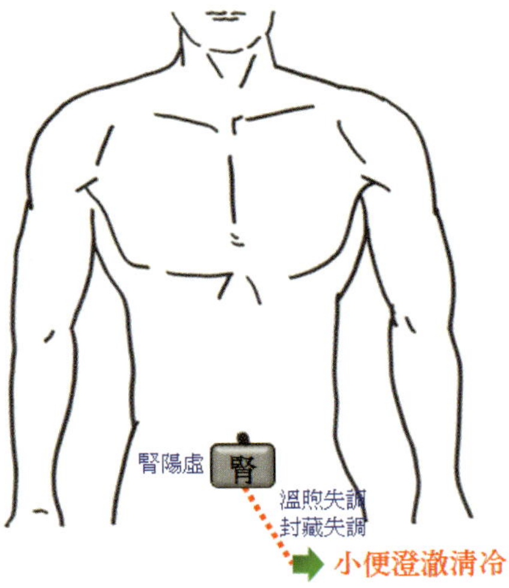

19) 第十九條 諸嘔吐酸暴注下迫皆屬于熱

分析

- 嘔吐酸 : 上吐(胃液)
- 注下迫 : 下泄
- 暴 : 突然 急 重 大量

⇩

意味

突然 上吐(胃液) 下泄은 대부분 濕熱이 원인

解釋

脾虛胃熱 → 升淸失調 → 注下迫 → 下泄
↘ 降濁失調 → 反上逆 → 上吐(胃液)

圖解

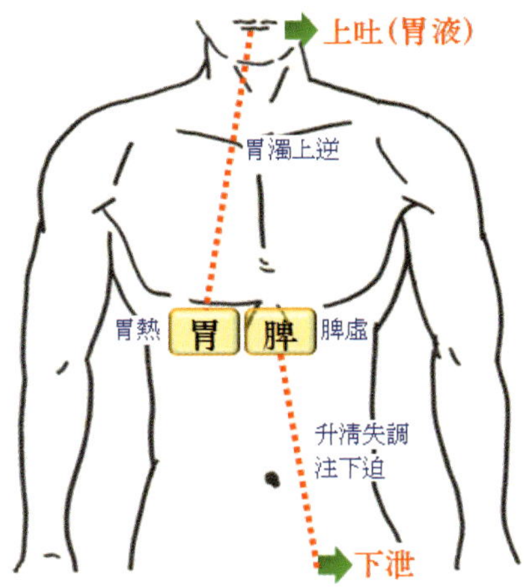

20) 第二十條 諸澁枯涸干勁皴揭皆屬于燥

分析

- 澁 : 收澁 毛髮(汗毛)
- 枯涸 : 毛孔閉枯
- 勁 : 딱딱함
- 皴揭 : 皴裂 + 皮揭

⇩

意味

毛孔閉枯, 收澁毛髮, 皴裂, 皮揭는 대부분 肺燥가 원인

解釋

燥邪犯肺 → 皮毛滋養失調 → 毛孔閉枯, 收澁毛髮, 皴裂, 皮揭

圖解

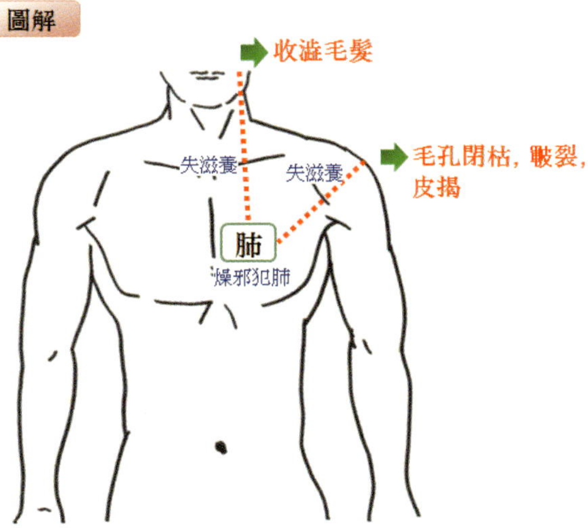

찾아보기

가

肝(腎)陰虛 182
肝 22, 167
肝氣上逆 98, 172
肝氣鬱結 95, 170
肝膽濕熱 176
肝陽上亢 178, 183
肝陽化風 112, 187
肝風內動 110, 187
肝血不足 116
肝血虛 180
肝火上炎 174
劒迹 181
結・代脈 62
驚 49, 53
恐 50, 54
過飢 55
過勞 57
過逸 57
口渴不飮 159
氣 88
氣機 40
肌膚甲錯 62
氣逆 98
氣滯 95
氣滯血瘀 106, 129
飢飽 55
氣虛 90
氣虛血瘀 105

나

內生五邪 109
怒 49
勞逸 57
論治 32

다

膽 168
痰迷心竅 133
痰飮 58
痰火擾心 134
大腸 144
東醫病理學 3
疼痛 62

바

膀胱 198
房室不節 57
辨證 6, 31
辨證論治 6, 31
病機 十九條 210
病機 75
病機學 75
病因 31
脾 20, 155
悲 50, 54
脾氣下陷 163
脾氣虛 92, 161
脾不統血 164
脾(腎)陽虛 166
脾胃氣滯 97

사

思 49, 53
邪氣 67, 68
相克 12
相侮 13
相生 12, 13
傷暑 44
相乘 13

相互轉化 10
相火 78
色淡 181
生血의 原理 128
暑 43
暑邪 43
盛 75
疏泄 168, 180
小腸 127
消長平衡 10
濕邪 39
濕熱 121
濕熱蘊脾 158
濕濁內生 119
勝 75
食滯胃脘 160
神 16, 18
腎 24, 197
腎陽 24
腎陰 24
腎臟 198
腎(臟)氣虛 94, 199
腎(臟)陽虛 201
腎(臟)陰虛 202
腎精 24, 26
腎(精)氣虛 206
腎(精)陽虛 207
腎(精)陰虛 209
腎精不足 204
實中挾虛 87
心 16
心氣虛 93, 136
心腎相交 12, 207
心(腎)陽虛 139
心(腎)陰虛 142
心血瘀阻 130
心火上炎 131

아

癘氣 31
熱極生風 115, 192
五味偏嗜 56
五行 12
五行相生相克 13
五行學說 12
憂 49, 53
元氣 78
胃 156
衛氣虛 90
胃濁上逆 99
六氣 32, 36
六淫 33, 36, 50
陰盛 81
飮食偏嗜 55
陰陽 7, 8
陰陽五行학설 7
陰陽學說 7
飮酒偏嗜 56
陰虛 85
陰虛風動 117

자

紫紺 62
藏象學說(臟腑學說) 3
藏精 198
藏血 180
粘滯 41
正氣 67, 69
正氣虛 68
正邪相搏 68
正邪勝敗 76
情志활동 48
整體觀念 4
燥 44
燥邪 44
燥邪內生 154
燥邪犯肺 148
腫塊 62
中暑 44
重濁 41
症 6
證 6
津傷化燥 122
眞實假虛 88
眞虛假實 88

차

出血 62
七情 48, 50

파

肺(脾腎)陰虛 152
肺 18, 143
肺氣上逆 99
肺氣壅滯 96
肺氣虛 91, 151
肺熱熾盛 149
風 36
風邪 36
風熱犯肺 146
風寒犯肺 145

하

寒 38
寒邪 38
寒濕困脾 157
寒凝肝脈 177
虛實轉化 88
虛實錯雜 87
虛中挾實 87
虛寒內生 118
血 100
血瘀 103
血虛(脾虛)氣滯 107
血虛 101
血虛氣虛 106
互根互用 9, 78
火 45
火邪 45
火熱內生 124
後天之本 20
喜 49, 53

주 편 저

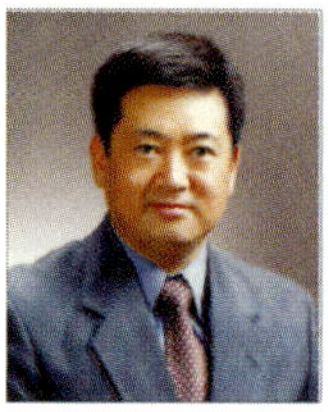

최훈(崔勛)

❀ 학력

1980. 8－1985. 7 中國 黑龍江中醫藥대학 學士학위
1986. 8－1989. 7 中國 南京中醫藥대학 대학원 (中)醫學 碩士학위
1992. 8－1995. 7 中國 北京中醫藥대학 대학원 (中)醫學 博士학위
1998. 3－2001. 2 韓國 慶熙대학교 韓醫科대학 대학원 韓醫學 博士학위

❀ 경력

1985. 8－1986. 7 中國 黑龍江哈爾濱民族醫院 中醫師
1989. 8－1992. 7 中國 黑龍江中醫藥大學 鍼灸學院 專任講師
1995. 8－1997. 11 中國 北京中醫藥大學 基礎醫學院 副敎授 역임
2001. 4－현재까지 韓國 又石대학교 韓藥學科 副敎授
2003. 3－2005. 2 韓國 又石대학교 韓藥學科 學科長, 大學院 主任敎授 역임
2005. 12－2009. 12 世界中醫藥聯合會 中藥專業委員會 副會長 역임
2009. 7－2011. 7 韓國 保健醫療人國家試驗院 韓藥師試驗 출제위원

❀ 주요저서

≪鍼灸眼科學≫(共著), ≪實用中醫臨床學≫(共著), ≪內經病理學≫(譯書),
≪方劑學 문제집≫(主編著), ≪本草學 문제집≫(主編著),
≪中國少數民族醫藥槪論≫(共著), ≪神奇藥草野罌粟≫ 主編著,
≪常用韓藥材眞僞鑑別≫(主編著)－학술원 선정 우수학술도서

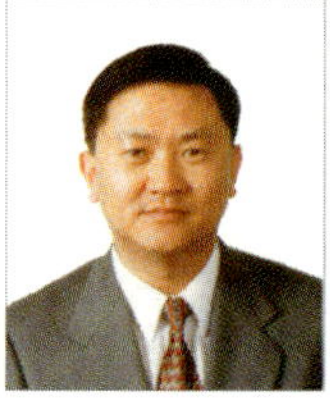

최전(崔箭)

❀ 학력

中國 (中)藥學 博士

❀ 경력

中國 少數民族傳統醫學硏究院 院長
中國 敎育部 創新팀(IRT0871) 책임자
中國 敎育部 중점실험실 주임
中國 國家科學技術奬 評審專門家

❀ 수상

中國 敎育部寶鋼狀
中國 少數民族優秀個人(稱號)
中國 北京市 우수교사(稱號)

❀ 특허

蒙藥 野罌粟抗腹瀉有效提取物及其制備方法(중국)
蒙藥阿給止血有效成分的炮制工藝(중국)

편집위원

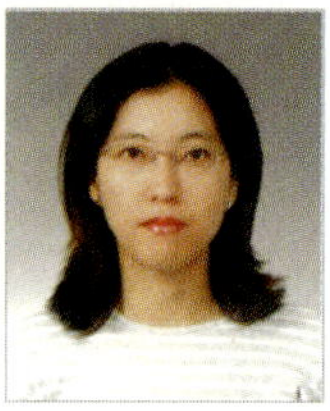

우혜숙

❀ 우석대학교 한약학과
서울대학교 의류학과 졸업

東醫病理學 圖表解 값 22,000원

2010년 3월 15일 1판 1쇄

주 편 저	최훈 · 최전
발 행 인	임 동 규
발 행 처	**집 문 당**
주 소	413-756 경기도 파주시 교하읍 문발리 514-7(본사) 110-360 서울시 종로구 와룡동 95번지(서울사무소)
등 록	1971. 3. 23. 제406-2003-000039호
영 업 부	(02)743-3192～3 팩스(02)742-4657
전자우편	sale@jipmoon.co.kr
편 집 부	(02)743-3096 팩스(02)743-3097
전자우편	edit@jipmoon.co.kr
홈페이지	www.jipmoon.co.kr

ISBN 978-89-303-1464-0
978-89-303-1460-2(세트)

이 도서의 국립중앙도서관 출판시도서목록(CIP)은 e-CIP 홈페이지(http://www.nl.go.kr/ecip)에서 이용하실 수 있습니다.(CIP제어번호: CIP제어번호: CIP2010000801)